全国高等医学院校规划教材精讲与习题
丛书编委会

全国高等医学院校规划教材精讲与习题

系统解剖学

Systematic Anatomy

陈学洪　李启华　主编

化学工业出版社

·北京·

本书共 21 章，章节编排与规划教材基本一致。每章先列出重点，强调本章需要重点掌握的内容；内容精讲对本章的学习内容和知识点进行了提炼、归纳和总结，突出重点、要点和核心内容，便于学生掌握、理解和复习；章后设同步练习和参考答案，书后附 4 套模拟试题和参考答案，以供学习者检查自己对知识的掌握程度。

本书适用于全国高等院校基础、临床、预防、口腔等医学类专业本科学生使用，也可作为报考研究生的专业课复习用书，以及教师教学、临床医师的参考书。

图书在版编目（CIP）数据

系统解剖学/陈学洪，李启华主编. —北京：化学工业出版社，2020.1

全国高等医学院校规划教材精讲与习题

ISBN 978-7-122-35859-2

Ⅰ.①系⋯　Ⅱ.①陈⋯ ②李⋯　Ⅲ.①系统解剖学-医学院校-教学参考资料　Ⅳ.①R322

中国版本图书馆 CIP 数据核字（2019）第 286311 号

责任编辑：邱飞婵　满孝涵　　　　　　　　装帧设计：刘丽华
责任校对：宋　夏

出版发行：化学工业出版社（北京市东城区青年湖南街 13 号　邮政编码 100011）
印　　刷：三河市航远印刷有限公司
装　　订：三河市宇新装订厂
787mm×1092mm　1/16　印张 14½　字数 384 千字　　2020 年 3 月北京第 1 版第 1 次印刷

购书咨询：010-64518888　　　　　售后服务：010-64518899
网　　址：http://www.cip.com.cn

凡购买本书，如有缺损质量问题，本社销售中心负责调换。

定　　价：45.00 元

编写人员名单

主　　编　陈学洪　李启华

副 主 编　张兰凤　刘瑞珍　林乐迎

编　　者　陈学洪　李　剑　林乐迎　刘瑞珍

　　　　　李启华　黄争春　张兰凤　徐能全

前言

　　全国医学教育改革发展工作会议指出：人才是卫生事业与健康事业的第一资源；要培养医术精湛、医德高尚的高水平医学人才，要把质量作为医学教育的生命线。为切实落实好"人民日益增长的健康"要求，让医学生"早临床、多临床、反复临床"，更好地激发学习兴趣和求知欲，培养科学临床思维能力和创新能力，立德树人，减轻学习困难，用较少的时间掌握和理解人体解剖学的知识，轻松学好解剖学，我们组织有多年教学经验的教师编写了本书。供全国高等学校医学基础医学、临床医学、预防医学、麻醉学、口腔医学和护理学等专业使用。

　　本书在编写过程中，全面贯彻党的教育方针，借鉴和吸收了国内《解剖学》教材的编写经验，根据专业培养目标、医疗行业要求和社会用人需求，本着"三基、五性、三特定"的原则，充分体现科学性、启发性、适应性，以国家卫生健康委员会"十三五"规划教材《系统解剖学》（第9版）为蓝本，根据教学大纲，对重点和难点内容提纲挈领，归纳总结，便于学生掌握、理解和复习。配合相应的同步练习和参考答案，有助于培养学生分析、解决问题的能力，更好地掌握和理解解剖学知识，并可检验、评价教学效果。最后附4套模拟试题和参考答案，供学习者模拟考试使用。

　　本书由长期在解剖学教学一线的教师承担编写工作，能顺利出版是大家努力的结果。在此，衷心地感谢大家为本书所付出的辛勤劳动。由于编者的知识水平有限，不妥之处在所难免，恳请全国高等医学院校的同仁和医学生不吝赐教，并提出修改意见，以便日臻完善。在此致谢。

陈学洪　李启华

目录

绪　论

重点

人体的标准解剖学姿势、方位术语与人体的轴与面。

内容精讲

一、人体解剖学的定位和地位

人体解剖学（human anatomy）是研究正常人体形态结构的学科，属形态学范畴。这是医学科学中一门重要的基础课程，是医学生的必修课。学习人体解剖学的目的是让医学生掌握人体各器官系统的正常形态结构、位置与毗邻关系、生长发育规律及其功能意义，为学习其他基础医学和临床医学课程奠定坚实的形态学基础。只有在掌握正常人体形态结构的基础上，才能正确判断人体的正常与异常，鉴别生理与病理状态，从而对疾病进行准确预防、诊断和治疗。

二、人体解剖学的分科

人体解剖学可分为：系统解剖学和局部解剖学。系统解剖学：按人体的器官功能系统来研究。局部解剖学：按人体的某一局部来研究，重点研究人体局部内各器官间的位置毗邻关系及层次结构等。

系统解剖学和局部解剖学主要通过肉眼观察研究人体形态结构，又称巨视解剖学。组织学、细胞学和胚胎学主要通过显微镜观察研究人体的形态结构，又称微视解剖学。

由于研究角度、方法和目的不同，人体解剖学又分为：外科解剖学、表面解剖学、X线解剖学、断层解剖学和神经解剖学等。

三、人体解剖学发展简史

西方医学对解剖的记载是从古希腊名医 Hippocrates（希波克拉底）开始，另一位学者 Aristotle（亚里士多德）进行过动物解剖，并有论著。解剖学记录较完整的著作当推 Galen（盖伦）的《医经》，但该书主要资料均来自动物解剖观察所得，故错误之处较多。

现代解剖学的奠基人当数 A. Veaslius（维扎里），著有《人体构造》一书，此书较系统完善地记叙了人体各器官系统的形态和构造，纠正了盖伦许多错误的论点。英国学者 William Harvey（哈维）提出了心血管系统是封闭的管道系统的概念，创建了血流循环学说，从而使生理学从解剖学中分立出去。Leonardo Da Vinci（达·芬奇），绘有解剖学图谱。

四、我国人体解剖学发展简史

我国文化历史源远流长，传统医学中的解剖学起源很早。早在两千多年前的春秋战国时代，《黄帝内经》中即已有尸体解剖工作记录："若夫八尺之士，皮肉在此，外可度量切循而得之，其尸可解剖而视之"。汉代名医华佗已使用麻沸散做麻醉，为患者施行外科手术。宋慈著《洗冤集录》广泛记载了各部骨骼的名称、数目和形状，并附有检骨图。清代名医王清任亲自解剖尸体，并著有《医林改错》一书，对古书中许多解剖学记载作了订正和补充，尤其对脑的描述"两目即脑质所生，两系如线长于脑，所见之物归于脑"独具创见，并且与现代医学的认识相近。

虽然我国的解剖学研究在古代已硕果累累，但由于长期受封建社会制度的约束，科学技术发展滞后，解剖学始终融合在传统医学之中，并没有形成独立的学科体系。至光绪七年（1881年）清朝在天津开办了医学馆，光绪十九年（1893年）更名为北洋医学堂，讲授课程中开设《人体解剖学》。至此，在我国解剖学才成为一门独立的学科。

我国的现代解剖学是在 19 世纪由西欧传入之后发展起来的。随着西医的传入，开始建立医学院校和医院，培养医学人才必须开设解剖学课程，从而建立了一支由中国人自己组成的人体解剖学的教师队伍。

新中国成立后，在党的教育方针指引下，解剖学科迅速发展，编写出许多具有我国特点的解剖学教材和解剖学图谱，为卓越医学人才的培养提供强有力的支撑，以适应人民群众对高质量医疗健康的需要。

五、人体的分部与器官系统

人体从外形上可分成 10 个局部：头部（颅部、面部），颈部（颈部、项部），背部，胸部，腹部，盆会阴部，左、右上肢（臂、前臂、手）和左、右下肢（大腿、小腿、足）。

人体器官按功能不同分 9 大系统：运动系统、消化系统、呼吸系统、泌尿系统、生殖系统、脉管系统、感觉器、神经系统和内分泌系统。

六、解剖学姿势、方位术语与人体的轴与面

（一）人体的标准解剖学姿势

人体的标准解剖学姿势（anatomical position）是指身体直立，面向前方，两眼平视正前方，两足并拢，足尖向前，双上肢下垂于躯干两侧，掌心向前。描述人体结构时，均应以此姿势为标准。

（二）方位术语

（1）上（superior）和下（inferior）　头居上，足在下。近颅者为上，近足者为下。在比较解剖学上，常用颅侧、尾侧代替上和下。

（2）前（anterior）和后（posterior）　距身体腹侧面近者为前，而距背侧面近者为后。内侧（medial）和外侧（lateral）以身体的正中矢状面为准，距正中矢状面近者为内侧，远者为外侧。

（3）内（internal）和外（external）　用于描述空腔器官相互位置关系，近内腔为内，远离内腔者为外。应注意与内侧和外侧区分。

（4）浅（superficial）和深（profundal）　近皮肤者为浅，远离皮肤而距人体内部中心近者为深。

在四肢，上又称为近侧（proximal），即靠近躯干的根部较近，下又称为远侧（distal），即距离躯干的根部较远。描述上肢的结构时，由于前臂尺、桡骨并列，尺骨在内侧，桡骨在外侧，故可以用尺侧（ulnar）代替内侧，用桡侧（radial）代替外侧。下肢小腿部有胫、腓骨并列，胫骨在内侧，腓骨居外侧，故又可用胫侧（tibial）和腓侧（fibular）代替。在描述手时则常用掌侧和背侧代替前和后。

（三）人体的轴和面

1. 轴

（1）垂直轴（vertical axis）　为上下方向与地平面互相垂直的轴。

（2）矢状轴（sagittal axis） 为从前向后方向同时与垂直轴呈直角交叉的轴。

（3）冠（额）状轴（coronal axis） 为左右方向与水平面平行，与前两个轴垂直的轴。

2. 面

（1）矢状面（sagittal plane） 是沿矢状轴方向所做的切面，将人体分为左右两部分的纵切面，如该切面恰通过人体的正中线，称为正中矢状面。

（2）冠（额）状面（coronal plane） 是沿冠状轴方向所做的切面，它是将人体分为前后两部的纵切面。

（3）水平面（horizontal plane）或横切面 为沿水平线所做的横切面，它将人体分为上下两部。

在描述器官的切面时，沿其长轴所做的切面叫纵切面，与长轴垂直的切面叫横切面。

七、人体器官的变异与畸形

人体解剖学里描述的器官形态、构造、位置、大小及其血液供应和神经配布均指正常状态，在统计学上为绝大多数。人体的有些结构与正常形态虽不完全相同，但与正常值比较接近，差异不显著，称变异（variation）。如超出一般变异范围，统计学上出现率极低，甚至影响正常生理功能者，称异常（abnormal）。

运动系统

运动系统（locomotor system）由骨、骨连结和骨骼肌 3 部分组成。

骨与骨之间的连结装置，称骨连结。全身各骨借骨连结构成骨骼，成为人体的支架。附于骨骼上的肌称骨骼肌。在运动中，骨起杠杆作用，关节为运动的枢纽，骨骼肌是运动的动力器官。

第一章　骨　学

①运动系统的组成及各部功能。②骨的形态分类、构造。③躯干骨的形态、主要结构。④颅的整体观、鼻旁窦、新生儿颅的特征。⑤锁骨、肩胛骨、尺骨和桡骨的位置、形态、结构。⑥髋骨、股骨、胫骨、腓骨和髌骨的位置、形态、结构。⑦重要骨性标志。

第一节　总　论

骨（bone）是由骨组织构成的器官，具有一定的形态和功能，有血管和神经分布，能不断进行新陈代谢，并有修复、改造和再生能力。

一、骨的分类

成人有 206 块骨，按部位可分为颅骨 29 块（包括听小骨 6 块）、躯干骨 51 块、上肢骨 64 块和下肢骨 62 块。

根据形态骨可分为 4 类。

1. 长骨（long bone） 呈长管状，分布于四肢，分一体两端。长骨中部细长称为体或骨干，体内的空腔称髓腔，容纳骨髓。骨的两端膨大称为骺，骺表面有光滑的关节面，骨干与骺邻接的部分称干骺端。

2. 短骨（short bone） 形似立方体，多成群分布于连接牢固并有一定灵活性的部位，如手的腕骨和足的跗骨。

3. 扁骨（flat bone）　呈板状，参与构成颅腔、胸腔和盆腔壁，起保护作用，如颅盖骨、胸骨和肋骨等。

4. 不规则骨（irregular bone）　形状不规则，如椎骨。有些不规则骨内有含气的腔，称含气骨，如上颌骨。

二、骨的表面形态

1. 骨面突起　有突、棘、隆起、粗隆、嵴和线等。

2. 骨面凹陷　有窝、凹、小凹、沟和压迹等。

3. 骨的空腔　有腔、窦、房、小房、管、道、口和孔等。

4. 骨端的膨大　有头、小头、髁和上髁等。

5. 其他特征　有面、缘和切迹等。

三、骨的构造

骨由骨质、骨膜和骨髓构成。

1. 骨质（bone substance）　由骨组织构成，分密质和松质。骨密质较致密坚硬，耐压性较大，分布于骨的表面。骨松质呈海绵状，分布于骨的内部。扁骨由内、外两层骨密质板中间夹着一层骨松质构成，颅盖骨的骨松质称为板障。

2. 骨膜（periosteum）　是被覆于除关节面外整个骨表面的纤维结缔组织构成的膜。衬于骨髓腔内面和骨松质腔隙内的称骨内膜。骨膜对骨的营养、生长或再生具有重要作用。

3. 骨髓（bone marrow）　充满于髓腔和松质的间隙内，分红骨髓和黄骨髓。红骨髓有造血和免疫功能，黄骨髓见于 5 岁以后的长骨骨干中，失去造血能力。成人红骨髓主要分布于长骨的两端、短骨、扁骨和不规则骨的松质内，如髂骨、肋骨、胸骨和椎骨等处。这些地方的红骨髓可终生保持，临床上常在髂前和髂后上棘处行骨髓穿刺，检查骨髓象。

4. 骨的血管、淋巴管和神经

（1）血管　长骨的动脉包括滋养动脉、干骺端动脉、骺动脉及骨膜动脉。可分为骨干营养系统、骨骺-干骺端系统、骨膜-骨皮质系统。大多数动脉有静脉伴行。

（2）淋巴管　骨膜的淋巴管很丰富，但骨髓内、骨皮质内是否存在淋巴管，尚有争论。

（3）神经　伴滋养血管进入骨内，分布到哈佛管的血管周围间隙中，以内脏传出纤维（无髓）居多，分布至血管壁；躯体传入纤维（有髓）则多分布于骨膜。骨膜对张力或撕扯的刺激较为敏感，故骨脓肿和骨折常引起剧痛。

四、骨的化学成分和物理性质

骨主要由有机质和无机质组成。有机质由胶原纤维和黏多糖蛋白组成，它使骨具有韧性和弹性。无机质主要是钙盐，使骨具有硬度。人的一生中骨的无机质与有机质不断变化，年龄愈大，无机质的比例愈高。因此，年幼者骨易发生变形，年老者易发生骨折。

五、骨的发生和发育

骨发生于中胚层的间充质，自胚胎第 8 周开始，间充质呈膜状分布，并逐渐骨化，称膜化骨；或首先发育为软骨，并继续骨化，称软骨化骨。

1. 膜化骨　间充质膜内部分细胞分化为成骨细胞，产生骨胶原纤维和基质，基质内逐渐沉积钙，构成骨质。初始化骨的部位，称骨化点（中心），由此向外作放射状增生，形成海绵状骨质。新生骨质周围的间充质膜即成为骨膜。骨膜下的成骨细胞不断形成新骨使骨不断加厚；骨化点边缘不断形成新骨质，使骨不断加宽。同时，破骨细胞将已形成的骨质按计划进行破坏与吸收，成骨细胞再加以改造和重建，最终塑造成体骨的形态。

2. 软骨化骨 间充质内首先形成软骨雏形，软骨外周的间充质形成软骨膜，膜下的部分细胞分化为成骨细胞。围绕软骨体中部产生的骨质，称骨领。骨领处原有的软骨膜即成为骨膜。骨领生成的同时，有血管侵入软骨体中央，间充质跟随进入，形成红骨髓。进入的间充质细胞分化为成骨细胞与破骨细胞，开始造骨，此处即称原发骨化点（初级骨化中心）。中心区被破骨细胞破坏形成骨髓腔。胎儿出生前后，长骨骺处出现继发骨化点（次级骨化中心），在骺部开始造骨。骨膜、原发骨化点和继发骨化点不断造骨，分别形成骨干与骺，两者之间有骺软骨。外周的骨膜不断造骨使骨干不断加粗；骨髓腔内的造骨、破骨与重建则使骨髓腔逐渐扩大；骺软骨的不断增长和骨化促使骨不断加长。近成年时，骺软骨停止增长，全部骨化，在长骨干与骺之间的表面遗留有线性痕迹，称为骺线。骺则形成关节软骨，终身不骨化。

六、骨的可塑性

骨的基本形态是由遗传因素调控的，但环境因素对骨生长发育也有密切影响。影响骨生长发育的因素有神经、内分泌、营养、疾病及其他物理、化学因素等。神经系统参与调节骨的营养过程。内分泌对骨的发育影响较大，成年之前，如果垂体生长激素分泌亢进，会促使骨过快过度生长导致巨人症；如分泌不足，则发育停滞，导致侏儒症。成年人垂体生长激素分泌亢进，出现肢端肥大症。此外，机械因素对骨的生长发育也有重要作用，体育锻炼可使骨得到正常发育。长期对骨的不正常压迫等，如儿童的不正确姿势以及肿瘤的压迫等，可引起骨的变形。

骨折后，折断处有骨痂形成。骨折愈合的初期，骨痂颇不规则，经过一定时间的吸收和改建，骨可基本恢复原有的形态结构。

第二节　中　轴　骨

中轴骨包括躯干骨和颅骨。

一、躯干骨

躯干骨包括 24 块椎骨、1 块骶骨和 1 块尾骨、1 块胸骨和 12 对肋骨，分别参与构成脊柱、骨性胸廓和骨盆。

（一）椎骨

1. 椎骨的一般形态 椎骨（vertebrae）为不规则骨，由前方短圆柱形的椎体（vertebral body）和后方板状的椎弓（vertebral arch）构成。椎体和椎弓共同围成椎孔，各部椎孔相连成椎管。椎弓是弓形骨板，前部缩窄的部分为椎弓根，其上、下缘为椎弓上、下切迹。后部较宽的部分为椎弓板。上、下两个相邻椎弓根的椎弓上、下切迹围成椎间孔，有脊神经和血管通过。从椎弓板上发出 7 个突起即椎弓正中向后伸出的一个棘突，向两侧突出的一对横突，两侧向上的一对上关节突和向下的一对下关节突。

2. 各部椎骨的主要特征

（1）颈椎（cervical vertebrae） 横突根部有横突孔，第 2～6 颈椎棘突较短，末端分叉。第 1 颈椎又名寰椎（atlas），呈环形，没有椎体、棘突和关节突，由前弓、后弓和两个侧块组成。第 2 颈椎又名枢椎（axis），特点是椎体向上伸出一齿突，与寰椎的齿突凹相关节。第 7 颈椎又名隆椎（vertebrae prominens），棘突特长，末端不分叉，常作计数椎骨的标志。

（2）胸椎（thoracic vertebrae） 椎体呈心形，在横突末端前面有横突肋凹，还有上、下肋凹。棘突较长，向后下方倾斜，呈叠瓦状排列。

（3）腰椎（lumbar vertebrae） 椎体粗壮，棘突宽而短，呈板状，水平伸向后方。

（4）**骶骨（sacrum）** 由 5 块骶椎融合而成，呈三角形。底向上，底的前缘中份向前突，称岬。骶骨前面有 4 对骶前孔；背面有 4 对骶后孔；骶椎椎孔连接成骶管，骶管向下开口于骶管裂孔，裂孔两侧向下的突起称骶角，骶管麻醉常以骶角作为标志。

（5）**尾骨（coccyx）** 由 4～5 块退化的尾椎融合而成，略呈三角形，底朝上，借软骨和韧带与骶骨相连，下端游离为尾骨尖。

（二）胸骨

胸骨（sternum）位于胸前壁正中，前凸后凹，分柄、体和剑突三部分。柄与体连接处微向前突，称胸骨角，两侧平对第 2 肋，是计数肋骨的重要标志。

（三）肋

肋（ribs）由肋骨和肋软骨组成，共 12 对。

1. 肋骨 属扁骨，分为体和前、后两端。后端为肋头，外侧有肋颈和肋结节等结构。肋体长而扁，有肋沟和肋角等结构。

2. 肋软骨 位于各肋骨的前端，由透明软骨构成，终生不骨化。

二、颅骨

颅（skull）位于脊柱的上方，由 23 块颅骨（cranial bones）组成（中耳的 3 对听小骨未计入）。颅分为脑颅和面颅两部分。

（一）脑颅骨

脑颅骨（bones of cerebral cranium）共 8 块，包括成对的顶骨和颞骨，不成对的额骨、蝶骨、枕骨和筛骨，围成颅腔，容纳脑。

1. 额骨（frontal bone） 位于颅的前上方，分额部、眶部和鼻部。

2. 筛骨（ethmoid bone） 为最脆弱的含气骨，位于两眶之间，分筛板、垂直板和筛骨迷路 3 部。

3. 蝶骨（sphenoid bone） 形似蝴蝶，居颅底中央，分体、大翼、小翼和翼突 4 部。

4. 颞骨（temporal bone） 2 块，参与构成颅底和颅腔侧壁，分鳞部、鼓部和岩部。

5. 枕骨（occipital bone） 位于颅后下部呈勺状。

6. 顶骨（parietal bone） 2 块，外隆内凹，呈四边形，位于颅顶中部。

（二）面颅骨

面颅骨（bones of facial cranium）共 15 块，包括成对的上颌骨、颧骨、鼻骨、泪骨、腭骨及下鼻甲，不成对的犁骨、下颌骨及舌骨，构成眶、鼻腔、口腔和面部的骨性支架。

1. 下颌骨（mandible） 为面颅骨最大者，分一体两支。

2. 舌骨（hyoid bone） 居下颌骨下方，包括体、大角和小角。

3. 犁骨（vomer） 为斜方形小骨片，组成鼻中隔后下份。

4. 上颌骨（maxilla） 内含上颌窦，分前面，颞下面，眶面及鼻面。

5. 腭骨（palatine bone） 位于上颌骨腭突与蝶骨翼突之间，分水平板和垂直板两部。

6. 鼻骨（nasal bone） 为成对长条形小骨片，构成鼻背的基础。

7. 泪骨（lacrimal bone） 为方形小骨片，位于眶内侧壁前份。

8. 下鼻甲（inferior bone） 附于上颌体和腭骨垂直板的鼻面上。

9. 颧骨（zygomatic bone） 位于眶外下面，形成面颊的骨性突起。

（三）颅的整体观

除下颌骨和舌骨外，颅骨借膜和软骨牢固结合成一整体。全颅的形态特征，对临床应用极为重要。

1. 颅顶面观 呈卵圆形,前宽后窄。颅的上面称颅盖。有 3 条缝,即位于额骨与两侧顶骨的冠状缝,两顶骨之间的矢状缝以及两侧顶骨与枕骨之间的人字缝。

2. 颅后面观 可见人字缝和枕鳞。枕鳞中央最突出的部位为枕外隆凸(external occipital)。隆凸向两侧的弓形骨嵴称上项线,其下方有与之平行的下项线。

3. 颅内面观 颅底内面高低不平,由前向后分 3 个窝,分别称颅前、中、后窝。

(1)颅前窝(anterior cranial fossa) 由额骨眶部、筛骨的筛板和蝶骨小翼构成。正中线上由前向后有额嵴、盲孔、鸡冠等结构。筛板上有筛孔通鼻腔。

(2)颅中窝(middle cranial fossa) 由蝶骨体和大翼、颞骨岩部等构成。中央是蝶骨体,上面有垂体窝,窝前外侧有视神经管。垂体窝和鞍背统称蝶鞍。其两侧,由前往后,依次有眶上裂、圆孔、卵圆孔和棘孔。

(3)颅后窝(posterior cranial fossa) 主要由枕骨和颞骨岩部后面等构成。窝中央有枕骨大孔,孔前方有斜坡,上还有枕内隆凸、横窦沟、乙状窦沟和舌下神经管等结构。

4. 颅底外面观 高低不平,前部由上颌骨和腭骨水平板围成的部分称骨腭,中部是蝶骨的翼突,后部正中有一大孔,称枕骨大孔,其前外方分别有破裂孔、颈静脉孔、颈动脉管外口等结构。

5. 颅侧面观 由额骨、蝶骨、顶骨、颞骨及枕骨构成。颞窝前下部较薄,在额骨、顶骨、颞骨和蝶骨四骨交汇处构成翼点(pterion),其内面有脑膜中动脉前支通过,此处骨板薄弱,骨折时易伤及该动脉,形成硬膜外血肿。

6. 颅前面观

(1)额区 为眶以上的部分,由额鳞组成。

(2)眶(orbit) 呈四棱锥体形,分为底、尖和四壁,眶尖部有视神经孔,眶下壁有眶下沟、管、孔。

(3)骨性鼻腔(bony nasal cavity) 位于面颅中央,外侧壁由上而下有突出的三个骨片,分别称为上鼻甲、中鼻甲和下鼻甲。各鼻甲下方的间隙,分别称为上鼻道、中鼻道和下鼻道。鼻腔周围有四对鼻旁窦,分别开口于鼻腔。其中额窦、上颌窦和前筛窦、中筛窦开口于中鼻道,后筛窦开口于上鼻道,蝶窦开口于蝶筛隐窝。

(四)新生儿颅的特征

脑颅远大于面颅。额结节、顶结节和枕鳞都是骨化中心,发育明显,新生儿颅顶呈五角形。颅顶各骨尚未完全发育,骨缝间充满纤维组织膜,在多骨交接处,间隙的膜较大,称为颅囟,主要有前囟和后囟。前囟在生后 1~2 岁闭合,其他囟在出生后不久闭合。

第三节 附 肢 骨

附肢骨包括上肢骨和下肢骨。上、下肢骨分别由与躯干相连接的肢带骨和游离的自由肢骨组成,数目与排列方式基本相同。

一、上肢骨

(一)上肢带骨

包括锁骨和肩胛骨。

1. 锁骨(clavicle) 位于胸廓前上方,呈"∽"形弯曲。内侧端粗大,为胸骨端,有关节面与胸骨柄相关节。外侧端扁平，为肩峰端，与肩胛骨的肩峰相关节。锁骨对固定上肢、支持肩胛骨、便于上肢灵活运动起重要作用。锁骨骨折多发生在中、外 1/3 交界处。

2. 肩胛骨（scapula） 为三角形的扁骨，贴于胸廓后外侧的上份，可分为二面、三缘和三个角。前面为肩胛下窝，后面有肩胛冈和肩峰。上缘短而薄，外侧有喙突，外侧缘肥厚，内侧缘薄而长。外侧角有关节盂，上角平对第 2 肋，下角平对第 7 肋或第 7 肋间隙，为计数肋的标志。

（二）自由上肢骨

包括肱骨、尺骨、桡骨和手骨。

1. 肱骨（humerus） 为典型的长骨，分一体两端。上端膨大，有半球形的肱骨头，头周围稍细的部分称解剖颈，肱骨头外侧和前方有大结节和小结节，其下方稍细的部分，称外科颈。体后面中部有由上内斜向下外的桡神经沟，桡神经和肱深动脉沿此沟经过。下端内侧部有肱骨滑车、内上髁、尺神经沟，外侧部有肱骨小头、外上髁。下端的后面有鹰嘴窝，前面有冠突窝。肱骨大结节和内、外侧髁可在体表扪到。

2. 桡骨（radius） 位于前臂外侧部。上端膨大称桡骨头，上面有关节凹，头周围有环状关节面。下端内侧面有尺切迹，下面有腕关节面，下端外侧部向下突出称桡骨茎突。桡骨茎突和桡骨头可在体表扪到。

3. 尺骨（ulna） 位于臂前内侧。上端粗大，前面有滑车切迹，在其下方和后上方各有一突起，分别称冠突和鹰嘴，冠突外侧有桡切迹。下端为尺骨头，其后内侧向下的突起，称为尺骨茎突。

4. 手骨（bone of hand） 包括腕骨、掌骨和指骨。

（1）腕骨（carpal bones） 属短骨，共 8 块，排成近、远 2 列。近侧列由桡侧向尺侧依次为手舟骨、月骨、三角骨和豌豆骨。远侧列为大多角骨、小多角骨、头状骨和钩骨。

（2）掌骨（metacarpal bones） 5 块，其近侧端为底，中间为体，远侧端为头。由外侧向内侧依次为第 1～5 掌骨。

（3）指骨（phalanges of fingers） 属长骨，共 14 块，拇指 2 节，其余各指为 3 节，由近侧至远侧依次为近节指骨、中节指骨和远节指骨。每节都分底、体和头 3 部分。

二、下肢骨

（一）下肢带骨

髋骨（hip bone）是不规则骨，由髂骨、坐骨和耻骨三者融合而成。三骨会合于髋臼，16 岁左右完全融合。

1. 髂骨（ilium） 构成髋骨的上部，分体和翼两部分。髂骨翼内侧面称髂窝，窝的后下方有一斜行骨嵴，称弓状线；其后上方有耳状面，与骶骨的耳状面相关节。髂骨翼上缘称髂嵴，其前端为髂前上棘，其后端为髂后上棘。髂前上棘向后 5～7cm 处向后外突起，称髂结节。

2. 坐骨（ischium） 构成髋骨后下部，分坐骨体和坐骨支。坐骨体下份后部肥厚粗糙，称坐骨结节。坐骨体后缘有坐骨棘，其上、下方分别有坐骨大、小切迹。

3. 耻骨（pubis） 构成髋骨前下部，分体和上、下 2 支。体组成髋臼前下 1/5，上支上面有一锐嵴，称耻骨梳，向前终于耻骨结节。耻骨上、下支相互移行部的内侧，有椭圆形粗糙面，称耻骨联合面。

（二）自由下肢骨

包括股骨、髌骨、胫骨、腓骨和足骨。

1. 股骨（femur） 是人体最长最结实的长骨，长度约为体高的 1/4，分为一体两端。上端球形的膨大为股骨头，头的外下侧较细的部分称股骨颈。颈、体交界处上外侧的隆起称大转子，下内侧隆起称小转子。下端形成 2 个膨大，称内侧髁和外侧髁，两髁间为髁间窝，两髁侧面的突起称内、外上髁。股骨体呈圆柱形，上部外侧有臀肌粗隆，后面有纵行的骨嵴，称粗线。

2. 髌骨（patella） 是人体最大的一块籽骨，位于股骨下端前面，在股四头肌腱内，略呈三角形，上宽下窄，前面粗糙，后面为关节面。

3. 胫骨（tibia） 位于小腿内侧，上端膨大形成内侧髁和外侧髁，两髁上关节面之间的骨性隆起称髁间隆起，上端与体移行处的前面有胫骨粗隆。内下方的突起称内踝，下端下面和内踝外面有关节面与距骨滑车相关节。内踝可在体表扪到。

4. 腓骨（fibula） 细长，位于胫骨外后方，上端膨大，称腓骨头，下端膨大，形成外踝。

5. 足骨（bone of foot） 包括跗骨、跖骨和趾骨。

（1）跗骨（tarsal bones） 7 块，属短骨，分前、中、后 3 列。后列有距骨和跟骨；中列为足舟骨；前列为内侧楔骨、中间楔骨和外侧楔骨及跟骨前方的骰骨。

（2）跖骨（metatarsal bones） 5 块，为第 1～5 跖骨，其近端为底，中间为体，远端为头。

（3）趾骨（phalanges of toes） 14 块，形态和命名与指骨相同。

同步练习

一、选择题

A 型题

1. 有关骨的构造的正确的说法是（ ）。
   A. 骨干由松质构成　　　　B. 骨骺由密质构成　　　　C. 骨膜有血管无神经
   D. 骨髓有神经无血管　　　E. 以上全不对

2. 有关红骨髓正确的是（ ）。
   A. 成人存在于髓腔内　　　　　　　　　　　B. 不存在于板障内
   C. 胎儿期造血，成年期不造血　　　　　　　D. 髂骨、胸骨、椎骨内终生保存红骨髓
   E. 以上全不对

3. 有关骨髓腔正确的是（ ）。
   A. 位于骨骺内　　　　　　B. 位于长骨的骨干内　　　C. 成人骨髓腔内含红骨髓
   D. 小儿骨髓腔内含黄骨髓　E. 以上全不对

4. 黄骨髓存在于（ ）。
   A. 所有骨的内部　　　　　B. 幼儿长骨骨干内部　　　C. 成人长骨骨干内部
   D. 幼儿长骨骨骺内部　　　E. 成人扁骨内部

5. 颈椎正确的是（ ）。
   A. 均有椎体及椎弓　　　　　　　　　　　　B. 1～2 颈椎无横突孔
   C. 棘突末端都分叉　　　　　　　　　　　　D. 第 6 颈椎棘突末端膨大成颈动脉结节
   E. 第 7 颈椎又名隆椎

6. 指出下列骨不属于脑颅骨者（ ）。
   A. 蝶骨　　　　　　　　　B. 颧骨　　　　　　　　　C. 额骨
   D. 筛骨　　　　　　　　　E. 颞骨

7. 骶管麻醉的穿刺部位正对（ ）。
   A. 骶角　　　　　　　　　B. 骶管裂孔　　　　　　　C. 骶前孔

    D. 骶后孔　　　　　　　　　　E. 骶岬

  8. 颈内动脉穿过（　　　）。

    A. 颈动脉管外口　　　　　　B. 圆孔　　　　　　　C. 棘孔

    D. 破裂孔　　　　　　　　　E. 卵圆孔

  9. 有面神经通过的孔是（　　　）。

    A. 颈静脉孔　　　　　　　　B. 破裂孔　　　　　　C. 卵圆孔

    D. 茎乳孔　　　　　　　　　E. 枕骨大孔

10. 颅中窝的孔裂有（　　　）。

    A. 视神经管　　　　　　　　B. 内耳门　　　　　　C. 筛孔

    D. 舌下神经管　　　　　　　E. 颈静脉孔

11. 关于人字缝的正确描述是（　　　）。

    A. 由顶骨与枕骨构成　　　　B. 由顶骨与额骨构成　　C. 由额、顶、枕、颞骨构成

    D. 由枕骨与蝶骨构成　　　　E. 由两侧顶骨构成

12. 通过颈静脉孔的结构有（　　　）。

    A. 颈内动脉　　　　　　　　B. 基底动脉　　　　　C. 上颌神经

    D. 下颌神经　　　　　　　　E. 副神经

13. 泪囊窝位于（　　　）。

    A. 眶上壁内侧　　　　　　　B. 眶上壁前外侧　　　C. 眶下壁的内侧

    D. 眶内侧壁前下部　　　　　E. 眶外侧壁前下部

14. 骶骨的正确描述是（　　　）。

    A. 有 5 对骶前孔　　　　　　B. 由 4 块骶椎融合而成　C. 与第 4 腰椎相关节

    D. 骶管内有脊髓通过　　　　E. 于骶角处可寻骶管裂孔进行神经阻滞麻醉

15. 通过卵圆孔的结构是（　　　）。

    A. 三叉神经　　　　　　　　B. 下颌神经　　　　　C. 眼神经

    D. 下颌动脉　　　　　　　　E. 上颌动脉

16. 通过棘孔的结构是（　　　）。

    A. 上颌神经　　　　　　　　B. 下颌神经　　　　　C. 脑膜中动脉

    D. 上颌动脉　　　　　　　　E. 副神经

17. 开口于中鼻道的鼻旁窦有（　　　）。

    A. 上颌窦和蝶窦　　　　　　　　　　　　B. 额窦和蝶窦

    C. 筛窦和蝶窦　　　　　　　　　　　　　D. 前筛窦、中筛窦，额窦，上颌窦

    E. 后筛窦、中筛窦，额窦，上颌窦

18. 关于新生儿颅的正确描述是（　　　）。

    A. 前囟呈三角形

    B. 后囟又称乳突囟

    C. 前囟呈菱形位于额状缝与矢状缝交界处

    D. 后囟呈三角形位于额状缝与矢状缝交界处

    E. 后囟呈菱形

19. 颅中窝内由前往后排列的孔为（　　　）。

    A. 圆孔、棘孔、卵圆孔　　B. 卵圆孔、圆孔、棘孔　C. 圆孔、卵圆孔、棘孔

    D. 卵圆孔、棘孔、圆孔　　E. 棘孔、圆孔、卵圆孔

20. 构成脑颅部分的结构（　　　）。
    A. 颧骨　　　　　　　　B. 下鼻甲　　　　　　　C. 上鼻甲、中鼻甲
    D. 犁骨　　　　　　　　E. 鼻骨
21. 脑膜中动脉穿经（　　　）。
    A. 圆孔　　　　　　　　B. 卵圆孔　　　　　　　C. 棘孔
    D. 破裂孔　　　　　　　E. 茎乳孔
22. 鼓室盖位于（　　　）。
    A. 颞下窝　　　　　　　B. 翼腭窝　　　　　　　C. 颅前窝
    D. 颅中窝　　　　　　　E. 颅后窝
23. 下列哪一结构不在颅中窝（　　　）。
    A. 垂体窝　　　　　　　B. 鼓室盖　　　　　　　C. 三叉神经压迹
    D. 内耳门　　　　　　　E. 颈动脉管内口
24. 通过圆孔的结构是（　　　）。
    A. 眶上神经　　　　　　B. 眼神经　　　　　　　C. 上颌神经
    D. 上颌动脉　　　　　　E. 脑膜中动脉
25. 垂体窝位于（　　　）。
    A. 筛板上面　　　　　　B. 额骨眶部上面　　　　C. 颞骨岩部上面
    D. 蝶骨体上面　　　　　E. 以上都不对
26. 上鼻甲是下列哪块骨的一部分（　　　）。
    A. 上颌骨　　　　　　　B. 筛骨　　　　　　　　C. 蝶骨
    D. 泪骨　　　　　　　　E. 腭骨
27. 上颌骨是（　　　）。
    A. 长骨　　　　　　　　B. 短骨　　　　　　　　C. 扁骨
    D. 不规则骨　　　　　　E. 以上都不是
28. 额窦开口于（　　　）。
    A. 上鼻道　　　　　　　B. 中鼻道前部　　　　　C. 中鼻道中部
    D. 中鼻道后部　　　　　E. 下鼻道
29. 筛窦后群开口于（　　　）。
    A. 蝶筛隐窝　　　　　　B. 上鼻道　　　　　　　C. 中鼻道中部
    D. 中鼻道后部　　　　　E. 下鼻道
30. 上颌窦（　　　）。
    A. 在上颌骨体内　　　　B. 窦顶为额骨眶部　　　C. 底与尖牙关系密切
    D. 窦口低于底部　　　　E. 开口于下鼻道

B 型题
　　A. 椎间孔　　　B. 椎孔　　　C. 椎管　　　D. 横突孔　　　E. 棘孔
1. 脊神经穿（　　　）。
2. 椎动脉穿（　　　）。
　　A. 圆孔　　　B. 卵圆孔　　　C. 棘孔　　　D. 茎乳孔　　　E. 筛孔
3. 面神经穿（　　　）。
4. 下颌神经穿（　　　）。
　　A. 桡切迹　　　B. 尺切迹　　　C. 弓状线　　　D. 内踝　　　E. 踝间窝

5.髋骨有（　　　）。

6.桡骨有（　　　）。

　　A.破裂孔　　　　　B.内耳门　　　　　C.圆孔　　　　　D.颈静脉孔　　　　E.筛孔

7.与面神经管相通的是（　　　）。

8.与鼻腔相通的是（　　　）。

　　A.尾骨尖　　　　　B.坐骨结节　　　　C.骶结节韧带　　　D.坐骨支　　　　E.骶棘韧带

9.参与耻骨弓构成的是（　　　）。

10.不参与骨盆下口围成的是（　　　）。

二、填空题

1.骨髓有_____和_____，其中人的一生都存在的骨髓是_____，有_____功能。

2.根据骨的形态不同，可分为_____、_____、_____和_____4类。

3.骨鼻中隔由_____和_____共同构成。

4.椎间孔是由_____和_____围成的。

5.有横突孔的椎骨是_____。无椎体的椎骨是_____。

6.骨盆界线从后向前由_____、_____、_____、_____和_____的上缘依次连接而成。

三、名词解释

1.椎体钩　2.岬（骶骨）　3.骶角　4.翼点　5.翼腭窝　6.前囟　7.关节盂　8.桡神经沟

9.尺神经沟　10.桡骨粗隆　11.髂前上棘　12.胸骨角　13.腕管

四、简答题

1.简述骨的分类及构造。

2.颅底内面有哪些沟、管、裂、孔？各通行什么结构？

3.简述各部椎骨的最主要特征。

4.简述骨盆的划分。

5.用所学过的知识，说出颈椎骨质增生在哪些部位会压迫哪些结构？受压迫后，会产生什么症状？

参考答案

一、选择题

A型题

1.E　2.D　3.B　4.C　5.E　6.B　7.B　8.A

9.D　10.A　11.A　12.E　13.D　14.E　15.B

16.C　17.D　18.C　19.C　20.C　21.C　22.D

23.D　24.C　25.D　26.B　27.D　28.B　29.B

30.A

B型题

1.A　2.D　3.D　4.B　5.C　6.B　7.B　8.E

9.D　10.E

二、填空题

1.红骨髓　黄骨髓　红骨髓　造血

2.长骨　短骨　扁骨　不规则骨

3.筛骨垂直板　犁骨

4.椎骨上切迹　椎骨下切迹

5.颈椎　寰椎

6.骶骨岬　弓状线　耻骨梳　耻骨嵴　耻骨联合

三、名词解释

1.椎体钩：为3～7颈椎椎体上面侧缘向上的突起。

2.岬（骶骨）：骶骨底前缘中份向前隆凸，称岬。

3.骶角：骶管裂孔两侧向下突出的骨角，是骶管麻醉时的骨性标志。

4.翼点：在颅的侧面，额、顶、颞、蝶骨汇合处，构成"H"形的缝，称翼点。此处骨板薄弱，其内面有脑膜中动脉前支通过。

5.翼腭窝：为上颌骨体、蝶骨翼突和腭骨之间的间隙，称翼腭窝。此窝向外通颞下窝，向前通眶，向内通鼻腔，向后通颅中窝，向下经腭大管、腭大孔通口腔。

6.前囟：位于矢状缝与冠状缝相接处，呈菱形，较大，生后1～2岁闭合。

7.关节盂：肩胛骨外侧角的梨形浅窝，与肱骨头构成肩关节。

8.桡神经沟：肱骨体后面中部有一自内上斜向外下的浅沟，称桡神经沟，有桡神经和肱深动脉经过。

9.尺神经沟：肱骨内上髁后方的一浅沟，称尺神经沟，有尺神经经过。

10.桡骨粗隆：桡骨颈内下侧的突起，为肱二头肌抵止处。

11.髂前上棘：髂嵴的前端称为髂前上棘。

12.胸骨角：胸骨柄与体连接处微向前突，称胸骨角，两侧平对第2肋，是计数肋的重要标志。

13.腕管：位于腕掌侧，由屈肌支持带和腕骨沟围成。管内有指浅、深屈肌腱，拇长屈肌腱和正中神经通过。

四、简答题

1.答：骨根据形态可分为长骨、短骨、扁骨、不规则骨四种，按部位可分为躯干骨、颅骨、上肢骨和下肢骨。

骨由骨质、骨膜和骨髓构成，其中骨质包括骨密质和骨松质，骨髓有红骨髓和黄骨髓两种。

2.答：筛孔：嗅神经。视神经管：视神经，眼动脉。眶上裂：动眼神经、滑车神经、展神经、眼神经，眼上静脉。颈动脉沟、颈动脉管内口：颈内动脉。圆孔：上颌神经。卵圆孔：下颌神经。棘孔：脑膜中动脉。脑膜中动脉沟：脑膜中动脉。舌下神经管内口：舌下神经。内耳门：面神经、前庭蜗神经，迷路动脉。上矢状窦沟、横窦沟、乙状窦沟：同名静脉窦。颈静脉孔：颈内静脉、舌咽神经、迷走神经、副神经。枕大孔：延髓和脊髓交界处。椎动、静脉，副神经，脊髓前、后动脉。

3.答：①颈椎：横突上有横突孔，棘突末端分叉；②胸椎：椎体后份上、下有上、下肋凹，横突上有横突肋凹；③腰椎：椎体最大。

4.答：骨盆由骶骨岬向两侧经弓状线、耻骨梳、耻骨结节至耻骨联合上缘构成的环形界线，分为上方的大骨盆和下方的小骨盆，小骨盆可分为骨盆上口、骨盆下口和骨盆腔。

5.答：①椎管内骨质增生可压迫脊髓（颈髓），造成病人半身瘫痪；②椎间孔处增生可迫脊神经根，造成上肢、肩部疼痛；③横突孔内增生可压迫颈内动脉，造成脑供血不足，经常眩晕；④横突前增生压迫颈交感干，造成自主神经紊乱，引起内脏不适。

第二章 关 节 学

重点

①骨连接的分类，关节的基本结构和运动形式。②颞下颌关节的组成、构造和运动特点。③椎间盘的形态结构和功能，前纵韧带、后纵韧带和黄韧带的位置和功能。④脊柱的组成、正常弯曲和运动。⑤胸廓的组成、形态结构和运动。⑥肩关节、肘关节、桡腕关节、骨盆、髋关节、膝关节、踝关节和足弓的组成、结构特点及运动。

内容精讲

第一节 总 论

骨与骨之间借纤维结缔组织、软骨或骨组织相连，形成骨连结。按连结的方式不同，可分为直接连结和间接连结两大类。

一、直接连结

1. 纤维连结（fibrous joints） 有韧带连结和缝。

2. 软骨连结（cartilaginous joints） 有透明软骨连结和纤维软骨连结。

3. 骨性结合（synostosis） 常由纤维连结和透明软骨骨化而成，如各骶椎之间的骨性结合等。

二、间接连结

间接连结又称关节（joints），其特点是两骨之间借结缔组织互相连结，其间有腔隙及滑液，具有较大的活动性。

1. 关节的基本构造

（1）关节面（articular surface） 是参与组成关节的各相关骨的接触面。关节面分为关节头和关节窝，关节面上被有关节软骨，多由透明软骨构成，可使粗糙不平的关节面变为光滑，减少关节面的摩擦，缓冲震荡和冲击。

（2）关节囊（articular capsule） 包在关节的周围，封闭关节腔。可分为外层的纤维膜（fibrous membrane）和内层的滑膜（synovial membrane）。滑膜能产生滑液，增加润滑，且是关节软骨、半月板等新陈代谢的重要媒介。

（3）关节腔（articular cavity） 为关节囊滑膜层和关节面共同围成的密闭腔隙，腔内有少量滑液，呈负压，对维持关节的稳固有一定作用。

2. 关节的辅助结构

（1）韧带（ligaments） 由致密结缔组织构成，分为囊内韧带和囊外韧带。可加强关节的稳固性和限制关节的运动。

（2）关节盘（articular disc）和关节唇（articular labrum） 关节盘是指位于两骨关节面之间

的纤维软骨，其周缘附于关节囊，将关节腔分为两部。关节盘使两关节面更为适应，增加了关节的稳固性和运动的多样性。关节唇是附于关节窝周缘的纤维软骨环，它加深关节窝，增大关节面，增加了关节的稳固性。

（3）滑膜襞（synovial fold）和滑膜囊（synovial bursa）　某些关节的滑膜层折叠突入关节腔形成滑膜襞，滑膜呈囊状膨出形成滑膜囊，起充填和减少摩擦的作用。

3. 关节的运动

（1）移动　是指一个骨关节面在另一骨关节面的滑动。

（2）屈和伸　沿冠状轴上的运动，相关节的两骨之间的角度变小为屈，反之为伸。

（3）收和展　沿矢状轴上的运动，内收是向正中面靠拢的运动，反之为外展。

（4）旋转　沿垂直轴上的运动，骨的前面转向内侧称旋内，转向外侧称旋外。前臂手背转向前方的运动称旋前，反之称旋后。

（5）环转　冠状轴和矢状轴上的复合运动，骨的近端在原位转动，远端做圆周运动。

4. 关节的分类

（1）单轴关节　只有一个运动轴，做一组运动。包括屈戌关节和车轴关节。

（2）双轴关节　有两个相互垂直的运动轴，作两组运动。包括椭圆关节和鞍状关节。

（3）多轴关节　有三个互相垂直的运动轴，可做各种方向的运动。包括球窝关节和平面关节。

第二节　中轴骨连结

中轴骨连结包括躯干骨和颅骨的连结。

一、躯干骨的连结

躯干骨的连结包括椎骨间的连结形成脊柱和由 12 块胸椎、12 对肋和 1 块胸骨连结构成的胸廓。

（一）脊柱

脊柱（vertebral column）由 24 块椎骨、1 块骶骨和 1 块尾骨借骨连结形成，有支持体重、保护脊髓的作用和运动的功能。

1. 椎骨间的连结

（1）椎体间的连结

① 椎间盘（intervertebral discs）：是连接相邻两个椎体间的纤维软骨，由中央的髓核和周边的纤维环构成。纤维环由多层同心圆排列的纤维软骨构成；髓核由富有弹性的胶状物构成。椎间盘坚韧而又有弹性，既牢固连结两个椎体，又可使两个椎体之间有少量的活动。

② 前纵韧带（anterior longitudinal ligament）：紧贴各椎体前面，上起枕骨，下达第 1 或第 2 骶椎，有防止脊柱过伸的作用。

③ 后纵韧带（posterior longitudinal ligament）：位于各椎体后面，纵贯脊柱全长，可限制脊柱过度前屈。

（2）椎弓间的连结

① 棘上韧带（supraspinal ligament）：是连结于各椎骨棘突尖的纵行韧带，有限制脊柱过度前屈的作用。附着于枕外隆凸和颈椎棘突尖端部分的棘上韧带又称项韧带（ligamentum nuchae）。

② 棘间韧带（interspinal ligament）：连结相邻两棘突之间，向后移行为棘上韧带或项韧带，

有限制脊柱过度前屈的作用。

③ 黄韧带（ligamenta flava）：连结相邻两椎弓板之间，由弹性纤维构成，参与围成椎管，有限制脊柱过度前屈的作用。

④ 横突间韧带（intertransverse ligamenta）：连结相邻两横突之间。

⑤ 关节突关节（zygapophysial joints）：由相邻椎骨的上下关节突的关节面构成。

（3）寰椎与枕骨及枢椎的关节

① 寰枕关节（atlantooccipital joint）：由枕髁与寰椎上关节凹构成，可使头做前俯、后仰和侧屈运动。

② 寰枢关节（atlantoaxial joint）：由寰椎和枢椎构成的关节，可使头做旋转运动。

2. 脊柱的整体观及其运动

（1）脊柱的整体观　成年男性脊柱长约 70cm，女性及老年人的略短。其长度因姿势不同而略有差异。如长期卧床与长期站立者相比，一般可相差 2～3cm，这是由于站立时椎间盘受压紧缩所致。从侧面观察脊柱，可见成人脊柱有 4 个生理弯曲：即颈曲、胸曲、腰曲及骶曲。颈曲和腰曲凸向前，胸曲和骶曲凸向后。脊柱的弯曲增加了脊柱的弹性，对维持人体重心的稳定和减轻震荡有重要意义。

（2）脊柱的运动　相邻两个椎骨之间的活动很小，但就整个脊柱而言，运动幅度较大，可做屈、伸、侧屈、旋转和环转运动。

（二）胸廓

1. 组成　胸廓（thorax）由 12 块胸椎、12 对肋、1 块胸骨和它们之间的连结共同构成。构成胸廓的关节主要有肋椎关节和胸肋关节。

（1）肋椎关节（costovertebral joints）　包括肋头关节和肋横突关节，两者为联合关节。

① 肋头关节（joint of costal head）　由肋头的关节面和与之相应胸椎体的肋凹构成。

② 肋横突关节（costotransverse joints）　由肋结节关节面和相应的横突肋凹构成。

（2）胸肋关节（sternocostal joints）　由 2～7 肋软骨和胸骨相应的肋切迹构成。

2. 胸廓的整体观　成人胸廓近似圆锥形，容纳胸腔脏器。胸廓有上、下两口和前、后、外侧壁。胸廓上口较小，由胸骨柄上缘、第 1 肋和第 1 胸椎椎体围成，是胸腔和颈部的通道。胸廓下口宽而不整，由第 12 胸椎、第 11 及 12 对肋前端、肋弓和剑突围成，两侧肋弓在中线构成向下开放的胸骨下角。剑突又将胸骨下角分成左、右剑肋角。

3. 胸廓的运动　胸廓主要参与呼吸运动，吸气时，在肌肉作用下，肋的前部抬高，伴以胸骨上升，从而加大胸廓前后径；肋上举时，肋体向外扩展，加大胸廓横径，使胸腔容积增大。呼气时正好相反。

二、颅骨的连结

颅骨之间多借缝、软骨或骨直接连结，十分牢固，颞下颌关节是唯一可动的滑膜关节。

颞下颌关节（temporomandibular joint）由下颌骨的下颌头与颞骨的下颌窝和关节结节构成。关节囊松弛，囊外由外侧韧带加强，囊内有关节盘，其周缘与关节囊相连，将关节腔分为上、下两部分。颞下颌关节属于联合关节，两侧必须同时运动。此关节能做下颌骨上提、下降、前进、后退以及侧方运动。

第三节　附肢骨连结

附肢的主要功能是支持和运动，故附肢骨的连结以滑膜关节为主。

一、上肢骨的连结

上肢骨的连结包括上肢带的连结和自由上肢骨的连结。

（一）上肢带连结

1. 胸锁关节（sternoclavicular joint） 是上肢骨与躯干骨连结的唯一关节。

（1）组成 由锁骨的胸骨端和胸骨的锁切迹及第 1 肋软骨的上面构成。

（2）特点 属多轴关节，关节囊内有关节盘，将关节腔分为外上和内下两部分。胸锁关节的活动度虽小，但以此为支点扩大了上肢的活动范围。

2. 肩锁关节（acromioclavicular joint） 由锁骨的肩峰端与肩峰的关节面构成，属于平面关节，是肩胛骨活动的支点。关节的上方有肩锁韧带加强，关节囊和锁骨下方有坚韧的喙锁韧带连于喙突。囊内的关节盘常出现于关节上部，部分地分隔关节，关节活动度小。

3. 喙肩韧带（coracoacromiale ligamenta） 为三角形的扁韧带，连于肩胛骨的喙突与肩峰之间，它与喙突、肩峰共同构成喙肩弓，架于肩关节上方，有防止肱骨头向上脱位的作用。

（二）自由上肢骨连结

1. 肩关节（shoulder joint） 为全身最灵活的关节。

（1）组成 由肱骨头与肩胛骨的关节盂构成，是典型的球窝关节。

（2）特点 肱骨头大，关节盂小，关节盂周缘有纤维软骨构成的盂唇加深关节窝；关节囊薄而松弛，上方附于关节盂周缘，下方附着于肱骨解剖颈；囊的上、前、后方有肌肉加强；下壁薄弱；肩关节脱位时，肱骨头常从下方脱出。

（3）运动 肩关节的运动十分灵活，能做屈（伸）、收（展）、旋转和环转运动。

2. 肘关节（elbow joint） 由肱骨下端与桡、尺骨上端构成的复合关节，它包括 3 个关节。

（1）肱尺关节（humeroulnar joint） 由肱骨滑车与尺骨滑车切迹构成。

（2）肱桡关节（humeroradial joint） 由肱骨小头与桡骨头关节凹构成。

（3）桡尺近侧关节（proximal radioulnar joint） 由桡骨环状关节面与尺骨桡切迹构成。

上述 3 个关节包在同一个关节囊内，囊的前、后壁薄弱，两侧有桡侧副韧带和尺侧副韧带加强。在桡骨环状关节面周围有桡骨环状韧带，其两端附于尺骨桡切迹的前、后缘，与尺骨桡切迹共同构成一个上口大、下口小的骨纤维环容纳桡骨头，防止桡骨头脱出。幼儿的桡骨头尚未发育完全，环状韧带松弛，因此，在肘关节伸直位猛力牵拉前臂，可能发生桡骨头半脱位。

尺骨鹰嘴和肱骨内、外上髁是肘部 3 个重要的骨性标志。正常状态下，当肘关节伸直时，上述 3 点连成一条直线；当肘关节前屈至 90°时，3 点连成一等腰三角形称肘后三角。在肘关节后脱位时，上述 3 点的位置关系即发生改变；而当肱骨髁上骨折时，则 3 点的位置关系不变。

肘关节的运动以肱尺关节为主，主要做屈（伸）运动。桡尺近侧关节与桡尺远侧关节联合可使前臂旋前和旋后。

3. 桡尺连结

（1）前臂骨间膜（interosseous membrane of forearm） 前臂骨间膜是连结尺、桡骨体之间的纤维膜。

（2）桡尺近侧关节 见肘关节。

（3）桡尺远侧关节（distal radioulnar join） 由尺骨头环状关节面构成关节头，由桡骨的尺切迹及自下缘至尺骨茎突根部的关节盘共同构成关节窝。关节盘将尺骨与腕骨分开。

4. 手关节（joints of hand） 包括桡腕关节、腕骨间关节、腕掌关节、掌骨间关节、掌指关节和指骨间关节。

（1）桡腕关节（radiocarpal joint）　是典型的椭圆关节。

① 组成：由桡骨下端的关节面和尺骨头下方的关节盘作为关节窝，手的舟骨、月骨、三角骨的近侧关节面作为关节头而构成。

② 运动：该关节可做屈（伸）、收（展）和环转运动。

（2）腕骨间关节　只能做轻微的滑动和转动，属微动关节。

（3）腕掌关节　除拇指和小指的腕掌关节外，其余各指的腕掌关节运动范围极小；拇指腕掌关节是由大多角骨与第1掌骨底构成的鞍状关节，可做屈（伸）、收（展）、环转和对掌运动。

（4）掌骨间关节　是第2～5掌骨底相互之间的平面关节。

（5）掌指关节　由掌骨头与近节指骨构成，可做屈（伸）、收（展）和环转运动。

（6）指骨间关节　由各指相邻两节指骨的底和滑车构成，可做屈（伸）运动。

二、下肢骨的连结

（一）下肢带连结

1. 骶髂关节（sacroiliac joint）　由骶骨和髂骨的耳状面构成，关节面凹凸不平，彼此结合十分紧密。其前、后面分别有骶髂前、后韧带加强。骶髂关节具有相当大的稳定性，以适应支持体重的功能。

2. 耻骨联合（pubic symphysis）　由两侧的耻骨联合面借纤维软骨构成的耻骨间盘连结而成，其上、下方分别有耻骨上韧带和耻骨弓状韧带加强。

3. 骶结节韧带（sacrotuberous ligament）和骶棘韧带（sacrospinous ligament）　前者连在骶骨和坐骨结节之间，呈扇形；后者连在骶骨和坐骨棘之间。这两条韧带与坐骨大、小切迹围成坐骨大孔和坐骨小孔。

4. 骨盆（pelvis）

（1）组成　由骶骨、尾骨和两侧髋骨及其连结构成。

（2）分部　骨盆被骶骨的岬、弓状线、耻骨梳、耻骨结节和耻骨联合上缘所围成的界线分为上方的大骨盆和下方的小骨盆。小骨盆上口为上述界线，下口由尾骨尖、骶结节韧带、坐骨结节、坐骨支、耻骨支和耻骨联合下缘围成。

（3）功能　骨盆的主要功能是支持体重和保护盆腔脏器。在女性，骨盆还是胎儿娩出的产道。

（4）性别差异　女性骨盆外形宽短，骨盆上口近似圆形，较宽大，骨盆下口和耻骨下角较大；男性骨盆窄长，上口呈心形，骨盆下口狭小，耻骨下角小。

（二）自由下肢骨连结

1. 髋关节（hip joint）

（1）组成　由髋臼和股骨头构成。

（2）特点　髋臼深，周围附有髋臼唇，髋臼切迹被髋臼横韧带封闭。股骨头关节面约为球形的2/3，几乎全部纳入髋臼内。关节囊厚而坚韧，上端附于髋臼周缘，下方前面附于转子间线，股骨颈的前面全部包在囊内，后面仅内侧2/3包在囊内，外侧1/3在囊外，故股骨颈骨折有囊内、囊外之分。另外，关节囊上、后及前壁均有韧带加强，唯有下壁较薄弱，故股骨头脱位常发生在此处。在关节腔内有股骨头韧带，它起自髋臼横韧带，止于股骨头凹，营养股骨头的血管经此韧带进入股骨头。

（3）运动　髋关节可做屈（伸）、收（展）、旋转和环转运动，但其运动幅度远不及肩关节。

2. 膝关节（knee joint）

（1）组成　由股骨下端和胫骨的内、外侧髁及髌骨构成。

（2）特点 关节囊松弛，附于各关节面周缘，前面有髌韧带加强，两侧由胫侧副韧带和腓侧副韧带加强。膝关节腔内有前、后交叉韧带和内、外侧半月板。前、后交叉韧带可防止胫骨前后移位，内、外侧半月板可加深关节窝，增强关节的稳定性。

（3）运动 膝关节主要做屈（伸）运动，在半屈位时可做小幅度的旋转运动。

3. 踝关节（ankle joint）或距小腿关节（talocrural joint）

（1）组成 由胫、腓骨的下端与距骨滑车构成。

（2）运动 主要可做背屈和跖屈的运动，在踝关节高度跖屈时，还可做轻度的侧方运动。除上述关节外还有跗骨间关节、跗跖关节、跖趾关节和趾骨间关节。前两个关节运动幅度较小，后两个关节可做屈（伸）运动。

4. 足弓（foot arch）

（1）组成 跗骨和跖骨连结形成的凸向上的弓称为足弓，分为前后方向上的内、外侧纵弓和内外方向上的横弓。横弓由骰骨、三块楔骨和跖骨构成。

（2）功能 足弓可增加稳固性和减小震荡，还可保护足底的血管、神经免受压迫。

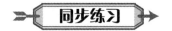
同步练习

一、选择题

A 型题

1. 滑膜关节的辅助结构是（ ）。

  A. 囊内韧带、囊外韧带、关节盘、关节唇   B. 关节囊、关节软骨、关节盘

  C. 关节囊、囊内韧带、囊外韧带   D. 关节软骨、关节盘、关节唇

  E. 无上述情况

2. 滑膜关节的基本结构是（ ）。

  A. 关节面、关节囊、关节内韧带   B. 关节面、关节囊、关节内软骨

  C. 关节腔、关节囊、关节内软骨   D. 关节面、关节囊、关节腔

  E. 关节面、关节腔、关节软骨

3. 关于脊柱正确的是（ ）。

  A. 共由 24 块椎骨连结而成

  B. 椎间盘的厚度约占脊柱全长的 1/2

  C. 有颈、胸、腰、骶四个生理弯曲

  D. 由于胸部椎间盘较薄，故该处运动幅度较大

  E. 仅能做少量的屈、伸运动

4. 脊柱的正常生理弯曲（ ）。

  A. 颈曲凸向后   B. 胸曲凸向前   C. 腰曲凸向后

  D. 骶曲凸向前   E. 胸曲是胎生时就有的

5. 前纵韧带（ ）。

  A. 为连接相邻两椎弓的韧带   B. 可防止椎间盘向后脱出

  C. 可防止脊柱过伸   D. 细长，上起自枢椎

  E. 下达第 2 腰椎水平

6. 限制脊柱过度后伸的韧带是（ ）。

  A. 项韧带   B. 棘上韧带   C. 棘间韧带

D.前纵韧带　　　　　　　　　E.后纵韧带

7. 连接相邻椎弓板的结构是（　　　）。

   A.前纵韧带　　　　　　　B.后纵韧带　　　　　　C.黄韧带

   D.棘间韧带　　　　　　　E.项韧带

8. 椎间盘（　　　）。

   A.位于脊柱所有椎体之间　B.由纤维环和髓核构成　C.属间接连接

   D.髓核最易向后方脱出　　E.在中胸部最厚

9. 关于胸廓的描述，正确的是（　　　）。

   A.由12个胸椎、12对肋骨及胸骨、锁骨连接而成

   B.成人胸廓形态前后略扁，上窄下宽

   C.上口由第1胸椎、第1肋、锁骨和胸骨柄构成

   D.下口由第12胸椎及肋弓构成

   E.其形态及大小与健康状况有关，与年龄无关

10. 关于椎间盘，错误的说法是（　　　）。

   A.外周为纤维环　　　　　　　　　　B.内部为髓核

   C.脊柱腰段椎间盘最厚　　　　　　　D.牢固连结两个椎骨，不能活动

   E.外伤时髓核可外突

11. 关于肩关节（　　　）。

   A.关节囊上部厚而松弛　　　　　　　B.关节腔内有关节盘

   C.关节腔内有肱二头肌长头腱通过　　D.关节囊前下方缺乏肌和肌腱

   E.不能做环状运动

12. 关于肘关节（　　　）。

   A.由肱尺关节和肱桡关节两个关节组成　　B.肱尺关节为球窝关节

   C.关节囊两侧有尺侧副韧带和桡侧副韧带　D.可做环转运动

   E.以上均对

13. 不参加桡腕关节构成的骨是（　　　）。

   A.月骨　　　　　　　　　B.三角骨　　　　　　　C.手舟骨

   D.豌豆骨　　　　　　　　E.桡骨下端

14. 关节腔内有关节盘的关节是（　　　）。

   A.肩关节　　　　　　　　B.胸锁关节　　　　　　C.肘关节

   D.髋关节　　　　　　　　E.踝关节

15. 拇指腕掌关节（　　　）。

   A.由大多角骨与第5掌骨底构成　　　　B.是平面微动关节

   C.关节囊坚韧　　　　　　　　　　　　D.屈伸运动发生矢状轴上

   E.无上述情况

16. 桡腕关节（　　　）。

   A.由桡骨、尺骨和近侧列腕骨构成　　　B.可做屈、伸、收、展和旋内、旋外运动

   C.包括桡尺远侧关节　　　　　　　　　D.关节囊紧张

   E.四周有韧带加强

17. 前臂骨间膜（　　　）。

   A.是连于尺、桡骨间的骨膜　　　　　　B.前臂旋前时最紧张

C. 前臂旋后时最紧张　　　　　　　　　　　　D. 前臂半旋前时最紧张

E. 以上均不对

18. 肘关节（　　　）。

A. 由肱骨和尺骨构成

B. 由肱骨和桡骨构成

C. 关节囊前后有韧带加强

D. 桡骨环状韧带附着于尺骨的桡切迹前、后缘

E. 可做屈、伸、收、展运动

19. 通过肩关节囊内的肌腱是（　　　）。

A. 冈上肌腱　　　　　　　B. 冈下肌腱　　　　　　C. 肱三头肌长头腱

D. 肱二头肌长头腱　　　　E. 肱二头肌短头腱

20. 肩关节（　　　）。

A. 关节窝较深　　　　　　B. 关节囊松弛　　　　　　C. 关节四周有韧带加强

D. 运动范围较小　　　　　E. 双轴性关节

21. 髋关节错误的说法是（　　　）。

A. 股骨头关节面约为球形的 2/3　　　　　　　　B. 关节囊后壁仅包被股骨颈内侧 2/3

C. 关节囊内有髂韧带相连　　　　　　　　　　　D. 关节囊前壁包被至转子间线

E. 关节囊内有股骨头韧带

22. 膝关节的错误说法是（　　　）。

A. 前后交叉韧带能分别限制胫骨向前、向后移位　B. 胫、腓侧副韧带均贴关节囊

C. 内侧半月板呈 C 形　　　　　　　　　　　　　D. 半月板随膝关节的运动而移动

E. 髌韧带止于胫骨粗隆

23. 构成膝关节的骨有（　　　）。

A. 股骨和胫骨　　　　　　B. 股骨、胫骨、腓骨　　　C. 腓骨、胫骨、股骨、髌骨

D. 股骨、胫骨、髌骨　　　E. 股骨、腓骨、髌骨

24. 关于踝关节正确的描述是（　　　）。

A. 由胫骨下端与距骨连接而成　　　　　　　　　B. 由胫骨、腓骨下端与距骨连接而成

C. 由胫骨下端与跟骨连接而成　　　　　　　　　D. 囊内有韧带

E. 属于鞍状关节

25. 下面哪个关节无关节盘（　　　）。

A. 膝关节　　　　　　　　B. 胸锁关节　　　　　　　C. 颞下颌关节

D. 肩关节　　　　　　　　E. 桡腕关节

26. 关节囊内有韧带的关节是（　　　）。

A. 肩关节　　　　　　　　B. 胸锁关节　　　　　　　C. 肘关节

D. 髋关节　　　　　　　　E. 踝关节

B 型题

A. 连接相邻两个椎体　　　B. 连接相邻两椎弓板　　　C. 位于椎体后面

D. 位于椎体前面　　　　　E. 位于相邻两个棘突之间

1. 后纵韧带（　　　）。

2. 椎间盘（　　　）。

A. 球窝关节　　　　　　　B. 屈膝关节　　　　　　　C. 鞍状关节

    D. 椭圆关节   E. 车轴关节

  3. 拇指腕掌关节是（   ）。

  4. 桡尺关节是（   ）。

    A. 肩关节   B. 桡腕关节   C. 拇指腕掌关节

    D. 膝关节   E. 骶髂关节

  5. 典型的球窝关节是（   ）。

  6. 运动幅度极小的关节是（   ）。

    A. 胸骨柄上缘   B. 锁骨上缘   C. 胸肋关节

    D. 肩锁关节   E. 肋椎关节

  7. 连于上肢带骨之间的是（   ）。

  8. 参与构成胸廓上口的是（   ）。

    A. 肩锁关节   B. 颞下颌关节   C. 胸肋关节

    D. 肋椎关节   E. 寰枕关节

  9. 由软骨与骨构成的关节是（   ）。

 10. 有关节盘的关节是（   ）。

    A. 前臂骨间膜   B. 黄韧带   C. 前纵韧带

    D. 喙肩韧带   E. 喙肱韧带

 11. 可加强肩关节囊上壁的是（   ）。

 12. 架于肩关节上方的是（   ）。

    A. 肩关节   B. 膝关节   C. 桡腕关节

    D. 拇指腕掌关节   E. 手指骨间关节

 13. 只能做屈、伸运动的关节是（   ）。

 14. 有肌腱从囊内穿出的关节是（   ）。

    A. 尾骨尖   B. 坐骨结节   C. 骶结节韧带

    D. 坐骨支   E. 骶棘韧带

 15. 参与耻骨弓构成的是（   ）。

 16. 不参与小骨盆下口围成的是（   ）。

    A. 前交叉韧带   B. 胫侧副韧带   C. 翼状襞

    D. 半月板   E. 髌韧带

 17. 可防止胫骨移位的是（   ）。

 18. 位于膝关节囊内侧的是（   ）。

二、填空题

  1. 关节的基本结构有_____、_____、_____。

  2. 椎弓间的连接主要有_____关节、_____韧带、_____韧带和_____韧带。

  3. 肋椎关节包括_____和_____。

  4. 肩关节是全身最_____的关节，关节面由_____和_____构成，可做_____运动。

  5. 髋关节前方有强韧的_____韧带，它上起于_____，向下止于_____，此韧带可限制大腿_____。

  6. 膝关节内侧半月板呈_____字形，外侧半月板呈_____字形，其缘与_____紧密相连。

  7. 前交叉韧带于_____时最紧张，能防止胫骨_____。后交叉韧带于_____最紧张，能防止胫骨_____。

8. 连接骶尾骨和坐骨的韧带主要是_____和_____，它们与坐骨大小、切迹分别围成_____和_____。

9. 踝关节两侧有韧带加强，内侧有_____，外侧有_____韧带。

10. 椎骨之间的连接可分为_____间连接和_____间连接。

11. 椎间盘由_____和_____构成，当暴力使其外围部分破裂时，可导致_____，临床称为_____。

12. 各椎骨之间借_____、_____和_____等相连。

13. 髋关节的关节囊内有_____韧带，连于股骨头与髋臼之间，内有营养_____的血管通过。

14. 膝关节由股骨下端、_____上端和_____构成。

三、名词解释

1. 钩椎关节（Luschka 关节） 2. 关节盂 3. 耻骨联合 4. 足弓 5. 跗横关节（Chopart 关节）

四、简答题

1. 为什么当足跖屈内翻位时，易发生损伤？
2. 关节有哪些基本构造？
3. 关节的辅助结构有哪些？
4. 椎体之间是如何连接的？
5. 脊柱侧面观可见哪些弯曲？
6. 胸廓上、下口是怎样围成的？
7. 颞下颌关节是怎样组成的？有何特点？
8. 何谓坐骨大孔、坐骨小孔？

参考答案

一、选择题

A 型题

1.A 2.D 3.C 4.E 5.C 6.D 7.C 8.B 9.B
10.D 11.D 12.C 13.D 14.B 15.D 16.E
17.D 18.D 19.D 20.B 21.C 22.B 23.D
24.B 25.D 26.D

B 型题

1.C 2.A 3.C 4.E 5.A 6.E 7.D 8.A
9.C 10.A 11.E 12.D 13.E 14.A 15.D
16.E 17.A 18.B

二、填空题

1. 关节面 关节囊 关节腔
2. 关节突 黄 棘间 棘上
3. 肋头关节 肋横突关节
4. 灵活 肱骨头 关节盂 三轴
5. 髂股 髂前下棘 转子间线 过伸
6. C O 关节囊

7. 伸膝 前移 屈膝 后移
8. 骶棘韧带 骶结节韧带 坐骨大孔 坐骨小孔
9. 三角韧带（或内侧韧带） 三条独立的
10. 椎体 椎弓
11. 纤维环 髓核 髓核或纤维环脱出 椎间盘脱出症
12. 软骨连结（椎间盘） 韧带 关节
13. 股骨头 股骨头
14. 胫骨 髌骨

三、名词解释

1. 钩椎关节（Luschka 关节）：椎体钩与上位椎体下面两侧唇缘相接，形成钩椎关节。如过度增生，可使椎间孔狭窄，压迫脊神经，为颈椎病的病因之一。
2. 关节盂：肩胛骨外侧角的梨形浅窝，与肱骨头构成肩关节。

3.耻骨联合：由两侧耻骨联合面借纤维软骨构成的耻骨间盘连结而成，其上方有耻骨上韧带，下方有耻骨弓状韧带加强。

4.足弓：跗骨和跖骨借其连结形成凸向上的弓，包括内、外侧纵弓和横弓。

5.跗横关节（Chopart关节）：由跟骰关节和距跟舟关节联合构成的横过跗骨中部的横位的"S"形关节，临床上可沿此线进行足的离断。

四、简答题

1.答：踝关节由胫、腓骨下端与距骨连结而成。距骨上面前宽后窄，故足背屈时，较宽的前部进入窝内，踝关节较稳定。当跖屈时，由于较窄的滑车后部进入关节窝内，关节不稳定，活动度大。另外，踝关节内侧韧带坚韧，外侧韧带较弱，所以当足跖屈内翻位时，易发生损伤。

2.答：①关节面：至少两个，一般凸者为关节头，凹者为关节凹，关节面上有关节软骨。②关节囊：外层为纤维层，内层为滑膜层，可产生滑液。③关节腔：腔内呈负压，有少量滑液。

3.答：①韧带，有囊内韧带和囊外韧带。②关节盘和关节唇。③滑膜襞和滑膜囊。

4.答：①椎间盘：中央部为髓样弹性的胶状物质，柔软而富弹性，周围部为纤维环，为纤维软骨按同心圆排列，富于坚韧性。②前纵韧带：位于椎体前面，宽而厚，可防止脊柱过度后伸。③后纵韧带：位于椎体后面，窄而薄，可防止脊柱过度前屈。

5.答：颈曲、腰曲（凸向前）；胸曲、骶曲（凸向后）。

6.答：上口：由胸骨柄上缘、第1肋和第1胸椎椎体围成。下口：由第12胸椎、第11及12对肋前端、肋弓和剑突围成。

7.答：由下颌骨的下颌头与颞骨的下颌窝和关节结节构成。关节囊松弛，囊外有韧带加强，囊内有关节盘，将关节腔分为上、下两部分。

8.答：骶棘韧带与坐骨大切迹围成的孔称坐骨大孔。骶棘韧带、骶结节韧带和坐骨小切迹围成的孔称坐骨小孔。

第三章 肌 学

 重点

①骨骼肌的形态、构造、功能和肌性标志。②头、颈、背、胸、腹、四肢各部主要肌的起止、形态、功能和上述各部肌的分群、分层、排列、功能。③各部筋膜和局部记载。

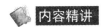 **内容精讲**

第一节 总 论

肌（muscle）根据构造不同可分为平滑肌、心肌和骨骼肌。骨骼肌为随意肌，是运动系统的动力部分，多数附着于骨骼，少数附着于皮肤者，称为皮肌。

每块肌都有一定的形态、结构、位置和辅助装置，执行一定的功能，有丰富的血管和淋巴管分布，并接受神经的支配，所以每块肌都可视为一个器官。

一、肌的构造和形态

每块骨骼肌包括肌腹和肌腱两部分。肌腹（muscle belly）部分主要由肌纤维组成，色红而柔软。肌腱（tendon）部分主要由平行致密的胶原纤维束构成，色白、强韧而无收缩功能，位于肌性部分的两端。肌借肌腱附着于骨骼。阔肌的腱性部分呈薄膜状，称腱膜。

肌的形态多样，按其外形大致可分为长肌、短肌、阔肌和轮匝肌4种。

长肌的肌束通常与肌的长轴平行，收缩时肌显著缩短，可引起大幅度运动，多见于四肢。

短肌小而短，具有明显的节段性，收缩幅度较小，多见于躯干深层。

阔肌宽扁呈薄片状，多见于胸腹壁，除运动功能外还兼有保护内脏的作用。

轮匝肌主要由环形的肌纤维构成，位于孔裂的周围，收缩时可以关闭孔裂。

二、肌的起止、配置和作用

肌通常以两端附着在两块或两块以上的骨面上，中间跨过一个或多个关节。通常把接近身体正中面或四肢部靠近近侧的附着点看作肌肉的起点或定点；把另一端则看作止点或动点。肌肉的定点和动点在一定条件下可以相互置换。

肌在关节周围配布的方式和多少与关节的运动轴一致。单轴关节通常配备两组肌。双轴关节通常有四组肌。三轴关节周围配备有六组肌。每一个关节至少配布有两组运动方向完全相反的肌，这些在作用上相互对抗的肌称为拮抗肌。拮抗肌在功能上既相互对抗，又互为协调和依存。关节在完成某一种运动时，通常是几块肌共同配合完成的，这些功能相同的肌称为协同肌。

三、肌的辅助装置

肌的辅助装置包括筋膜、滑膜囊和腱鞘。

（一）筋膜

筋膜（fascia）遍布全身，分浅筋膜和深筋膜两种。

1. 浅筋膜（superficial fascia） 又称皮下筋膜，位于真皮之下，包被全身各部，由疏松结缔组织构成，内富有脂肪。浅动脉、皮下静脉、皮神经、淋巴管走行于浅筋膜内，有些局部还可有乳腺和皮肌。

2. 深筋膜（deep fascia） 又称固有筋膜，由致密结缔组织构成，位于浅筋膜的深面，它包被体壁、四肢的肌和血管神经等。在四肢，深筋膜插入肌群之间，并附着于骨，构成肌间隔。深筋膜还包绕血管、神经形成血管神经鞘。

（二）滑膜囊

滑膜囊（synovial bursa）为封闭的结缔组织囊，壁薄，内有滑液，多位于腱与骨面相接触处，以减少两者之间的摩擦。有的滑膜囊在关节附近和关节腔相通。滑膜囊炎症可影响肢体局部的运动功能。

（三）腱鞘

腱鞘（tendinous sheath）是包围在肌腱外面的鞘管，存在于活动性较大的部位，如腕、踝、手指和足趾等处。腱鞘可分纤维层和滑膜层两部分。纤维层位于外层，又称腱纤维鞘；滑膜层位于腱纤维鞘内，其内层包在肌腱表面称脏层，外层贴在腱纤维鞘的外面，称为壁层。脏壁两层之间含少量滑液，可减少肌腱运动时的摩擦。若手指不恰当地做长期、过度且快速的活动，可导致腱鞘损伤，产生疼痛并影响肌腱的滑动，称为腱鞘炎。

第二节 头 肌

头肌（muscles of head）可分为面肌和咀嚼肌两部分。

一、面肌

面肌（facial muscles）为扁薄的皮肌，大多起自颅骨的不同部位，止于面部皮肤，主要分布于面部口、眼、鼻等孔裂周围，可分为环形肌和辐射肌两种，有闭合或开大上述孔裂的作用，向时牵动面部皮肤显示喜怒哀乐等各种表情，故面肌又叫表情肌。

面肌主要有以下几种。

1. 枕额肌（occipitofrontalis） 包括前方的额肌和枕肌，两者之间为帽状腱膜，参与构成头皮。

2. 眼轮匝肌（orbicularis oculi） 位于眼裂周围，分眶部、睑部和泪囊部。

3. 口周围肌（oral group） 包括辐射状肌和环形肌。颊肌（buccinator）位于面颊深部，可外拉口角，并使唇、颊紧贴牙齿帮助咀嚼和吸吮。口轮匝肌（orbicularis oris）位于口裂周围，有关闭口裂的作用。

二、咀嚼肌

咀嚼肌（masticatory muscles）包括咬肌（masseter）、颞肌（temporalis）、翼内肌（medial pterygoid）和翼外肌（lateral pterygoid）（表3-1）。

表 3-1 咀嚼肌的起止、作用和神经支配

肌群	肌名	起点	止点	主要作用	神经支配
咀嚼肌	咬肌	颧弓	咬肌粗隆	上提下颌	三叉神经
	颞肌	颞窝	下颌骨冠突		
	翼内肌	翼突窝	翼肌粗隆		
	翼外肌	翼突外侧面	下颌颈、下颌关节关节盘	两侧收缩拉下颌向前，单侧收缩拉下颌向对侧	

第三节 颈 肌

颈肌可分为颈浅肌与颈外侧肌、颈前肌、颈深肌三群（表 3-2）。

一、颈浅肌与颈外侧肌

颈阔肌（platysma）为皮肌，位于浅筋膜内，宽而薄。作用为拉口角向下，使颈部皮肤产生皱褶。

胸锁乳突肌（sternocleidomastoid）位于颈的两侧，起自胸骨柄前面和锁骨的胸骨端，止于颞骨乳突。一侧收缩时，使头向同侧倾斜，脸部转向对侧；两侧同时收缩可使头后仰。

二、颈前肌

包括舌骨上、下肌群。舌骨上肌群包括二腹肌（digastric）、下颌舌骨肌（mylohyoid）、茎突舌骨肌（stylohyoid）和颏舌骨肌（geniohyoid）；舌骨下肌群包括胸骨舌骨肌（sternohyoid）、肩胛舌骨肌（omohyoid）、胸骨甲状肌（sternothyroid）和甲状舌骨肌（thyrohyoid）。

三、颈深肌

主要有前、中、后斜角肌，均起自颈椎横突，其中前斜角肌（scalenus anterior）与中斜角肌（scalenus medius）止于第 1 肋，后斜角肌（scalenus posterior）止于第 2 肋。前、中斜角肌与第 1 肋围成斜角肌间隙（scalene fissure），有锁骨下动脉和臂丛神经通过。

表 3-2 部分颈肌小结

名称	起点	止点	作用	神经支配
胸锁乳突肌	胸骨柄前面和锁骨的胸骨端	颞骨乳突	一侧收缩使头偏向同侧、面转向对侧；两侧收缩，使头后仰	副神经
前、中斜角肌	颈椎横突	第 1 肋	上提第 1 肋、助吸气	$C_{2\sim4}$ 颈神经前支

第四节 躯 干 肌

躯干肌可分为背肌、胸肌、膈及腹肌。

一、背肌

背肌（muscles of back）为位于躯干后面的肌群，可分为浅、深两层。浅层主要有斜方肌（trapezius）、背阔肌（latissimus dorsi）、肩胛提肌（levator scapulae）和菱形肌（rhomboideus）（表 3-3）。深层主要有竖脊肌（erector spinae）。

表 3-3 背浅肌的起止、作用和神经支配

肌群	肌名	起点	止点	主要作用	神经支配
背浅肌	斜方肌	上项线、枕外隆凸、项韧带和全部胸椎棘突	锁骨外 1/3、肩峰、肩胛冈	使肩胛骨向中线靠拢，如果肩胛骨固定，作用同胸锁乳突肌	副神经
	背阔肌	下 6 个胸椎棘突、腰椎棘突和髂嵴等	肱骨小结节嵴	使肩关节后伸、内收和旋内	胸背神经
	肩胛提肌	上位颈椎横突	肩胛骨上角	上提肩胛骨	肩胛背神经
	菱形肌	下位颈椎和上位胸椎棘突	肩胛骨内侧缘	上提和内牵肩胛骨	

二、胸肌

胸肌（muscles of thorax）分为胸上肢肌和胸固有肌（表 3-4）。

（一）胸上肢肌

均起自胸廓外面，止于上肢带骨或肱骨，主要有胸大肌（pectoralis major）、胸小肌（pectoralis minor）和前锯肌（serratus anterior）。

（二）胸固有肌

参与构成胸壁，在肋间隙内，主要有肋间外肌（intercostales externi）和肋间内肌（intercostales interni）。

三、膈

膈（diaphragm）位于胸、腹腔之间，封闭胸廓下口，为向上膨隆呈穹窿状的扁肌。其周围为肌性部，起自胸廓下口内面及腰椎前面，各部肌束向中央集中移行于中心腱。

膈为主要的呼吸肌，收缩时，膈穹窿下降，胸腔容积扩大，引起吸气；舒张时，膈穹窿上升恢复原位，胸腔容积减小，引起呼气。膈与腹肌联合收缩，可增加腹压，可协助排便、呕吐、咳嗽及分娩等活动。

表 3-4 胸肌的起止、作用和神经支配

肌群	肌名	起点	止点	主要作用	神经支配
胸上肢肌	胸大肌	锁骨内侧 2/3 段、胸骨、第 1～6 肋软骨前面等	肱骨大结节嵴	使肩关节内收、旋内和前屈，如上肢固定，可上提躯干	胸内、外侧神经
	胸小肌	第 3～5 肋软骨	肩胛骨喙突	拉肩胛骨向下	胸内侧神经
	前锯肌	第 1～8 或 9 肋骨外面	肩胛骨内侧缘及下角	拉肩胛骨向前	肩胛长神经
胸固有肌	肋间外肌	上位肋骨下缘	下位肋骨上缘	提肋助吸气	肋间神经
	肋间内肌	下位肋骨上缘	上位肋骨下缘	降肋助呼气	

膈上有 3 个裂孔（表 3-5）：主动脉裂孔、食管裂孔和腔静脉孔。

表 3-5 膈的裂孔

裂孔	高度水平	经过的结构
主动脉裂孔	平第 12 胸椎	主动脉、胸导管

续表

裂孔	高度水平	经过的结构
食管裂孔	平第 10 胸椎	食管、迷走神经
腔静脉孔	平第 8 胸椎	下腔静脉

四、腹肌

腹肌（muscles of abdomen）可分为前外侧群和后群（表 3-6）。

表 3-6 腹肌的起止、作用和神经支配

肌群	肌名	起点	止点	肌纤维方向	主要作用	神经支配
腹前外侧群肌	腹直肌	耻骨联合、耻骨嵴	胸骨剑突、第 5～7 肋软骨前面	下向上	脊柱前屈，增加腹压	肋间神经
	腹外斜肌	下 8 肋外面	腹白线、髂嵴、腹股沟韧带	外上向前下	增加腹压，脊柱前屈、侧屈和旋转	肋间神经、髂腹下神经、髂腹股沟神经
	腹内斜肌	胸腰筋膜、髂嵴、腹股沟韧带外侧 1/2	白线	内下向外上		
	腹横肌	下 6 肋内面、胸腰筋膜、腹股沟韧带外侧 1/3	白线	横行		

（一）前外侧群

构成腹腔的前外侧壁，包括腹直肌（rectus abdominis）、腹外斜肌（obliquus externus abdominis）、腹内斜肌（obliquus internus abdominis）和腹横肌（transversus abdominis）等（表 3-6）。

（二）后群

有腰大肌和腰方肌。腰大肌将在下肢肌中叙述。腰方肌（quadratus lumborum）位于腹后壁腰椎的两侧，起自髂嵴，向上止于第 12 肋。作用是降第 12 肋，并使脊柱腰部侧屈。

（三）腹直肌鞘

腹直肌鞘（sheath of rectus abdominis）包绕腹直肌，由腹外侧壁三块扁肌的腱膜构成。鞘分前、后两层，前层由腹外斜肌腱膜与腹内斜肌腱膜的前层构成；后层由腹内斜肌腱膜的后层与腹横肌腱膜构成。在脐下 4～5cm 处三块扁肌的腱膜全部转到腹直肌的前面构成腹直肌鞘的前层，使后层缺如，因此腹直肌鞘的后层形成一凸向上方的弧形分界线叫弓状线（半环线），此线以下腹直肌后面与腹横筋膜相贴。

（四）白线

白线（linea alba）位于两侧腹直肌之间，为两侧三层腹壁阔肌腱膜的纤维在正中线交织而成。白线上部较宽，下部较窄，其上方起自剑突，下方止于耻骨联合，约在白线中部有一脐环。在胎儿时期有脐血管通过，此处也是腹壁薄弱处，腹腔内容物易经此膨出，形成脐疝。

（五）腹股沟管

腹股沟管（inguinal canal）为男性精索或女性子宫圆韧带所通过的一条裂隙，位于腹前外侧壁下部，由外上斜向内下方，在腹股沟韧带内侧半的上方，长约 4.5cm。管的内口称腹股沟管深环（又称腹股沟管腹环），在腹股沟韧带中点上方 1.5cm 处，为腹横筋膜随精索或子宫圆韧带向外的突口。管的外口即腹股沟管浅环（又称腹股沟管皮下环）。管的前壁是腹外斜肌腱膜和腹内斜肌，后壁是腹横筋膜和腹股沟镰，上壁是腹内斜肌和腹横肌的弓状下缘，下壁是腹股沟韧带。在病理状态下，腹腔内容物若经腹股沟管深环进入腹股沟管，再经浅环突出下降到阴囊，形成腹股沟斜疝。如不经过深环而经过腹股沟管后壁直接向浅环突出者，则称腹股沟直疝。

（六）腹部筋膜

腹部筋膜（fascia of abdomen）包括腹浅筋膜、腹深筋膜和腹内筋膜。

1. 腹浅筋膜 在腹上部为一层，在脐以下分浅、深两层。浅层含有脂肪，称脂肪层（Camper 筋膜）；深层内有弹性纤维，称膜性层（Scarpa 筋膜），向下与大腿的阔筋膜愈着，向下内与会阴浅筋膜、阴囊肉膜相续。

2. 腹深筋膜 可分数层，分别覆盖在前外侧群各肌的表面和深面。

3. 腹内筋膜 贴在腹腔和盆腔各壁的内面，各部筋膜的名称由覆盖的肌而命名，如膈筋膜、腹横筋膜、髂腰筋膜、盆筋膜等。其中腹横筋膜范围较大，贴附于腹横肌、腹直肌鞘以及半环线以下腹直肌的后面。

第五节 上肢肌

上肢肌分为上肢带肌、臂肌、前臂肌和手肌。

一、上肢带肌

上肢带肌配布于肩关节周围，均起自上肢带骨，跨越肩关节，止于肱骨上端，有稳定和运动肩关节的作用，包括三角肌（deltoid）、冈上肌（supraspinatus）、冈下肌（infraspinatus）、小圆肌（teres minor）、大圆肌（teres major）和肩胛下肌（subscapularis）（表 3-7）。

表 3-7 上肢带肌的起止、作用和神经支配

肌群	肌名	起点	止点	主要作用	神经支配
浅层	三角肌	锁骨外 1/3、肩峰、肩胛冈	肱骨三角肌粗隆	使肩关节外展、旋内和前屈（前部肌束）、后伸和旋外（后部肌束）	腋神经
深层	冈上肌	肩胛骨冈上窝	肱骨大结节	使肩关节外展	肩胛上神经
深层	冈下肌	肩胛骨冈下窝	肱骨大结节	使肩关节旋外	肩胛上神经
深层	小圆肌	肩胛骨外侧缘上 2/3 背面	肱骨大结节	使肩关节旋外	腋神经
深层	大圆肌	肩胛骨下角背面	肱骨小结节嵴	使肩关节后伸、内收和旋内	肩胛下神经
深层	肩胛下肌	肩胛下窝	肱骨小结节	使肩关节内收和旋内	肩胛下神经

二、臂肌

臂肌位于肱骨周围，可分前、后两群。前群为屈肌，后群为伸肌（表 3-8）。

（一）前群

位于肱骨前面，包括肱二头肌（biceps brachii）、喙肱肌（coracobrachialis）和肱肌 brachialis。

表 3-8　臂肌的起止、作用和神经支配

肌群	肌名	起点		止点	主要作用	神经支配
前群	肱二头肌	长头：肩胛骨盂上结节 短头：肩胛骨喙突		桡骨粗隆	屈肘关节、前臂旋后	肌皮神经
	喙肱肌	肩胛骨喙突		肱骨中部内侧	使肩关节屈、内收	
	肱肌	肱骨体下半前面		尺骨粗隆	屈肘关节	
后群	肱三头肌	长头：肩胛骨盂下结节 内侧头：桡神经沟内下方 外侧头：桡神经沟外上方		尺骨鹰嘴	伸肘关节，助肩关节伸及内收	桡神经

（二）后群

位于肱骨后方，主要为肱三头肌（triceps brachii）。有三个头，长头起自肩胛骨关节盂的下方；外侧头起自肱骨后面桡神经沟的外上方；内侧头起自桡神经沟的内下方。

三、前臂肌

前臂肌位于尺、桡骨的周围，分为前、后两群，每群又分为浅、深两层，有 19 块肌（表 3-9，表 3-10）。

表 3-9　前臂肌前群的起止、作用和神经支配

层次	肌名	起点	止点	主要作用	神经支配
第一层	肱桡肌	肱骨外上髁上方	桡骨茎突	屈肘关节	桡神经
	旋前圆肌	肱骨内上髁、前臂深筋膜	桡骨外侧面中部	屈肘，前臂旋前	正中神经
	桡侧腕屈肌		第 2 掌骨底	屈肘，屈腕、腕外展	
	掌长肌		掌腱膜	屈腕，紧张掌腱膜	
	尺侧腕屈肌		豌豆骨	屈腕、腕内收	尺神经
第二层	指浅屈肌	肱骨内上髁和尺、桡骨前面	第 2～5 指中节指骨	屈肘、腕、掌指和近节指骨间关节	正中神经
第三层	指深屈肌	尺骨及骨间膜前面	第 2～5 指远节指骨	屈腕、掌指和指骨间关节	正中神经、尺神经
	拇长屈肌	桡骨及骨间膜前面	拇指远节指骨底	屈腕、拇指掌指和指骨间关节	正中神经
第四层	旋前方肌	尺骨远端前面	桡骨远端前面	前臂旋前	正中神经

（一）前群

位于前臂的前面，共 9 块。

前群肌主要为屈腕、屈指和使前臂旋前的肌，称为屈肌群，包括肱桡肌（brachioradialis）、旋前圆肌（pronator teres）、桡侧腕屈肌（flexor carpi radialis）、掌长肌（palmaris longus）、尺侧腕屈肌（flexor carpi ulnaris）、指浅屈肌（flexor digitorum superficialis）、指深屈肌（flexor digitorum profundus）、拇长屈肌（flexor pollicis longus）和旋前方肌（pronator quadratus）。

（二）后群

位于前臂的后面，共 10 块，主要为伸腕、伸指和使前臂旋后的肌，称为伸肌群。后群肌分为浅、深两层。浅层为桡侧腕长伸肌（extensor carpi radialis longus）、桡侧腕短伸肌（extensor carpi radialis brevis）、指伸肌（extensor digitorum）、小指伸肌（extensor digiti minimi）和尺侧腕伸肌（extensor carpi ulnaris）；深层为旋后肌（supinator）、拇长展肌（abductor pollicis longus）、拇短伸肌（extensor pollicis brevis）、拇长伸肌（extensor pollicis longus）和示指伸肌（extensor indicis）。

表 3-10　前臂肌后群的起止、作用和神经支配

层次	肌名	起点	止点	主要作用	神经支配
浅层	桡侧腕长伸肌	肱骨外上髁	第 2 掌骨底背面	伸、外展腕关节	桡神经
	桡侧腕短伸肌		第 3 掌骨底背面		
	指伸肌		第 2～5 指中节、远节指骨底背面	伸肘、腕、指间关节	
	小指伸肌		小指中、远节指骨底背面	伸小指	
	尺侧腕伸肌		第 5 掌骨底背面	伸、内收腕关节	
深层	旋后肌	肱骨外上髁、尺骨上端	桡骨上端前面	前臂旋后、伸肘	
	拇长展肌	桡、尺骨及骨间膜背面	第 1 掌骨底外侧	拇指外展	
	拇短伸肌		拇指近节指骨底背面	伸拇指	
	拇长伸肌		拇指远节指骨底背面		
	示指伸肌		示指指背	伸示指	

四、手肌

手肌位于手的掌侧，可分为外侧、中间和内侧 3 群。

（一）外侧群

在手掌拇指侧构成一隆起，称鱼际，有 4 块肌，分浅、深两层。浅层外侧为拇短展肌，内侧为拇短屈肌；深层外侧为拇对掌肌，内侧为拇收肌。作用分别为使拇指外展、前屈、对掌和内收。

（二）内侧群

在手掌小指侧，构成小鱼际，有 3 块肌，分浅、深两层。浅层内侧为小指展肌，外侧为小指短屈肌，深层为小指对掌肌。作用分别为使小指外展、前屈和对掌。

（三）中间群

位于大、小鱼际之间，共 11 块，包括 4 块蚓状肌，3 块骨间掌侧肌和 4 块骨间背侧肌。作用分别为：蚓状肌可屈第 2～5 掌指关节，伸手指指骨间关节；骨间掌侧肌可使第 2、第 4、第 5 指内收（向中指靠拢）；骨间背侧肌可使第 2、第 4 指外展（离开中指）和第 3 指左右倾斜。

五、上肢的局部记载

（一）腋窝

腋窝（axillary fossa）位于臂上部和胸外侧壁之间，具有顶，底和 4 个壁。顶由第 1 肋、锁骨和肩胛骨上缘围成，向上与颈相通。底由腋筋膜构成。前臂为胸大肌和胸小肌。后壁为肩胛下肌和背阔肌等。内侧壁为胸廓外侧壁上部的肋骨、肋间肌和前锯肌。外侧壁为肱二头肌和喙肱肌。在腋窝中有臂丛、腋血管、腋淋巴结等重要结构。

（二）三边孔和四边孔

三边孔（trilateral foramen）和四边孔（quadrilateral foramen）在小圆肌和大圆肌之间，由于肱三头肌长头穿过，与肱骨上端一起将两肌之间的间隙分为外侧的四边孔和内侧的三边孔。肱三头肌长头内侧的三边孔，有旋肩胛动脉通过；外侧的四边孔，有旋肱后动脉及腋神经通过。

（三）肘窝

肘窝（cubital fossa）位于肘关节前方呈三角形的浅窝。上界为肱骨内、外上髁之间的连线，外侧界为肱桡肌的内侧缘，内侧界为旋前圆肌的外侧缘，窝内有神经、血管通过。

（四）腕管

腕管（carpal canal）位于腕部掌侧面，由腕骨沟和屈肌支持带共同构成。管内有拇长屈肌腱，指浅、深屈肌腱和正中神经通过。

第六节　下肢肌

下肢肌按所在部位分为髋肌、大腿肌、小腿肌和足肌。由于下肢功能主要是维持直立姿势、支持体重和行走，故下肢肌比上肢肌粗壮。

一、髋肌

主要起自骨盆的内面或外面，跨越髋关节止于股骨上部，按其所在的部位和作用，可分为前、后两群（表3-11）。

表 3-11　髋肌的起止、作用和神经支配

肌群		名称	起点	止点	主要作用	神经支配
前群	髂腰肌	髂肌	髂窝	股骨小转子	使髋关节屈和旋外；下肢固定时，屈躯干和骨盆	腰丛分支
		腰大肌	腰椎体和横突			
	阔筋膜张肌		髂前上棘	经髂胫束至胫骨外侧髁	紧张阔筋膜、屈髋关节	臀上神经
后群	浅层	臀大肌	髂骨翼外面和骶骨背面	臀肌粗隆和髂胫束	使髋关节外展、旋外	臀下神经
	中层	臀中肌	髂骨翼外面	股骨大转子	使髋关节外展	臀上神经
		梨状肌	骶骨前面		使髋关节外展、旋外	骶丛分支
		闭孔内肌	闭孔膜内面及周围	股骨转子窝	使髋关节旋外	
		股方肌	坐骨结节	股骨转子间嵴		
	深层	臀小肌	髂骨翼外面	股骨大转子	使髋关节外展	臀上神经
		闭孔外肌	闭孔膜外面及周围	股骨转子窝	使髋关节旋外	闭孔神经

（一）前群

主要有髂腰肌（iliopsoas）[由腰大肌（psoas major）和髂肌（iliacus）组成]和阔筋膜张肌（tensor fasciae latae）。

（二）后群

主要位于臀部，有臀大肌（gluteus maximus）、臀中肌（gluteus medius）和臀小肌（gluteus minimus）和梨状肌（piriformis）等。在坐骨大孔处，上、下缘均留有空隙，分别称为梨状肌上孔和梨状肌下孔，均有血管、神经通过。

二、大腿肌

大腿肌位于股骨周围，可分为前群、后群和内侧群（表3-12）。

表 3-12 大腿肌的起止、作用和神经支配

肌群	名称		起点	止点	主要作用	神经支配
前群	缝匠肌		髂前上棘	胫骨上端内侧面	屈髋关节、屈膝关节	股神经
	股四头肌	股直肌	髂前下棘	经髌韧带止于胫骨粗隆	屈髋关节、伸膝关节	
		股内侧肌	股骨粗线			
		股外侧肌				
		股中间肌	股骨体前面			
内侧群	浅层	耻骨肌	耻骨支、坐骨支前面	耻骨肌线	髋关节内收、旋外	股神经、闭孔神经
		长收肌		股骨粗线		
		股薄肌		胫骨上端内侧面		
	深层	短收肌		股骨粗线		
		大收肌	耻骨支、坐骨支、坐骨结节	股骨粗线、收肌结节		
后群	股二头肌		长头：坐骨结节 短头：股骨粗线	腓骨头	伸髋关节、屈膝关节	坐骨神经
	半腱肌		坐骨结节	胫骨上端内侧面	伸髋关节、屈膝关节	
	半膜肌			胫骨内侧髁后面		

（一）前群

主要有缝匠肌（sartorius）和股四头肌（quadriceps femoris）。

（二）内侧群

位于大腿内侧，有耻骨肌、长收肌、股薄肌、短收肌和大收肌。

（三）后群

位于大腿的后面，主要有股二头肌（biceps femoris）、半腱肌（semitendinosus）和半膜肌（semimembranosus）。

三、小腿肌

小腿肌可分为前群、外侧群和后群（表3-13）。

表 3-13 小腿肌的起止、作用和神经支配

肌群	名称	起点	止点	主要作用	神经支配
前群	胫骨前肌	胫、腓骨上端及骨间膜前面	内侧楔骨、第1跖骨底	足背屈、内翻	腓深神经
	踇长伸肌		踇趾远节趾骨底	足背屈、伸踇趾	
	趾长伸肌		第2～5趾趾背腱膜	足背屈、伸第2～5趾	

续表

肌群		名称	起点	止点	主要作用	神经支配
外侧群		腓骨长肌	腓骨外侧	内侧楔骨、第1跖骨底	足跖屈、外翻	腓浅神经
		腓骨短肌	股骨体前面	第5跖骨粗隆		
后群	浅层	腓肠肌	内侧头：股骨内侧髁；外侧头：股骨外侧髁	跟骨结节	屈膝关节、足跖屈	胫神经
		比目鱼肌	胫、腓骨上端		足跖屈	
	深层	趾长屈肌	胫、腓骨后面及骨间膜后面	第2～5趾远节趾骨底	足跖屈、屈第2～5趾	
		胫骨后肌		舟骨、三块楔骨	足跖屈、内翻	
		姆长屈肌		姆趾远节趾骨	屈姆趾、足跖屈	

（一）前群

位于小腿骨前方。主要有3块肌，自胫侧向腓侧依次为胫骨前肌（tibialis anterior）、姆长伸肌（extensor hallucis longus）、趾长伸肌（extensor digitorum longus）。

（二）外侧群

位于腓骨的外侧，有腓骨长肌（peroneus longus）和腓骨短肌（peroneus brevis）。

（三）后群

位于小腿骨后方，可分浅、深两层。

1. 浅层 有小腿三头肌（triceps surae），由浅层的腓肠肌（gastrocnemius）和深层的比目鱼肌（soleus）组成。

2. 深层 自胫侧向腓侧依次为趾长屈肌（flexor digitorum longus）、胫骨后肌（tibialis posterior）和姆长屈肌（flexor hallucis longus）。

四、足肌

足肌分为足背肌和足底肌。足背肌较弱小，有2块，即内侧的姆短伸肌和外侧的趾短伸肌，作用为伸姆趾和伸第2～4趾的小肌。足底肌分为内侧群、中间群和外侧群。内侧群有3块，姆展肌、姆短屈肌和姆收肌；外侧群有3块，小趾展肌、小趾短屈肌和小趾对跖肌；中间群有13块，趾短屈肌、足底方肌、蚓状肌（4块）、骨间足底肌（3块）和骨间背侧肌（4块）。

五、下肢的局部记载

（一）梨状肌上孔和梨状肌下孔

位于臀大肌深面，梨状肌上、下缘和坐骨大孔之间，有臀上血管、坐骨神经、股后皮神经、臀下血管、阴部内血管和阴部神经通过。

（二）股三角

股三角（femoral triangle）位于股前内侧上部，上界为腹股沟韧带，外侧界为缝匠肌，内侧界为长收肌内侧缘，尖向下为收肌管延续。内有股神经、股血管和淋巴结等。

（三）▌窝

腘窝（popliteal fossa）位于膝关节后方，呈菱形。窝的上外侧界为股二头肌，上内侧界为半腱肌和半膜肌，下外侧界和下内侧界分别为腓肠肌外侧头和内侧头。窝内有腘动脉、腘静脉、胫神经、腓总神经、淋巴结和脂肪等。

第七节　体表的肌性标志

一、头颈部

咬肌：咬紧牙关时，在下颌角前上方的肌性隆起。

颞肌：在颧弓上方的颞窝内。

胸锁乳突肌：头转向对侧时，在颈部可明显看到自后上斜向前下的长条状肌性隆起。

二、躯干部

竖脊肌：在背纵沟的两侧，呈纵行隆起。

斜方肌：此肌自项部正中线及胸椎棘突向肩峰伸展作三角形的轮廓，运动时略可辨认。

背阔肌：为覆盖腰部及胸部下份的阔肌，运动时可辨认其轮廓。

胸大肌：为胸前壁上部的肌性隆起。

腹直肌：位于腹前壁正中线两侧，被3～4条横沟分成多个肌腹，这些横沟即腱划。

腹外斜肌：在腹外侧，以肌齿起于下数肋，其轮廓较清楚。

三、上肢

三角肌：形成肩部圆隆的外形，其止点在臂外侧中部呈现一小凹。

肱二头肌：在臂前面，其内、外侧各有一纵行的浅沟，内侧沟较明显。肱二头肌下部肌腱可在肘窝处摸到。

四、下肢

臀大肌：形成臀部圆隆的外形。

股四头肌：形成大腿前面的肌性隆起，肌腱经膝关节前面包绕髌骨的前面和两侧缘，向下延伸为髌韧带，止于胫骨粗隆，为临床上膝跳反射叩击部位。

股二头肌：肌腱为一粗索，附着于腓骨头，构成腘窝的上外界。

腓肠肌内、外侧头：腓肠肌肌腹形成小腿后面的肌性隆起，俗称"小腿肚"。其内、外两个头构成腘窝的下内、下外界。

跟腱：在距小腿关节后方，呈粗索状，向下止于跟骨结节。

同步练习

一、选择题

A 型题

1. 腱鞘（　　）。

 A. 由腱纤维鞘和腱滑膜鞘组成   B. 腱系膜由腱纤维鞘形成

 C. 腱纤维鞘分内、外两层   D. 腱位于滑液囊内

 E. 无上述情况

2. 不能耸肩是由于哪块肌麻痹所致（　　）。

 A. 三角肌   B. 冈下肌   C. 冈上肌

 D. 斜方肌   E. 背阔肌

3. 斜方肌（　　）。

A. 位于背部浅层，为菱形的阔肌   B. 由颈神经支配

C. 使肩胛骨外展   D. 可做耸肩动作

E. 无上述情况

4. 胸锁乳突肌（   ）。

A. 起自胸骨锁骨端，止于乳突   B. 为颈部深层肌

C. 由颈神经支配   D. 双侧收缩时可使头后仰

E. 无上述情况

5. 胸大肌（   ）。

A. 起自锁骨、胸骨和上 6 肋软骨   B. 以扁腱止于肱骨大结节

C. 使肱骨内收、旋内和伸肩   D. 可助呼气

E. 无上述情况

6. 翼状肩体征是由于哪块肌麻痹所致（   ）。

A. 三角肌   B. 前锯肌   C. 斜方肌

D. 肩胛下肌   E. 背阔肌

7. 牵拉肩胛骨向前的是（   ）。

A. 胸大肌   B. 肩胛下肌   C. 前锯肌

D. 斜方肌   E. 菱形肌

8. 关于三角肌的正确描述是（   ）。

A. 位于背部   B. 受桡神经支配   C. 使肩关节外展

D. 只起于肩胛骨   E. 起于肱骨桡神经沟下方

9. 在肩关节外展中最重要的一对肌肉是（   ）。

A. 三角肌和肩胛下肌   B. 三角肌和冈上肌   C. 冈上肌和肩胛下肌

D. 大圆肌和肩胛下肌   E. 三角肌和大圆肌

10. 止于肱骨小结节的是（   ）。

A. 冈上肌   B. 冈下肌   C. 大圆肌

D. 小圆肌   E. 肩胛下肌

11. 关于前锯肌的正确描述是（   ）。

A. 由胸背神经支配   B. 是肩胛骨的内收肌   C. 助臂外展

D. 使肩胛下角向内旋转   E. 拉肩胛骨向前

12. 关于膈正确的描述是（   ）。

A. 收缩时，膈穹上升，助吸气   B. 收缩时，膈穹下降，助呼气

C. 舒张时，膈穹上升，助吸气   D. 舒张时，膈穹下降，助吸气

E. 收缩时，膈穹下降，助吸气

13. 关于面肌正确的描述是（   ）。

A. 均起于皮肤止于骨   B. 围绕孔裂周围，有开大、缩小孔裂的作用

C. 受三叉神经支配   D. 一侧表情肌瘫痪，口角歪向患侧

E. 一侧表情肌瘫痪，对侧额纹消失

14. 使肩胛骨下角旋外的主要肌是（   ）。

A. 菱形肌   B. 前锯肌   C. 肩胛提肌

D. 斜方肌   E. 大圆肌

B 型题

    A.斜方肌　　　　　　　　　B.背阔肌　　　　　　　　C.菱形肌

    D.前锯肌　　　　　　　　　E.肩胛提肌

  1.能使肩胛骨下降的肌是（　　　）。

  2.能使肩胛下角外旋助臂上举（　　　）。

    A.斜方肌　　　　　　　　　B.背阔肌　　　　　　　　C.胸大肌

    D.前锯肌　　　　　　　　　E.三角肌

  3.外展并屈、伸肩关节的肌是（　　　）。

  4.可使头后仰的肌是（　　　）。

    A.岬　　　　　　　　　　　B.冠突　　　　　　　　　C.关节盂

    D.大转子　　　　　　　　　E.内踝

  5.骶骨有（　　　）。

  6.胫骨有（　　　）。

    A.股二头肌　　　　　　　　B.胫骨前肌　　　　　　　C.半膜肌

    D.股四头肌　　　　　　　　E.小腿三头肌

  7.使足跖屈（提足跟）的肌是（　　　）。

  8.伸小腿的肌是（　　　）。

    A.肱二头肌　　　　　　　　B.肱肌　　　　　　　　　C.肱三头肌

    D.旋前圆肌　　　　　　　　E.旋后肌

  9.伸肘和内收肩关节的肌是（　　　）。

  10.屈肘和前臂旋前的肌是（　　　）。

    A.髂腰肌　　　　　　　　　B.臀大肌　　　　　　　　C.大收肌

    D.缝匠肌　　　　　　　　　E.股四头肌

  11.伸髋关节的肌是（　　　）。

  12.屈髋关节和伸膝关节的肌是（　　　）。

    A.腓肠肌　　　　　　　　　B.胫骨前肌　　　　　　　C.胫骨后肌

    D.腓骨长肌　　　　　　　　E.第三腓肌

  13.足背屈和足内翻的是（　　　）。

  14.足跖屈和足外翻的是（　　　）。

二、填空题

  1.配布于下颌关节周围，参加咀嚼运动的咀嚼肌包括 _____、_____、_____、

    _____。

  2.对维持人体直立起重要作用的肌肉有_____、_____和_____。

  3.两侧同时收缩使头后仰的肌肉有_____、_____和_____。

  4.一侧收缩使头向同侧倾斜，面部向对侧转的肌肉是_____和_____。

  5.阔筋膜张肌起自_____，向下移行于_____，其作用为_____和_____。

  6.胸锁乳突肌起于_____和_____，止于_____。

  7.使肩关节外展和外旋的肌肉有_____、_____、_____和_____。

  8.骨间肌位于掌骨间隙内，可分为_____3块和_____4块。

  9.大腿肌位于股骨周围，可分为_____、_____和_____。

三、名词解释

1.腱鞘　2.斜角肌间隙　3.胸腰筋膜　4.腹股沟镰　5.弓状线　6.腹股沟管　7.白线
8.腹直肌鞘　9.腹股沟（海氏）三角（Hesselbach triangle）　10.三边孔和四边孔

四、简答题

1. 肌的辅助装置有哪些？

2. 咀嚼肌有哪些？

3. 参与呼吸运动的肌肉有哪些？

4. 试述膈肌三个裂孔的名称、位置及通行结构。

5. 外科手术中，怎样鉴别腹股沟斜疝和直疝？

参考答案

一、选择题

A 型题

1.A　2.D　3.D　4.D　5.A　6.B　7.C　8.C
9.B　10.E　11.E　12.E　13.B　14.B

B 型题

1.A　2.D　3.E　4.A　5.A　6.E　7.E　8.D
9.C　10.D　11.B　12.E　13.B　14.D

二、填空题

1.咬肌　颞肌　翼内肌　翼外肌

2.竖脊肌　臀大肌　小腿三头肌

3.斜方肌　胸锁乳突肌　竖脊肌

4.斜方肌　胸锁乳突肌

5.髂前上棘　髂胫束　屈髋关节　紧张阔肌膜

6.胸骨柄前面　锁骨胸骨端　颞骨乳突

7.三角肌　冈上肌　小圆肌　冈下肌

8.骨间掌侧肌　骨间背侧肌

9.前群　后群　内侧群

三、名词解释

1.腱鞘：指包围在肌腱外面的鞘管，位于活动性较大的部位，可分为纤维层和滑膜层。纤维层位于外层，又称腱纤维鞘；滑膜层位于腱纤维鞘内，其内层包在肌腱表面称脏层，外层贴在腱纤维鞘的内面，称为壁层。脏壁两层之间含少量滑液，可减少肌腱运动时的摩擦。

2.斜角肌间隙：前、中斜角肌与第1肋之间的空隙称为斜角肌间隙，有锁骨下动脉和臂丛神经通过。

3.胸腰筋膜：被覆于竖脊肌周围的筋膜特别发达，称胸腰筋膜。分为浅、中、深3层，浅层位于竖脊肌的后面，附于棘上韧带，中层分隔竖脊肌与腰方肌、中层与浅层在竖脊肌外侧会合，深层覆盖在腰方肌前面，3层在腰方肌外侧缘会合成为腹内斜肌和腹横肌的起点。

4.腹股沟镰：腹内斜肌下部的腱膜与腹横肌的腱膜会合，止于耻骨梳及耻骨结节，称为腹股沟镰。

5.弓状线：解剖学上有两个弓状线。一个是髂骨下界的圆钝骨嵴称弓状线，它是构成小骨盆上口的界线的一部分；另一个是腹直肌鞘后层在脐与耻骨联合连线中点平面以下，由于腹直肌鞘后层全部移至腹直肌的前面，故后层下缘形成一条凹向下的游离缘，称弓状线。

6.腹股沟管：位于腹股沟韧带内侧半的上方，为一斜贯腹肌和腱膜之间的潜在性裂隙，长4～5cm。男性有精索，女性有子宫圆韧带通过。

7.白线：位于腹前壁正中线上，为左、右腹直肌鞘之间的隔，由两侧3层腹壁阔肌腱膜的纤维交织而成，上方起于剑突，下方止于耻骨联合。

8.腹直肌鞘：腹外侧壁三层扁肌的腱膜包绕腹直肌而成，分前后两层。前层由腹外斜肌腱膜和腹内斜肌腱膜的前层构成，后层由腹横肌腱膜与腹内斜肌腱膜的后层构成。

9.腹股沟（海氏）三角（Hesselbach triangle）：位于腹壁下部，由腹直肌外侧缘、腹股沟韧带和腹壁下动脉围成的三角形区域，称为腹股沟（海氏）三角。

10.三边孔和四边孔：位于小圆肌、大圆肌之间，由于肱三头肌长头穿过，与肱骨上端一起将两肌之间的间隙分为外侧的四边孔和内侧的三边孔。肱三头肌长头内侧的三边孔，有旋肩胛动脉通过；外侧的四边孔，有旋肱后动脉及腋神经通过。

四、简答题

1.答：筋膜（浅筋膜、深筋膜）、滑膜囊、腱鞘。

2.答：咬肌、颞肌、翼内肌、翼外肌。

3.答：①吸气：胸大肌、胸小肌、肋间外肌、前锯肌、膈肌。②呼气：肋间内肌、膈肌、腹外斜肌、腹内斜肌、腹横肌、腹直肌。

4.答：①主动脉裂孔：在第12胸椎前方，位于左右两个膈脚与脊柱之间，有主动脉和胸导管通过。②食管裂孔：在主动脉裂孔的左前上方，约在第10胸椎水平，有食管和迷走神经通过。③腔静脉孔：在食管裂孔的右前上方的中心腱内，约在第8胸椎水平，内通过下腔静脉。

5.答：腹股沟斜疝由腹壁下动脉外侧的腹股沟管深环脱出，经腹股沟管全程，出腹股沟管浅环入阴囊或大阴唇，包在精索的三层被膜内，疝囊颈比较明显；而腹股沟直疝是由腹壁下动脉内侧的腹股沟管后壁顶出，通过腹股沟三角，而不经过腹股沟深环，故疝囊在精索被膜之外，且无明显的疝囊颈。故腹壁下动脉可作为两者鉴别诊断的标志。

内 脏 学

第四章 总 论

 重点

胸腹部的标志线及腹部分区。

 内容精讲

一、概述

1. 概念 内脏学是研究内脏各器官形态结构和位置的科学。某些与内脏密切相关的结构，如胸膜、腹膜和会阴等，也归于内脏学的范畴。

2. 组成 包括消化、呼吸、泌尿、生殖 4 个系统。

3. 特点 内脏器官在功能、位置、形态、结构和发生上都具有密切联系和某些相似之处。

二、内脏各器官的一般形态和构造

可分为中空性器官和实质性器官两大类。

1. 中空性器官 这类器官呈管状或束状，内部均有空腔，如消化道（胃、空肠），呼吸道（气管、支气管），泌尿道（输尿管、膀胱等）等。

消化管壁的结构由内向外有四层结构：黏膜层、黏膜下层、肌层和外膜 。

2. 实质性器官 多属于腺体，具有分泌功能。

三、胸腹部标志线和腹部分区

1. 胸部标志线

（1）前正中线　沿身体前面正中所作的垂线。

（2）锁骨中线　通过锁骨中点所作的垂线，大致相当于通过男性乳头所作的乳头线。

（3）腋前线　沿腋窝前缘（腋前襞）向下所作的垂线。

（4）腋中线　由腋窝中点向下所作的垂线。

（5）腋后线　沿腋窝后缘（腋后襞）向下所作的垂线。

（6）肩胛线　通过肩胛骨下角所作的垂线。

（7）后正中线　沿身体后面正中所作的垂线。

2. 腹部标志线

（1）上横线　通过两侧第 10 肋最低点间的连线。

（2）下横线　通过两侧髂结节间的连线。

（3）垂线　由左、右腹股沟韧带中点向上所作的垂线。

3. 腹部分区

九分法：由上述 4 条线将腹部分成三部九区（表 4-1）。

表 4-1　腹部分区（九分法）

部位	分区		
腹上部	右季肋区	腹上区	左季肋区
腹中部	右腹外侧区	脐区	左腹外侧区
腹下部	右腹股沟区（右髂区）	腹下区（耻区）	左腹股沟区（左髂区）

四分法：由通过脐的水平线和垂直线，将腹部分为左、右上腹和左、右下腹，临床上常用此方法。

第五章 消化系统

📑 **内容精讲**

消化系统（alimentary system）由消化管和消化腺组成。消化管（alimentary canal）包括口腔、咽、食管、胃、小肠（十二指肠、空肠、回肠）和大肠（盲肠、阑尾、结肠、直肠、肛管）。临床上通常把从口腔到十二指肠的一段，称上消化道，空肠到肛门的一段，称下消化道。消化腺（alimentary gland）按位置和形态大小分为大消化腺和小消化腺两种。大消化腺如大唾液腺、肝、胰等。小消化腺如唇腺、颊腺、食管腺、胃腺和肠腺等。消化系统的主要功能为摄取食物，进行物理性和化学性消化，吸收其中的营养物质，排出消化吸收后剩余的食物残渣。此外，口腔和咽还参与呼吸、发声和语言等活动。

第一节 口 腔

口腔（oral cavity）是消化管的起始部，其前壁为上、下唇。侧壁为颊，上壁为腭，下壁为口腔底。口腔向前经口裂通外界，向后经咽峡通口咽，借上、下牙弓和牙龈分为口腔前庭和固有口腔，前者为唇、颊与牙弓之间的狭窄腔隙，后者为牙弓以内、腭与口腔底之间的腔隙。当上、下牙咬合时，口腔前庭和固有口腔借牙弓后间隙相通。

一、口唇

口唇（oral lips）分上唇和下唇，由皮肤、口轮匝肌和黏膜构成。唇红为红色，当缺氧时呈绛紫色，临床上称发绀。在上唇的外面正中处有一纵行的浅沟，称人中。上唇的外面两侧，各有一条斜行浅沟，称鼻唇沟。

二、颊

颊（cheek）为口腔的侧壁，由皮肤、颊肌和颊黏膜构成。在上颌第二磨牙牙冠相对的颊黏膜上有腮腺管乳头，为腮腺管的开口。

三、腭

腭（palate）构成口腔的顶壁，包括硬腭（前 2/3）和软腭（后 1/3）两部分。软腭是硬腭向后下方延伸的软组织部分，由一些小横纹肌包以黏膜构成，其后缘游离，垂向后下方呈帆状，故又叫作腭帆。软腭后缘中央有一乳头样突起叫悬雍垂。自腭帆两侧向下方形成两条黏膜皱襞，前方为腭舌弓，延伸到舌根的侧缘；后方的叫腭咽弓，向下延伸至咽的侧壁。两弓之间的凹窝，容纳腭扁桃体。

腭垂、腭帆游离缘、两侧腭舌弓和舌根共同围成的空间叫咽峡（isthmus of fauces），是口腔通向咽的门户。

四、牙

牙（teeth）是人体内最坚硬的器官，嵌入上、下颌骨牙槽内，排列成上牙弓和下牙弓。

（一）牙的种类

（1）根据牙的形状和功能分切牙、尖牙、前磨牙、磨牙。

（2）两组牙。

乳牙：出生后 6 个月开始萌出，3 岁出齐，共 20 个，上、下颌牙各 10 个。

恒牙：6 岁始，乳牙脱落，更换成恒牙，14 岁左右出齐。恒牙 28～32 个，第 3 磨牙长出较晚，约 18～30 岁萌出，故称迟牙（智牙），迟牙有的人可终生不出。

（3）牙的名称及排列（表 5-1）。

牙式：以被检查者的方位为准。以"＋"记号划分四个区，表示上、下颌和左、右侧牙位。用罗马数字（Ⅰ～Ⅴ）表示乳牙；用阿拉伯数字（1～8）表示恒牙。

表 5-1　恒牙及乳牙的名称和符号

第三磨牙	第二磨牙	第一磨牙	第二前磨牙	第一前磨牙	尖牙	侧切牙	中切牙	乳中切牙	乳侧切牙	乳尖牙	第一乳磨牙	第二乳磨牙
8	7	6	5	4	3	2	1	Ⅰ	Ⅱ	Ⅲ	Ⅳ	Ⅴ
恒牙								乳牙				

（二）牙的形态

（1）外形　可分为牙冠、牙颈和牙根 3 部分。

（2）牙腔　可分为牙冠腔和牙根管。

（三）牙组织

牙由牙质、釉质、牙骨质和牙髓组成。

（四）牙周组织

牙周组织包括牙周膜、牙槽骨和牙龈 3 部分，对牙起保护、固定和支持作用。

五、舌

舌（tongue）位于口腔底，是以骨骼肌为基础，表面覆以黏膜构成，有协助咀嚼、吞咽食物、辅助发音和感受味觉等功能。

（一）舌的形态

舌分舌尖、舌体和舌根 3 部分。

舌下阜：舌系带根部两侧的两个小黏膜隆起，有下颌下腺和舌下腺大管的开口。

舌下襞：舌下阜向后外的黏膜皱襞，有舌下腺小管开口，深面有舌下腺。

（二）舌黏膜

被覆于舌的上面，有许多的黏膜突起，总称为舌乳头（papilla of tongue）。

舌乳头可分为丝状乳头 (filiform papilla)、菌状乳头 (fungiform papilla)、轮廓乳头 (vallate papilla) 和叶状乳头 (foliate papilla) 4 种，除丝状乳头外，均有味觉感受器（含味蕾）。

（三）舌肌

舌肌可分为舌内肌 (intrinsic lingual muscles) 和舌外肌 (extrinsic lingual muscles) 两类。颏舌肌起自下颌体内面的颏棘，肌纤维呈扇形向后上止于舌正中线两侧。两侧颏舌肌同时收缩，伸舌；单侧收缩使舌尖伸向对侧；如一侧颏舌肌瘫痪，让病人伸舌时，舌尖偏向瘫痪侧。

六、唾液腺

唾液腺 (salivary gland) 位于口腔周围，分为大、小两类。大唾液腺有 3 对：腮腺、下颌下腺和舌下腺。

（一）腮腺

腮腺 (parotid gland) 位于下颌后窝，自腮腺前缘发出腮腺管，向前横过咬肌表面，至咬肌前缘，呈直角向内侧穿过颊肌，开口于口腔内与上颌第 2 磨牙相对应的颊黏膜上。

（二）下颌下腺

下颌下腺 (submandibular gland) 呈卵圆形，位于下颌三角内，呈卵圆形，其导管开口于舌下阜。

（三）舌下腺

舌下腺 (sublingual gland) 最小，呈杏核状，位于舌下襞的深面，其导管有大管和小管，大管与下颌下腺管汇合，共同开口于舌下阜，小管直接开口于舌下襞。

第二节　咽

一、咽的位置和形态

咽 (pharynx) 是前后略扁的肌性管道，位于颈椎之前，上平第 1 颈椎起自颅底，下至第 6 颈椎下缘延续为食管。咽是食物和空气共同的通道。

二、咽的分部

咽以软腭与会厌上缘分为：鼻咽、口咽和喉咽 3 部分。

（一）鼻咽

鼻咽 (nasopharynx) 介于颅底与软腭之间，经鼻后孔与鼻腔相通。在鼻咽侧壁距下鼻甲后端之后约 1cm，有咽鼓管咽口。通过咽鼓管，咽腔与中耳相通，空气以此进入鼓室，维持鼓膜两侧的气压平衡。小儿的咽鼓管较短而宽，因此易患中耳炎。咽鼓管咽口的前、上、后方的弧形隆起，称咽鼓管圆枕，是寻找咽鼓管咽口的标志。圆枕的后方与咽后壁之间的凹陷，称咽隐窝，是鼻咽癌的好发部位。

（二）口咽

口咽 (oropharynx) 介于软腭至会厌上缘平面之间，向上通鼻咽，向下通喉咽，向前经咽峡与口腔相通。舌根后部与会厌之间有舌会厌正中襞相连，襞的两侧的凹陷称会厌谷，异物可停留此处。

口咽的侧壁上，腭舌弓与腭咽弓间围成扁桃体窝，容纳腭扁桃体。

咽淋巴环：由咽后上方的咽扁桃体、两侧的咽鼓管扁桃体、腭扁桃体及前下方的舌扁桃体组成，环绕在咽的上端，对消化道和呼吸道有防御和保护作用。

（三）喉咽

喉咽（laryngopharynx）位于咽的下方，介于会厌上缘至环状软骨下缘平面之间，下与食管相延续，向前经喉口与喉腔相通。

三、咽壁肌

咽壁的肌层为骨骼肌，包括咽缩肌和咽提肌。咽缩肌主要有咽上、中、下缩肌，咽提肌插入咽上、中缩肌之间。吞咽时，咽缩肌由上而下依次收缩，将食团推入食管。咽提肌收缩可使咽、喉上提，以协助吞咽和封闭喉口。

第三节 食 管

一、食管的位置和分部

食管（esophagus）上端平第 6 颈椎下缘接咽，向下沿脊柱前方、气管后方入胸腔，越过左主支气管后方下行，穿膈的食管裂孔至腹腔，续于胃的贲门。食管可分为 3 部分（颈部、胸部和腹部）。

二、食管的生理性狭窄

食管全长有 3 个生理性狭窄，是异物停留和癌症的好发部位。

第 1 狭窄：位于咽与食管相接处，正对第 6 颈椎下缘，距中切牙约 15cm。

第 2 狭窄：位于食管与左主支气管交叉处，平第 4、5 胸椎体之间水平，距中切牙约 25cm。

第 3 狭窄：位于食管穿膈的食管裂孔处，平第 10 胸椎水平，距中切牙约 40cm。

第四节 胃

胃（stomach）是消化管的膨大部分，具有容纳食物和消化食物的功能。胃的位置、大小和形态随体型、体位、胃的充盈程度和胃肌的紧张度而改变。

一、胃的形态和分部

胃有出入两口、前后两壁、上下两缘。

两口：入口为贲门，与食管相接；出口为幽门，接续十二指肠。

两壁：胃前壁朝向前上方；后壁朝向后下方。

两缘：上缘称胃小弯，凹向右上方，胃小弯在靠近幽门处折弯成角，称角切迹；下缘称胃大弯，凸向左下方。

通常将胃分为 4 部：靠近贲门的部分称贲门部；自贲门向左上方膨出的部分，称胃底；角切迹与幽门之间的部分，称幽门部，该部靠近幽门的一段呈管状，称幽门管，幽门管与角切迹之间的部分，称幽门窦；胃底与幽门部之间的广大区域，称胃体。胃小弯和幽门部是胃溃疡的好发部位。

二、胃的位置

胃的位置常因体型、体位和充盈程度不同而有较大的变化。胃中等充盈时，约 3/4 位于左季肋区，1/4 位于腹上区。

三、胃壁的结构

胃壁分为黏膜、黏膜下层、肌层和外膜四层。胃黏膜呈淡红色，空虚时形成许多不规则的皱襞；充盈时则皱襞减少。幽门处的黏膜向内形成环状皱襞，称幽门瓣，有阻止胃内容物进入十二指肠的作用。胃黏膜下层由疏松结缔组织构成。肌层比较发达，由外纵、中环、内斜三层平滑肌交织而成。在幽门处胃的环形肌明显增厚，形成幽门括约肌，有延缓胃的排空和阻止肠内容物逆流入胃的功能。胃的外膜为浆膜。

第五节　小　肠

小肠（small intestine）是消化管中最长的一段，上起于胃的幽门，下接续盲肠，成人全长约 5～7m。上端从幽门起始，下端在右髂窝与大肠相接，可分为十二指肠、空肠和回肠 3 部分。

一、十二指肠

十二指肠（duodenum）上端起自幽门、下端在第 2 腰椎体左侧，续于空肠，长约 20～25cm，呈"C"形包绕胰头，可分上部、降部、水平部和升部。

（一）上部

上部长约 5cm，近幽门约 2.5cm 的一段肠管，壁较薄，内面光滑，没有或很少皱襞，此段称十二指肠球部，是十二指肠溃疡的好发部位。

（二）降部

降部长约 7～8cm，其后内侧壁有胆总管沿后面下行，致使黏膜呈略凸向肠腔的纵行隆起，称为十二指肠纵襞。纵襞下端的圆形隆起，为十二指肠大乳头，是胆总管和胰管的共同开口。大乳头稍上方，有时有十二指肠小乳头，是副胰管的开口。

（三）水平部

水平部又称下部，长约 10cm，起自十二指肠降部，在第 3 腰椎平面向左，横过下腔静脉至腹主动脉的前面，移行于升部。

（四）升部

升部长约 2～3cm，与空肠相移行处形成十二指肠空肠曲，由十二指肠悬肌（Treitz 韧带）连于右膈脚。十二指肠悬肌是一个重要标志，手术时用以确定空肠的起始。

二、空肠和回肠

空肠（jejunum）和回肠（ileum）位于腹腔的中部和下部，空肠上端起于十二指肠空肠曲，回肠下端与盲肠相连。空肠与回肠盘绕于腹腔的中、下部，两者间无明显的界限，在形态和结构上的变化是逐渐改变的。空肠、回肠结构的区别见表 5-2。

表 5-2　空肠、回肠结构的区别

区别点	空肠	回肠
长度	约占系膜小肠近端 2/5	约占系膜小肠远端的 3/5
位置	腹腔的左上部	腹腔的右下部
管径	较粗大	较细小
管壁	较厚	较薄

续表

区别点	空肠	回肠
颜色	较红	较浅
血供	较丰富	较少
环状襞、绒毛	密集	稀疏
孤立淋巴滤泡	存在	存在
集合淋巴滤泡	无	存在
直血管	长	短
动脉弓	少（1~2级）	多（4~5级）

第六节 大 肠

大肠（large intestine）是消化管最后的一段，长约 1.5m，起自右髂窝，终于肛门，可分为盲肠、阑尾、结肠、直肠和肛管。

结肠和盲肠有 3 个特征性结构。

（1）结肠带　3条，由纵行平滑肌增厚形成。

（2）结肠袋　许多由横沟隔开的囊袋状突起。

（3）肠脂垂　附于结肠带附近的许多脂肪突起。

一、盲肠

盲肠（cecum）是大肠的开始部，位于右髂窝内，左接回肠，上通升结肠。在回盲口处有由黏膜形成的半月形的回盲瓣，有限制小肠内容物流入大肠的速度和防止大肠内容物逆流的作用。盲肠后内侧壁上有阑尾的开口。

二、阑尾

阑尾（vermiform appendix）是一条细长的盲管，形如蚯蚓，又称蚓突，一般长 6~8cm。在盲肠的后内壁向外伸出，其末端游离，根部通过阑尾口与盲肠相通。

McBurney（麦氏点）：阑尾根部位置较固定，其体表投影位于脐与右髂前上棘连线的外、中 1/3 交点。急性阑尾炎时，此点附近有明显压痛，具有一定的诊断价值。手术时，可根据 3 条结肠带集中汇集于阑尾根部寻找阑尾。

三、结肠

结肠（colon）为介于盲肠和直肠之间的肠管，围绕在空、回肠的周围，可分为升结肠（ascending colon）、横结肠（transverse colon）、降结肠（descending colon）和乙状结肠（sigmoid colon）4 部分（表 5-3）。

四、直肠

直肠（rectum）位于盆腔内，从第 3 骶椎平面贴骶、尾骨前面下行，穿盆膈移行于肛管。在矢状面上形成两个明显的弯曲：直肠会阴曲，凸向前，距肛门 3~5cm；直肠骶曲，凸向后，距肛门 7~9cm。直肠内面有 3 个直肠横襞，其中一个最大而恒定的直肠横襞，居直肠前右侧壁，距肛门约 7cm，为临床乙状结肠镜检查时定位的标志。

表 5-3　结肠 4 部分小结

结肠分部	位置	系膜	活动度	与腹膜的关系
升结肠	右侧腹后壁，盲肠至结肠右曲	无系膜	小	腹膜间位器官
横结肠	腹上部，肝右叶下方至脾内面下方	有系膜	较大	腹膜内位器官
降结肠	左侧腹后壁结肠左曲至左髂嵴平面	无系膜	很小	腹膜间位器官
乙状结肠	左髂嵴平面至第 3 骶椎平面	有系膜	较大	腹膜内位器官

五、肛管

肛管（anal canal）为盆膈以下的消化管，长约 3～4cm，上续直肠，末端终于肛门。

肛管的结构：

肛柱：肛管内面纵行的黏膜皱襞。

肛瓣：相邻肛柱下端之间有半月状皱襞相连。

肛窦：相邻肛柱下端与肛瓣之间形成的小隐窝，粪便易积存在窦内，引起肛窦炎。

肛直肠线：各肛柱上端的连线，是直肠和肛管的分界线。

齿状线：肛瓣与肛柱的下端共同形成锯齿性环行线，或称肛皮线。

肛梳：在齿状线下方，有宽约 1cm 的环状带。

白线：肛梳下缘有一条环状的白线，此处是肛门内、外括约肌的分界。

肛门括约肌包括肛门内括约肌和肛门外括约肌。肛门内括约肌为肛管处环形平滑肌增厚形成，有协助排便作用，无括约作用，肛门外括约肌是围绕在括约肌周围的骨骼肌，可随意括约肛门，控制排便。手术时防止损伤，以免造成大便失禁。

齿状线上、下部分在覆盖上皮、动脉供应、静脉回流、淋巴回流、神经支配等方面都不同（表 5-4）。

表 5-4　肛管齿状线上、下部分比较

项目	齿状线以上	齿状线以下
覆盖上皮	黏膜，单层柱状上皮	皮肤，复层扁平上皮
动脉供应	肠系膜下动脉→直肠上动脉、髂内动脉→直肠下动脉	阴部内动脉→肛门动脉
静脉回流	直肠上静脉→肠系膜下静脉→脾静脉→门静脉	肛门静脉→阴部内静脉→髂内静脉→髂总静脉→下腔静脉
淋巴回流	肠系膜下淋巴结和髂内淋巴结	腹股沟浅淋巴结
神经支配	植物性神经	躯体神经

第七节　肝

肝（liver）是人体最大的消化腺，成人肝的重量约为 1350g（男性为 1230～1450g，女性为 1100～1300g），约占体重的 1/50。新生儿肝相对较大。肝的血液供应十分丰富，活体的肝呈棕红色，质软而脆，受暴力打击易破裂出血。肝具有分泌胆汁、贮存糖原及解毒、吞噬、防御、造血功能等功能。

一、肝的形态

肝呈不规则的楔形；可分上、下两面、前、后、左、右两缘。

上面：凸隆，与膈相贴，又称膈面，借镰状韧带（falciform ligament）分为左、右两叶。肝膈面后部没有腹膜覆盖的部分称裸区（bare area）。

下面：邻接腹腔内脏器官，又称脏面，有"H"形的沟。

左纵沟：前部为肝圆韧带裂，有肝圆韧带（ligamentum teres hepatis），是胎儿时期脐静脉闭锁以后形成的，连于脐。后部为静脉韧带裂。

右纵沟：前部为胆囊窝（fossa for gallbladder），容纳胆囊。后部为腔静脉沟，容纳下腔静脉。

横沟：脏面的中央有一横裂叫肝门（porta hepatis），为肝管、肝动脉、门静脉、淋巴管和神经出入肝的门户。出入肝门的结构被结缔组织包绕，称肝蒂。肝蒂内结构的排列关系为肝固有动脉位于左前方，肝管位于右前方，门静脉在后方。

在肝的脏面，借"H"形的沟、裂和窝将肝分为4个叶：肝左叶、肝右叶、尾状叶和方叶。

在腔静脉沟上端，肝左、中、右静脉出肝后注入下腔静脉，称第2肝门（secondary porta of liver）。

二、肝的位置和毗邻

肝大部分位于右季肋区和腹上区，小部分可达左季肋区，左、右肋弓间露出，并直接接触腹前壁。

肝上界与膈穹窿一致，肝下界与肝前缘一致，右侧与右肋弓一致。3岁以下的健康幼儿，肝前缘常低于右肋弓下1.5～2.0cm。

肝的上方为膈，膈上有右侧胸膜腔、右肺及心等。肝右下前面，前部与结肠右曲邻接，中部近肝门处邻接十二指肠上曲，后部邻接右肾上腺和右肾。肝左叶下面与胃前壁相邻，后上方邻接食管腹部。

三、肝的分叶与分段

肝包括肝左叶、右叶、方叶与尾状叶。肝内有4套管道，形成两个系统，即Glisson系统和肝静脉系统。肝段是依据Glisson系统在肝内的分布情况提出的。

四、肝外胆道系统

肝外胆道系统是指肝门之外的胆道系统，包括胆囊和输胆管道。

（一）胆囊

胆囊（gallbladder）位置：肝右叶下面的胆囊窝内。胆囊底的体表投影在右锁骨中线与右肋弓的交点，胆囊炎时，此处有压痛。

分部：底、体、颈、管4部分，胆囊颈和管内有螺旋状黏膜皱襞突入腔内，称螺旋襞，可控制胆汁的流入和流出，结石易嵌顿于此。

功能：贮存、浓缩胆汁。

（二）肝管与肝总管

胆小管逐渐汇合成肝左管和肝右管，肝左、右管出肝门后汇合成肝总管（common hepatic duct）。肝总管末端与位于其右侧的胆囊管汇合，共同形成胆总管。

（三）胆总管

胆总管（common bile duct）长4～8cm，走行于肝十二指肠韧带内，位于肝固有动脉的右侧、肝门静脉右前方，向下经十二指肠上部的后方，至胰头与十二指肠降部之间下行，在进入十二指肠降部的左后壁处与胰管汇合，形成略膨大的肝胰壶腹（hepatopancreatic ampulla）（或称

Vater 壶腹），开口于十二指肠大乳头。在肝胰壶腹周围有肝胰壶腹括约肌（sphincter of hepato-pancreatic ampulla）（或称 Oddi 括约肌）包绕，肝胰壶腹括约肌具有括约作用。

胆囊三角（Calot 三角）：胆囊管、肝总管和肝的脏面围成的三角形区域，三角内常有胆囊动脉通过，该三角是胆囊手术中寻找胆囊动脉的标志。

胆汁和胰液排出途径：肝细胞分泌的胆汁进入胆小管，经各级胆管→肝管→左、右肝管→肝总管→胆囊管→胆囊→胆总管→肝胰壶腹→十二指肠大乳头→十二指肠肠腔。

第八节　胰

胰（pancreas）是人体第二大消化腺，重约 100g，腺体略呈三棱柱状，分为头、体、尾 3 部分。

一、胰的位置与毗邻

胰横置于腹上区和左季肋区，平对第 1～2 腰椎体。胰头被十二指肠环抱，左端抵达脾门。由于胰的位置较深，前方有胃、横结肠和大网膜等遮盖，故胰病变时，早期腹壁体征往往不明显，从而增加了诊断的困难性。

二、胰的分部

分头、体、尾三部分。胰头位于第 2 腰椎体的右前方，被十二指肠包绕。胰头的下部有一向后上方的钩突。在胰头后方有门静脉起始部和肠系膜上动、静脉以及胆总管。胰头肿大时，可造成压迫，产生一系列症状。

胰分外分泌部和内分泌部，外分泌部分泌胰液，有多种消化酶；内分泌部即胰岛，分泌胰岛素，调节血糖浓度。

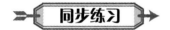

一、选择题

A 型题

1. 对内脏的描述，正确的是（　　）。

　A. 包括消化、呼吸、泌尿、生殖四大系统　　　　B. 各系统与外界不相通

　C. 大部分位于胸、腹膜腔内　　　　D. 胸膜、腹膜与会阴不属内脏学范畴

　E. 消化道的管壁由 3 层组织构成

2. 胸骨线为（　　）。

　A. 沿胸骨正中的垂线　　　B. 沿胸骨外侧缘的垂线　　C. 沿胸骨旁线内侧所作的垂线

　D. 沿锁骨中线所作的垂线　　E. 经腹股沟韧带中点向上所作的垂线

3. 上消化道是指（　　）。

　A. 口腔至食管　　　　B. 口腔至胃　　　　C. 口腔至十二指肠

　D. 口腔至空肠　　　　E. 口腔至回肠

4. 上消化道不包括（　　）。

　A. 咽　　　　B. 口腔　　　　C. 胃

　D. 十二指肠　　　　E. 空肠

5. 下列哪个不是大消化腺（　　）。

  A. 腮腺　　　　　　　　　B. 舌腺　　　　　　　　C. 下颌下腺

  D. 肝　　　　　　　　　　E. 胰

6. 关于口腔的描述，正确的是（　　　）。

  A. 由上、下牙龈分为前外侧部和后内侧部

  B. 为牙与唇、颊之间的空隙

  C. 牙与腭之间的空隙

  D. 上、下牙咬合时，口腔前庭与固有口腔不相通

  E. 借咽峡与口咽相通

7. 迟牙是（　　　）。

  A. 第 2 前磨牙　　　　　　B. 第 1 磨牙　　　　　　C. 第 2 磨牙

  D. 第 3 磨牙　　　　　　　E. 第 1 前磨牙

8. 关于腭的描述，错误的是（　　　）。

  A. 腭是口腔的顶，分隔鼻腔与口腔　　　　　　B. 前 2/3 为硬腭，后 1/3 为软腭

  C. 硬腭由腭骨覆以黏膜而成　　　　　　　　　D. 吞咽时，软腭上提可分隔鼻咽、口咽

  E. 软腭的后缘游离

9. 不含味蕾的结构是（　　　）。

  A. 轮廓乳头　　　　　　　B. 菌状乳头　　　　　　C. 软腭的黏膜上皮

  D. 丝状乳头　　　　　　　E. 会厌的黏膜上皮

10. 颏舌肌（　　　）。

  A. 是成对的舌内肌　　　B. 起于下颌骨的颏结节　C. 止于舌的两侧

  D. 两侧收缩可拉舌向前下　E. 单侧收缩时，使舌尖伸向同侧

11. 颏舌肌的作用为（　　　）。

  A. 单侧收缩时使舌尖伸向同侧　　　　　　　　B. 单侧收缩时使舌尖伸向对侧

  C. 双侧收缩时拉舌尖向后下方　　　　　　　　D. 双侧收缩时使舌缩短

  E. 上述皆不正确

12. 下列对牙的描述，正确的是（　　　）。

  A. 牙包括牙冠、牙颈、牙根和牙龈　　　　　　B. 牙由釉质和牙质构成

  C. 牙内的腔隙称牙腔，牙腔内充满牙髓　　　　D. 牙周组织包括牙质、牙槽和牙周膜

  E. 磨牙萌出晚，故又称迟牙或智牙

13. 下列对牙的描述，正确的是（　　　）。

  A. 乳牙分为切牙、尖牙和磨牙三种类型　　　　B. 每个牙分为牙冠、牙根和牙腔三部分

  C. 牙髓由神经、血管、淋巴管和结缔组织构成　D. 是人体中唯一没有血管的器官

  E. 幼儿 3 岁乳牙开始脱落

14. $\underline{6}$ 指的是（　　　）。

  A. 左上颌第 1 乳磨牙　　B. 左上颌第 2 前磨牙　　C. 左上颌第 1 磨牙

  D. 右上颌第 1 磨牙　　　E. 右上颌第 2 磨牙

15. $\underline{IV}$ 表示（　　　）。

  A. 右上颌第 1 前磨牙　　B. 右上颌第 1 乳磨牙　　C. 左上颌第 1 乳磨牙

  D. 左上颌第 1 前磨牙　　E. 左上颌第 2 乳磨牙

16. 下颌下腺和舌下腺共同开口在（　　　）。

  A. 舌系带　　　　　　　　B. 舌下阜　　　　　　　C. 舌下襞

D. 伞襞　　　　　　　　　　　　E. 舌盲孔

17. 腮腺管（　　　）。

A. 发自腺的前缘

B. 在颧弓下 2 横指处越过咬肌表面

C. 穿咬肌开口于腮腺管乳头

D. 开口于与上颌第 2 前磨牙相对的颊黏膜处

E. 开口于与上颌第 1 磨牙相对的颊黏膜处

18. 下列关于鼻咽的描述，正确的是（　　　）。

A. 上达颅底，下至咽峡　　　　　　　　　　　B. 咽隐窝是鼻咽癌的好发部位

C. 后壁上有咽鼓管咽口连鼓室　　　　　　　　D. 咽鼓管圆枕与下鼻甲续连

E. 咽隐窝是蝶窦的开口

19. 鼻咽侧壁上的结构是（　　　）。

A. 咽鼓管咽口　　　　　　B. 腭扁桃体　　　　　　C. 舌扁桃体

D. 梨状隐窝　　　　　　　E. 蝶筛隐窝

20. 腭扁桃体（　　　）。

A. 位于扁桃体上窝内　　　　　　　　　　　　B. 位于腭舌弓与腭咽弓之间

C. 在舌根部的黏膜内　　　　　　　　　　　　D. 在鼻咽部的侧壁内

E. 在喉咽部的侧壁内

21. 咽（　　　）。

A. 是上窄下宽的肌性管道　　　　　　　　　　B. 向下与第 6 颈椎下缘续气管

C. 分为鼻咽、口咽和喉咽　　　　　　　　　　D. 后壁与咽鼓管圆枕之间有咽鼓管咽口

E. 下鼻甲后方约 1cm 处有咽隐窝

22. 咽鼓管咽口在（　　　）。

A. 咽鼓管圆枕后上方　　　B. 咽鼓管圆枕前下方　　C. 下鼻道后部

D. 中耳鼓室　　　　　　　E. 口咽部

23. 下列哪些不属于咽淋巴环的组成（　　　）。

A. 咽扁桃体　　　　　　　B. 腭扁桃体　　　　　　C. 舌扁桃体

D. 咽鼓管扁桃体　　　　　E. 集合淋巴滤泡

24. 食管（　　　）。

A. 位于气管与甲状腺峡部之间　　　　　　　　B. 上端在第 6 颈椎下缘处与咽相续

C. 下端在第 9 胸椎处接胃　　　　　　　　　　D. 第 1 狭窄距咽峡约 25cm

E. 第 3 狭窄为食管与胃连接处

25. 食管（　　　）。

A. 上端在第 7 颈椎下缘平面续接咽　　　　　　B. 下端约平第 12 胸椎高度连于贲门

C. 可分为颈、胸两部分　　　　　　　　　　　D. 颈部最短

E. 第 2 狭窄在与左主支气管交叉处

26. 食管第 3 狭窄距中切牙的距离约为（　　　）。

A. 20cm　　　　　　　　　B. 25cm　　　　　　　　C. 35cm

D. 40cm　　　　　　　　　E. 45cm

27. 食管的第 2 狭窄约距中切牙（　　　）。

A. 15cm　　　　　　　　　B. 25cm　　　　　　　　C. 40cm

  D. 45cm　　　　　　　　E. 50cm

28. 食管第 3 狭窄约平（　　　）。

  A. 第 8 胸椎　　　　B. 第 9 胸椎　　　　C. 第 10 胸椎

  D. 第 11 胸椎　　　　E. 第 2 胸椎

29. 胃（　　　）。

  A. 在中等充盈时，位于右季肋区

  B. 分为胃弯、胃体和胃窦

  C. 入口称幽门，出口称贲门

  D. 角切迹将胃窦分为幽门窦和幽门管

  E. 幽门管与角切迹之间的部分，称幽门窦

30. 关于胃分部的叙述，不正确的是（　　　）。

  A. 通常将胃分为 4 部　　　　　　　　B. 贲门附近的区域称为贲门部

  C. 胃底在临床上有时称为胃穹窿　　　D. 自胃底至角切迹的部分称胃体

  E. 幽门部的左侧部分称为幽门管

31. 关于胃的位置的描述，正确的是（　　　）。

  A. 中等充盈时，大部分位于腹上区　　　B. 胃前壁的左侧被肝左叶遮盖

  C. 临床上胃触诊的部位在剑突下方　　　D. 贲门位于第 12 胸椎体的左侧

  E. 胃后壁邻膈、脾

32. 十二指肠（　　　）。

  A. 为腹膜外位器官　　B. 全部由腹腔干分支供血　　C. 只接受胃液和胆汁注入

  D. 呈 "C" 形包绕胰头　　E. 以上全错

33. 对十二指肠悬肌（Treitz 韧带）的描述，不正确的是（　　　）。

  A. 由横纹肌、平滑肌和结缔组织构成　　　B. 是腹部手术中确认空肠起始的重要标志

  C. 下端附于十二指肠空肠曲　　　　　　　D. 是区分十二指肠水平部与升部的标志

  E. 对十二指肠空肠曲有悬吊、固定的作用

34. 十二指肠（　　　）。

  A. 为腹膜内位器官

  B. 分为升部、降部、水平部

  C. 升部即十二指肠球部，是溃疡好发部位

  D. 降部的前壁有十二指肠大乳头

  E. 降部的后内壁有十二指肠大乳头

35. 十二指肠大乳头（　　　）。

  A. 位于十二指肠降部的前壁中份　　　B. 是十二指肠纵襞下端的圆形隆起

  C. 距中切牙约 55cm　　　　　　　　D. 副胰管开口于大乳头

  E. 上述都不正确

36. 临床上确认空肠起始部的标志是（　　　）。

  A. 十二指肠上曲　　　B. 十二指肠纵襞　　　C. 十二指肠下曲

  D. 十二指肠升部　　　E. 十二指肠悬肌

37. 阑尾根部的体表投影是（　　　）。

  A. 脐与右髂前上棘连线的中、外 1/3 交点处

  B. 脐与右髂前上棘连线的中、内 1/3 交点处

C. 脐与右髂前下棘连线的中、外 1/3 交点处

D. 两侧髂前上棘连线中点处

E. 两侧髂结节连线的中、右 1/3 交点处

38. 关于阑尾的描述，正确的是（　　）。

　　A. 是腹膜间位器官　　　　B. 没有系膜　　　　　　C. 以回肠后位多见

　　D. 结肠带是寻找阑尾的标志　　E. 由腹腔干供血

39. 手术中寻找阑尾的可靠方法（　　）。

　　A. 沿盲肠内侧缘寻找　　　　B. 沿回肠末端寻找　　　　C. 以 McBurney 点为标志

　　D. 沿结肠带寻找　　　　　　E. 沿大网膜移动的方向寻找

40. 临床上称为肠系膜上动脉压迫综合征是肠系膜上动脉压迫十二指肠哪部（　　）。

　　A. 十二指肠上部　　　　　　B. 十二指肠降部　　　　C. 十二指肠水平部

　　D. 十二指肠升部　　　　　　E. 十二指肠悬肌

41. 关于空肠特点的叙述，不正确的是（　　）。

　　A. 空肠常位于左腰区和脐区　　　　　　　B. 管径粗、壁厚

　　C. 血供丰富、颜色呈粉红色　　　　　　　D. 空肠系膜内动脉弓数多、直血管短

　　E. 黏膜内主要有孤立淋巴滤泡

42. 回肠（　　）。

　　A. 占小肠远侧的 2/3　　B. 黏膜环状皱襞密而高　　C. 管径细、壁厚

　　D. 血管较丰富、颜色较红润　　E. 黏膜内有孤立、集合淋巴滤泡

43. 结肠带、结肠袋、肠脂垂存在于（　　）。

　　A. 肛管　　　　　　　　　　B. 直肠　　　　　　　　C. 阑尾

　　D. 结肠　　　　　　　　　　E. 小肠

44. 关于齿状线的描述，正确的是（　　）。

　　A. 肛柱下端与肛瓣边缘的环形线　　　　　B. 肛柱上端的环形线

　　C. 又称为肛直肠线　　　　　　　　　　　D. 临床上称为痔环

　　E. 是肛门内、外括约肌的分界线

45. 肝的上界在右锁骨中线相交于（　　）。

　　A. 第 5 肋　　　　　　　　　B. 第 6 肋间隙　　　　　C. 第 4 肋

　　D. 第 4 肋间隙　　　　　　　E. 第 6 肋

46. 肝蒂内的结构不包括（　　）。

　　A. 肝左、右管　　　　　　　B. 肝固有动脉　　　　　C. 胆囊管

　　D. 肝门静脉左、右支　　　　E. 淋巴管

47. 肝的脏面左纵沟的前部有（　　）。

　　A. 胆囊　　　　　　　　　　B. 下腔静脉　　　　　　C. 第 2 肝门

　　D. 静脉韧带　　　　　　　　E. 肝圆韧带

48. 关于肝的位置说法，不正确的是（　　）。

　　A. 大部分位于右季肋区　　　　　　　　　B. 前面大部分被肋弓掩盖

　　C. 小部分于剑突下直接与腹前壁相接触　　D. 上界在右锁骨中线与第 6 肋相交

　　E. 平静呼吸时，肝上下移动范围约为 2～3cm

49. 关于肝的体表投影的描述，正确的是（　　）。

　　A. 肝全部被肋弓所覆盖　　　　　　　　　B. 成人肝上界在右锁骨中线平第 6 肋间

    C. 成人肝下界一般不超过右肋弓下缘　　　　　D. 成人肝下缘居剑突下 6~7cm

    E. 幼儿肝下缘位置较高

50. 关于胆囊位置的描述，正确的是（　　）。

    A. 肝脏面左纵沟前部

    B. 肝脏面左纵沟后部

    C. 胆囊底的体表投影相当于左侧腹直肌外侧缘与左肋弓相交处

    D. 肝脏面右纵沟前部

    E. 肝脏面右纵沟后部

51. 胆总管是由（　　）汇合而成。

    A. 肝右管与肝左管　　　　B. 胆囊颈与肝总管　　　　C. 胆囊管与肝总管

    D. 肝总管与胰管　　　　　E. 肝右管与肝总管

52. 关于胆总管的描述，正确的是（　　）。

    A. 由肝左、右管汇合而成　B. 位于门静脉后方　　　　C. 位于肝胃韧带内

    D. 位于十二指肠降部的前面　E. 与胰管汇合共同开口于十二指肠大乳头

53. 胰的分部不包括（　　）。

    A. 胰头　　　　　　　　　B. 胰体　　　　　　　　　C. 胰颈

    D. 胰尾　　　　　　　　　E. 钩突

54. 对胰的说法，不正确的是（　　）。

    A. 是人体内大消化腺之一　　　　　　　　　B. 可分为头、体、尾三部

    C. 可分泌胰液和胰岛素　　　　　　　　　　D. 胰液和胰岛素经胰管排入十二指肠降部

    E. 副胰管开口于十二指肠降部

55. 关于腹膜的错误叙述是（　　）。

    A. 产生少量的浆液　　　　B. 腹膜腔为一密闭腔隙　C. 有防御功能

    D. 为浆膜结构　　　　　　E. 分为壁腹膜和脏腹膜

56. 关于腹膜内位器官的描述，正确的是（　　）。

    A. 器官各面均被腹膜所覆盖　　　　　　　　B. 各面不被腹膜覆盖

    C. 器官各面大部分被腹膜覆盖　　　　　　　D. 器官两面被腹膜覆盖

    E. 器官一面被腹膜所覆盖

57. 腹膜间位器官有（　　）。

    A. 胃　　　　　　　　　　B. 胰　　　　　　　　　　C. 直肠上段

    D. 阑尾　　　　　　　　　E. 十二指肠降部

58. 腹膜内位器官有（　　）。

    A. 盲肠、肝　　　　　　　B. 卵巢、脾　　　　　　　C. 输卵管、子宫

    D. 胆囊、阑尾　　　　　　E. 空肠、十二指肠降部

59. 腹膜间位器官有（　　）。

    A. 肾　　　　　　　　　　B. 膀胱　　　　　　　　　C. 卵巢

    D. 直肠中段　　　　　　　E. 盲肠

60. 腹膜外位器官有（　　）。

    A. 膀胱　　　　　　　　　B. 直肠上段　　　　　　　C. 卵巢

    D. 阑尾　　　　　　　　　E. 肾

61. 关于小网膜的错误描述是（　　）。

A. 参与组成网膜囊前壁　　　　　　　　B. 肝十二指肠韧带内有三个重要结构

C. 为单层腹膜结构　　　　　　　　　　D. 包括肝十二指肠韧带和肝胃韧带

E. 小网膜游离缘的后方是网膜孔

62. 关于大网膜的错误描述是（　　　　）。

A. 前两层附于胃大弯　　　B. 有防御功能　　　C. 内有胃左、右动脉

D. 后两层上达横结肠　　　E. 小儿大网膜较短

63. 从阴道后穹向上穿刺可以进入（　　　　）。

A. 子宫腔　　　　　　　　B. 膀胱腔　　　　　C. 膀胱子宫陷凹

D. 会阴深隙　　　　　　　E. 直肠子宫陷凹

64. 腹膜形成的结构没有（　　　　）。

A. 直肠横襞　　　　　　　B. 脐正中韧带　　　C. 大网膜

D. 肠系膜　　　　　　　　E. 胃脾韧带

65. 不是由腹膜形成的结构有（　　　　）。

A. 肝圆韧带　　　　　　　B. 肝胃韧带　　　　C. 肝十二指肠韧带

D. 肝镰状韧带　　　　　　E. 肝冠状韧带

B 型题

A. 舌扁桃体　　　　　　　B. 咽扁桃体　　　　C. 咽鼓管扁桃体

D. 腭扁桃体　　　　　　　E. 孤立淋巴滤泡

1. 位于舌根部黏膜的是（　　　　）。

2. 位于扁桃体窝的是（　　　　）。

A. 梨状隐窝　　　　　　　B. 咽隐窝　　　　　C. 咽鼓管咽口

D. 扁桃体窝　　　　　　　E. 咽峡

3. 咽鼓管圆枕后方为（　　　　）。

4. 腭舌弓、腭咽弓之间的窝为（　　　　）。

A. 十二指肠球　　　　　　B. 十二指肠升部　　C. 十二指肠降部

D. 十二指肠水平部　　　　E. 十二指肠空肠曲

5. 胆总管、胰管共同开口于（　　　　）。

6. 十二指肠悬肌附于（　　　　）。

A. 肛柱　　　　　　　　　B. 肛瓣　　　　　　C. 肛梳

D. 肛白线　　　　　　　　E. 齿状线

7. 肛管内面纵行的黏膜皱襞是（　　　　）。

8. 肛门内、外括约肌的分界处形成的环形浅沟是（　　　　）。

A. 口角　　　　　　　　　B. 口腔前庭　　　　C. 鼻唇沟

D. 腮腺管乳头　　　　　　E. 人中

9. 唇、颊与牙弓、牙龈间的狭窄间隙是（　　　　）。

10. 上颌第 2 磨牙相对的颊黏膜上有（　　　　）。

A. 腭垂　　　　　　　　　B. 腭咽弓　　　　　C. 舌下阜

D. 舌下襞　　　　　　　　E. 舌会厌正中襞

11. 下颌下腺开口于（　　　　）。

12. 深面含有舌下腺的结构是（　　　　）。

A. 牙冠　　　　　　　　　B. 牙骨质　　　　　C. 牙质

D. 牙龈　　　　　　　　　　　　E. 牙周膜

13. 构成牙的大部分、呈淡黄色（　　　）。

14. 牙暴露于口腔，露出于牙龈的部分为（　　　）。

A. 咽隐窝　　　　　　　B. 梨状隐窝　　　　　　C. 扁桃体窝

D. 咽鼓管咽口　　　　　E. 扁桃体小窝

15. 鼻咽癌的好发部位是（　　　）。

16. 异物易滞留的部位是（　　　）。

A. 左纵沟前部　　　　　B. 左纵沟后部　　　　　C. 右纵沟前部

D. 右纵沟后部　　　　　E. 横沟

17. 肝脏面中部有略呈 H 形的三条沟，其中下腔静脉位于（　　　）。

18. 肝脏面中部有略呈 H 形的三条沟，其中肝圆韧带位于（　　　）。

A. 肝　　　　　　　　　B. 脾　　　　　　　　　C. 胰

D. 十二指肠上部　　　　E. 肾

19. 属腹膜间位器官的是（　　　）。

20. 属腹膜外位器官的是（　　　）。

A. 胃　　　　　　B. 脾　　　　　C. 两者均是　　　D. 两者均否

21. 与左肾接触的是（　　　）。

22. 一部分与腹前壁接触的是（　　　）。

23. 与胰接触的是（　　　）。

24. 属于结肠下区器官的是（　　　）。

A. 左半肝　　　　B. 腹前壁　　　C. 两者均是　　　D. 两者均否

25. 构成胃床的结构（　　　）。

26. 与胃后壁相邻的结构（　　　）。

27. 与胃前壁右侧份相邻的结构（　　　）。

28. 与胃前壁左侧份下部接触的结构（　　　）。

A. 肝固有动脉　　B. 胆总管　　　C. 两者均是　　　D. 两者均否

29. 走行于肝十二指肠韧带内的结构是（　　　）。

30. 走行于大网膜内的结构是（　　　）。

31. 发出胃右动脉的结构是（　　　）。

32. 由肝总管与胆囊管汇合而成的结构是（　　　）。

A. 胆囊管　　　　B. 肝总管　　　C. 两者均是　　　D. 两者均否

33. 参与围成胆囊三角的结构是（　　　）。

34. 参与构成胆总管的结构是（　　　）。

35. 由肝左、右管汇合而成的结构是（　　　）。

36. 进出肝门的结构是（　　　）。

A. 胆总管　　　　B. 胰管　　　　C. 两者均是　　　D. 两者均否

37. 汇合形成肝胰壶腹的结构是（　　　）。

38. 贯穿胰腺全长的结构是（　　　）。

39. 由左、右肝管汇合形成的结构是（　　　）。

40. 由胆囊管和胆总管汇合形成的结构是（　　　）。

A. 盲肠　　　　　B. 阑尾　　　　C. 两者均是　　　D. 两者均否

41. 属腹膜内位器官的是（　　　）。

42. 附着于 3 条结肠带会合点的结构是（　　　）。

43. 具有结肠带的器官是（　　　）。

二、名词解释

1. 胸骨旁线　2. 味蕾　3. 咽隐窝　4. 咽峡　5. 梨状隐窝　6. 牙周组织　7. 十二指肠球

8. 十二指肠大乳头　9. 十二指肠悬肌　10. 肝胰壶腹　11. 肝胰壶腹括约肌（Oddi 括约肌）

12. 麦氏点（McBurney 点）　13. 回盲瓣　14. 结肠右曲　15. 结肠左曲　16. 齿状线

17. 肛梳（痔环）　18. 肝门　19. 肝蒂　20. 腹膜腔　21. 腹膜内位器官　22. 腹膜间位器官

23. 腹膜外位器官　24. 小网膜　25. 大网膜　26. 网膜囊　27. 网膜孔　28. 直肠膀胱陷凹

29. 直肠子宫陷凹

三、填空题

1. 腹部可分九个区：上为_____区及左、右_____区，中为脐区及左、右_____区，下为_____区及左、右_____区。

2. 胸骨旁线是在_____与_____之间中点所作的垂直线。肩胛线是通过_____下角所作的垂直线。

3. 上消化道包括_____、_____、_____、_____、_____。

4. 咽腔是消化道和呼吸道的共同管道，以_____和_____平面为界，可分为_____、_____、_____ 3 部分。

5. 舌乳头按形态可分为_____、_____和_____。

6. 牙由_____、_____、_____和_____组成。

7. 根据牙的形状和功能，可分为_____、_____、_____和_____。

8. 腭构成口腔的上壁，前 2/3 为_____，后 1/3 为_____。

9. 三对大唾液腺是_____、_____和_____。

10. 胃可分为_____、_____、_____、_____ 4 部。

11. 十二指肠呈"C"形包绕_____，可分为_____、_____、_____、_____。

12. 十二指肠降部后内侧壁下端有一突起为_____，是_____和_____的共同开口。

13. 结肠和盲肠具有三种特征性结构，即_____、_____、_____。

14. 结肠分为_____、_____、_____、_____ 4 部分。

15. 直肠在矢状面上有两个弯曲，即_____和_____。

16. 肝外胆道系统包括_____、_____、_____、_____、_____。

17. 腹膜为全身面积最大、配布最复杂的浆膜，衬于腹、盆腔壁内面的腹膜称为_____，覆盖于腹、盆腔脏器表面的部分称为_____。

18. 男性腹膜腔为一封闭的腹膜腔隙；女性则借_____经_____、_____、_____与外界相通。

19. 根据脏器被腹膜覆盖的范围大小的不同，可将脏器分为 3 类：_____、_____和_____。

20. 腹膜内位器官有_____、_____、_____和_____等。

21. 腹膜间位器官有_____、_____、_____和_____等。

22. 腹膜外位器官有_____、_____、_____和_____等。

23. 腹膜陷凹主要位于盆腔内，男性在膀胱与直肠之间有_____；女性在膀胱与子宫之间有_____，直肠与子宫之间为_____。

四、简答题

1. 简述大唾液腺的组成及其腺管的开口部位。
2. 食管有哪几处狭窄？各距上颌中切牙距离如何？
3. 简述胃的形态和分部。
4. 简述胆汁的产生及其排出途径。
5. 阑尾切除术中如何寻找阑尾？
6. 简述腹部九分法。
7. 简述胆总管的合成及行程。
8. 用箭头表示食物从口摄入消化至肛门排出途径。
9. 如何根据解剖学特点确认空肠起始部？
10. 腹腔手术如何运用解剖学知识来区别结肠和小肠？
11. 简述腹膜与腹盆腔脏器的关系。
12. 试述小网膜的形成。
13. 简述腹膜陷凹的构成及意义。

参考答案

一、选择题

A 型题

1.A 2.B 3.C 4.E 5.B 6.E 7.D 8.C
9.D 10.D 11.B 12.C 13.C 14.C 15.C
16.B 17.A 18.B 19.A 20.B 21.C 22.B
23.E 24.B 25.E 26.D 27.E 28.C 29.E
30.E 31.C 32.D 33.D 34.E 35.B 36.E
37.A 38.D 39.D 40.C 41.D 42.E 43.D
44.A 45.A 46.C 47.E 48.D 49.C 50.D
51.C 52.E 53.E 54.D 55.B 56.A 57.C
58.B 59.D 60.E 61.C 62.C 63.E 64.A
65.A

B 型题

1.A 2.D 3.B 4.D 5.C 6.E 7.A 8.D
9.B 10.D 11.C 12.D 13.C 14.A 15.A
16.B 17.D 18.A 19.A 20.E 21.C 22.A
23.C 24.D 25.D 26.D 27.A 28.B 29.A
30.D 31.A 32.B 33.C 34.C 35.B 36.D
37.C 38.B 39.D 40.A 41.C 42.B 43.A

二、名词解释

1. 胸骨旁线：胸骨旁线为在胸骨线与锁骨中线的连线的中点所作的垂线。

2. 味蕾：在轮廓乳头、菌状乳头以及软腭、会厌等处的黏膜上皮中含有的味觉感受器，称味蕾，可感受酸、甜、苦、咸等味觉功能。

3. 咽隐窝：在咽鼓管圆枕与咽后壁之间有一纵行深窝，称咽隐窝，是鼻咽癌的好发部位。

4. 咽峡：是由腭垂、腭帆的游离缘、两侧的腭舌弓及舌根共同围成的区域，是口腔和咽的分界处。

5. 梨状隐窝：在喉口两侧与咽侧壁之间有一对深窝，称梨状隐窝，是异物易滞留的部位。

6. 牙周组织：牙龈、牙周膜和牙槽骨三者合称牙周组织，对牙有保护和固定的作用。

7. 十二指肠球：十二指肠上部左侧与幽门相连接的一段肠壁较薄，黏膜光滑无环状襞，称十二指肠球，是十二指肠溃疡的好发部位。

8. 十二指肠大乳头：十二指肠后内侧壁有一纵行黏膜皱襞，在皱襞下端的圆形隆起，是胆总管和胰管的共同开口，即十二指肠大乳头。

9. 十二指肠悬肌：十二指肠空肠曲被一条由少量平滑肌和结缔组织构成的十二指肠悬肌固定于腹后壁。十二指肠悬肌在临床上称 Treitz 韧带，是腹部手术中确认空肠起始的重要标志。

10. 肝胰壶腹：胆总管在进入十二指肠降部的左后壁处，与胰管汇合，形成略膨大的肝胰壶腹（Vater 壶腹），开口于十二指肠大乳头。

11. 肝胰壶腹括约肌（Oddi 括约肌）：在肝胰壶腹的壁内有环形平滑肌，称肝胰壶腹括约肌（Oddi 括约肌）。此肌有控制胆汁和胰液排出的作用。

12. 麦氏点（McBurney 点）：阑尾根部的体表投影，通常在脐与右髂前上棘连线的中、外 1/3 交界处，称麦氏点（McBurney 点）。急性阑尾炎时，此点可有压痛或反跳痛。

13.回盲瓣：在回盲口的上、下缘各有一半月形的黏膜皱襞，称回盲瓣，此瓣的作用为阻止小肠内容物过快地流入大肠，以利食糜在小肠内充分消化吸收，又可防止盲肠内容物逆流回小肠。

14.结肠右曲：升结肠移行为横结肠处的弯曲，称结肠右曲（肝曲）。

15.结肠左曲：横结肠移行为降结肠处的弯曲，称结肠左曲（脾曲）。

16.齿状线：肛管各肛柱下端和肛瓣共同连成一锯齿状的环形线称齿状线（肛皮线）。

17.肛梳（痔环）：齿状线下有一宽约1cm的环状带，表面光滑并略有光泽，称肛梳（痔环）。

18.肝门：肝下面中间部位的横沟为肝门，有肝门静脉、肝固有动脉、肝左管、肝右管、淋巴管和神经等出入。

19.肝蒂：出入肝门的结构被结缔组织包绕，构成肝蒂，有肝门静脉、肝固有动脉、肝左管、肝右管、淋巴管和神经等。

20.腹膜腔：壁腹膜和脏腹膜相互返折移行，共同围成不规则的潜在性腔隙，称腹膜腔，腔内含有少量浆液。

21.腹膜内位器官：脏器表面几乎都被腹膜包裹的器官称腹膜内位器官。如：胃、十二指肠上部、空肠、回肠、盲肠、阑尾、横结肠、乙状结肠、脾、卵巢和输卵管等。

22.腹膜间位器官：脏器表面大部分被腹膜包裹的器官称腹膜间位器官。如：肝、胆囊、升结肠、降结肠、子宫、膀胱和直肠上段等。

23.腹膜外位器官：脏器仅有一面被腹膜覆盖的器官称腹膜外位器官。如肾、肾上腺、输尿管，十二指肠降部、水平部和升部，直肠中、下段及胰等。

24.小网膜：小网膜是由肝门移行到胃小弯和十二指肠上部的双层腹膜结构。分为肝胃韧带和肝十二指肠韧带两部分。

25.大网膜：大网膜是连于胃大弯和横结肠之间的双层腹膜返折，形似围裙，遮盖于空、回肠和横结肠的前方。

26.网膜囊：网膜囊是小网膜和胃后壁与腹后壁的腹膜之间的一个扁窄间隙，又称小腹膜腔，是腹膜腔的一部分。

27.网膜孔：小网膜的右缘游离，其后为网膜孔，孔径仅可容纳1～2指通过，是网膜囊和大腹膜腔之间的唯一通道。

28.直肠膀胱陷凹：男性在直肠与膀胱之间有直肠膀胱陷凹。男性站立或坐位时，是腹膜腔的最低点，故腹膜腔内的积液多聚集于此。

29.直肠子宫陷凹：女性在直肠与子宫之间有直肠子宫陷凹。女性站立或坐位时，是腹膜腔的最低点，故腹膜腔内的积液多聚集于此。与阴道后穹仅隔阴道后壁和腹膜。

三、填空题

1.腹上　季肋　腹外侧　耻　腹股沟

2.胸骨线　锁骨中线　肩胛骨

3.口　咽　食管　胃　十二指肠

4.腭帆游离缘　会厌上缘　鼻咽　口咽　喉咽

5.丝状乳头　菌状乳头　轮廓乳头

6.牙质　釉质　牙骨质　牙髓

7.切牙　尖牙　前磨牙　磨牙

8.硬腭　软腭

9.腮腺　下颌下腺　舌下腺

10.贲门部　胃底　幽门部　胃体

11.胰头　上部　降部　水平部　升部

12.十二指肠大乳头　胆总管　胰管

13.结肠带　结肠袋　肠脂垂

14.升结肠　横结肠　降结肠　乙状结肠

15.直肠会阴曲　直肠骶曲

16.肝左管　肝右管　肝总管　胆囊管　胆总管　胆囊

17.壁腹膜　脏腹膜

18.输卵管腹腔口　输卵管　子宫　阴道

19.腹膜内位器官　腹膜外位器官　腹膜间位器官

20.胃　空肠　回肠　盲肠

21.肝　胆囊　子宫　膀胱

22.肾　输尿管　胰　十二指肠降部

23.直肠膀胱陷凹　膀胱子宫陷凹　直肠子宫陷凹

四、简答题

1.答：大唾液腺由腮腺、下颌下腺、舌下腺3大腺体组成。其中腮腺通过腮腺导管开口于平对上颌第2磨牙的颊黏膜上的腮腺管乳头。下颌下腺借导管开口于舌下阜。舌下腺借舌下腺大导管开口于舌下阜，借舌下腺小导管开口于舌下襞表面。

2.答：食管有3处狭窄，第1狭窄为食管的起始处，相当于第6颈椎体下缘水平，距中切牙15cm；第2狭窄为食管在支气管的后方与其交叉处，相当于第4、5胸椎体之间水平，距中切牙25cm；第3狭窄为食管通过膈的食管裂孔处，相当于第 10 胸椎水平，距中切牙约 40cm。3 个狭窄处是异物容易滞留及食管癌的好发部位。

3. 答：胃的形态受体位、体形、年龄、性别和胃的充盈状态等多种因素的影响。胃在充盈时呈球囊形，在完全空虚时呈管状。胃分为 4 部分，即贲门附近的部分为贲门部；贲门平面以上，向左上方膨出的部分为胃底；自胃底向下至角切迹处的中间大部分为胃体；胃体下界与幽门之间的部分为幽门部。

4. 答：胆汁由肝细胞产生后，经肝左管、肝右管输送到肝总管，胆囊管进入胆囊内贮存。进食后，尤其是进食高脂肪食物，在神经体液因素调节下，胆囊收缩，肝胰壶腹括约肌舒张，使胆汁自胆囊经胆囊管、胆总管、肝胰壶腹、十二指肠大乳头，排入十二指肠腔内。

5. 答：阑尾一般常与盲肠一起位于右髂窝内，但变化较大。国人阑尾的位置以回肠后位和盲肠后位多见，由于结肠的三条结肠带均在阑尾根部集中，故沿结肠带向下追踪，是手术中寻找阑尾的可靠方法。

6. 答：腹部九分法是通过两条横线和两条垂线把腹部分为九个区。通过左、右肋弓最低点的连线和左、右两侧髂结节的连线把腹部分成上、中、下 3 部，再通过左、右腹股沟韧带中点各作一垂线，把腹部分成九个区，即腹上区，左、右季肋区，脐区，左、右腰区，耻区，左、右髂区。

7. 答：胆总管由肝总管和胆囊管汇合而成，在肝十二指肠韧带内下行于肝固有动脉的右侧、肝门静脉的前方，向下经十二指肠上部的后方，降至胰头后方，再转向十二指肠降部中份，在此处的十二指肠后内侧壁与胰管汇合，形成肝胰壶腹开口于十二指肠大乳头。

8. 答：食物→口裂→口腔前庭→固有口腔→咽峡→口咽→喉咽→食管→贲门→胃底→胃体→幽门→十二指肠（上部、降部、水平部、升部）→空、肠→盲肠→升结肠→横结肠→降结肠→乙状结肠→直肠→肛管→肛门。

9. 答：十二指肠升部与空肠相移行处形成十二指肠空肠曲，由十二指肠悬肌（Treitz 韧带）连于右膈脚，十二指肠悬肌是一个重要标志，手术时用以确定空肠的起始部。

10. 答：结肠具有形态上的三个特征：结肠带、结肠袋、肠脂垂；小肠则没有。

11. 答：根据脏器被腹膜覆盖范围大小的不同，可将腹盆腔脏器分为 3 类：腹膜内位器官（如十二指肠上部、空肠、回肠等）、腹膜间位器官（如肝、胆囊、子宫、膀胱等）和腹膜外位器官（肾、肾上腺、输尿管等）。

12. 答：小网膜是自肝门向下移行至胃小弯和十二指肠上部的双层腹膜结构。其左侧部从肝门至胃小弯，称肝胃韧带；右侧连接肝门与十二指肠上部，称十二指肠韧带。

13. 答：男性在膀胱与直肠之间有直肠膀胱陷凹。女性在膀胱与子宫之间有膀胱子宫陷凹；直肠与子宫之间有直肠子宫陷凹，与阴道后穹间仅隔以薄的阴道壁。站立或半卧位时，男性直肠膀胱陷凹和女性直肠子宫陷凹是腹膜腔最低部位，故积液多存于这些陷凹内。

第六章 呼吸系统

重点

①呼吸系统的组成；上呼吸道、下呼吸道的组成。②鼻腔的分部及各部的形态结构；鼻旁窦的位置和开口。③喉的位置；喉的软骨、连结；喉腔的形态、结构。④气管位置和构造特点；左、右支气管形态差别。⑤肺的形态、位置和分叶。⑥胸膜和胸膜腔的概念；体表投影；胸膜的分部及胸膜窦的位置。

内容精讲

机体在进行新陈代谢过程中，经呼吸系统（respiratory system）不断地从外界吸入氧，由循环系统将氧运送至全身的组织和细胞，同时将产生的二氧化碳排出体外，因此呼吸系统由气体通行的呼吸道和气体交换的肺所组成。呼吸道由鼻、咽、喉、气管和各级支气管所组成。从鼻到喉这一段称上呼吸道；气管和各级支气管为下呼吸道。其中，鼻是气体出入的门户，又是感受嗅觉的感受器官；咽不仅是气体的通道，还是食物的通道；喉还兼有发音功能。

胸膜和纵隔与肺共同位于胸腔彼此连结，它们不仅在结构上紧密相连，在功能上也密切相关。故要更好理解呼吸系统的结构和功能也必须掌握好胸膜和纵隔这部分内容。

第一节 鼻

鼻（nose）是呼吸道的起始部分，也是嗅觉器官，分外鼻、鼻腔和鼻旁窦 3 部分。

一、外鼻

外鼻（external nose）位于面部中央，以骨和软骨为支架，外覆皮肤，内覆黏膜。外鼻上部狭窄，位于两眶之间，称为鼻根。向下延伸为隆起的鼻背，鼻背下端突出部分称鼻尖，尖的两侧扩大称鼻翼，当呼吸困难时，可见鼻翼扇动。外鼻下方的一对开口为鼻孔。

二、鼻腔

鼻腔（nasal cavity）由骨和软骨及其表面被覆的黏膜和皮肤构成，被鼻中隔分隔为左、右鼻腔。鼻腔向前以鼻孔通外界，向后以鼻后孔通鼻咽部。以鼻阈为界分为鼻前庭和固有鼻腔。鼻中隔由筛骨垂直板、梨骨及鼻中隔软骨及被覆黏膜构成，通常偏向一侧。其前下份血管丰富、位置表浅，90％的鼻出血发生于此区，称易出血区（Little 区）。

鼻腔外侧壁结构：有上、中、下 3 个鼻甲及其下方的上、中、下 3 个鼻道，上鼻甲的后上方有最上鼻甲。上鼻甲或最上鼻甲的后上方与蝶骨体之间的凹陷，称蝶筛隐窝，有蝶窦开口；中鼻道内有半月裂孔，称筛漏斗；下鼻道内有鼻泪管开口。

鼻腔黏膜：分为嗅区和呼吸区。嗅区为上鼻甲与其相对的鼻中隔及两者上方鼻腔顶部的鼻黏膜区域，内有嗅细胞分布。呼吸区为嗅区以外的鼻腔黏膜，有丰富的静脉丛和鼻腺。

三、鼻旁窦

鼻旁窦（paranasal sinuses）是鼻腔周围的一些颅骨中有含气的空腔，与鼻腔相通。鼻旁窦共 4 对，包括额窦、上颌窦、筛窦和蝶窦。

（一）额窦

额窦（frontal sinus）位于额骨眉弓深面，额骨内外板之间，左右各一，开口于中鼻道。

（二）筛窦

筛窦（ethmoidal sinus）位于筛骨迷路内，每侧有 3～18 个，分前筛窦、中筛窦和后筛窦 3 群。前筛窦、中筛窦开口于中鼻道，后筛窦开口于上鼻道。

（三）蝶窦

蝶窦（sphenoidal sinus）位于蝶骨体内，分左、右两腔，分别开口于左、右蝶筛隐窝。

（四）上颌窦

上颌窦（maxillary sinus）位于上颌骨体内，开口于中鼻道。

第二节　喉

喉（larynx）位于颈前部中份，上借甲状舌骨膜与舌骨相连，向下与气管相续，前邻舌骨下肌群，后邻咽，两侧邻颈部大血管、神经及甲状腺侧叶。女性比男性稍高，小儿比成人高，老年人则较低。

一、喉软骨

（一）甲状软骨

甲状软骨（thyroid cartilage）由两块甲状软骨板合成，构成喉前壁和外侧壁。其主要结构有前角、喉结、上切迹、上角、下角 。

（二）环状软骨

环状软骨（cricoid cartilage）位于甲状软骨的下方，呈环形，由前方的环状软骨弓和后方的环状软骨板构成。环状软骨是呼吸道中唯一完整的软骨环，对支撑呼吸道、保持呼吸道通畅有重要作用。环状软骨弓平对第 6 颈椎。

（三）会厌软骨

会厌软骨（epiglottic cartilage）位于舌骨体后方，上宽下窄，似树叶状，下端借甲状会厌韧带连于甲状软骨前角内面上部。会厌软骨被覆黏膜构成会厌。

（四）杓状软骨

杓状软骨（arytenoid cartilage）成对，位于环状软骨板上缘两侧，呈三面锥体形，尖向上，底向下，底向前的突起称声带突，向外侧的突起称肌突。

二、喉的连结

（一）甲状舌骨膜

甲状舌骨膜（thyrohyoid membrane）连于舌骨与甲状软骨上缘之间的结缔组织膜，分为中部的甲状舌骨正中韧带和两侧的甲状舌骨外侧韧带。

（二）环甲关节

环甲关节（cricothyroid joint）由甲状软骨下角和环状软骨板侧部的甲关节面构成，可沿冠状轴上做前倾、复位运动，使声带紧张与松弛。

（三）环杓关节

环杓关节（cricoarytenoid joint）由杓状软骨底和环状软骨板上缘的杓关节面构成，可围绕垂直轴做旋内、旋外的运动，使声门缩小和开大。

（四）方形膜

方形膜（quadrangular membrane）呈斜方形，起自会厌软骨侧缘和甲状软骨前角后面，向后附着于杓状软骨前内侧缘，其下缘游离称前庭韧带。

（五）弹性圆锥

弹性圆锥（conus elasticus）是圆锥形的弹性纤维膜，起自甲状软骨前角后面，向下、向后附着于环状软骨上缘和杓状软骨声带突之间。弹性圆锥上缘游离增厚，连于甲状软骨和声带突之间，称声韧带；前面正中增厚称环甲正中韧带，为急性喉阻塞时急救穿刺的部位。

（六）环状软骨气管韧带

环状软骨气管韧带（cricotracheal ligament）连于环状软骨与第 1 气管环软骨之间。

三、喉肌

喉肌（muscle of larynx）具有紧张或松弛声带、缩小或开大声门裂以及缩小喉口的作用，按作用分为如下几类。

紧张声带：环甲肌（cricothyroid muscle）、环杓后肌（posterior cricoarytenoid muscle）。环甲肌是唯一的一对喉外肌群，起于环甲软骨弓前外侧面，肌束斜向后上方，止于甲状软骨下角的下缘。环杓后肌成对，起于环状软骨板后面，斜向外上方，止于同侧杓状软骨的肌突。

松弛声带：甲杓肌（thyroarytenoid muscle）。上部肌束位于前庭韧带外侧，下部肌束位于声襞内，声韧带的外侧，称声带肌。

开大声门：环杓后肌。

缩小声门：环杓侧肌（lateral cricoarytenoid muscle）、杓横肌、甲杓肌。

缩小喉口：杓斜肌、杓会厌肌。

四、喉腔

喉腔（laryngeal cavity）是由喉软骨、韧带、纤维膜、喉肌和喉黏膜围成的管腔。喉腔上方通过喉口通喉咽，下通气管。

（一）喉口

喉口（aditus laryngis）是喉腔的上口，朝向后上方，由会厌上缘、杓状会厌襞和杓间切迹围成。

两襞：喉腔侧壁上方有一对黏膜皱襞，称前庭襞（vestibular fold），下方的一对黏膜皱襞，称声襞（vocal fold）。声襞张于甲状软骨前角后面与杓状软骨声带突之间；声带由声韧带、声带肌和声襞构成。

两裂：两侧前庭襞之间的裂隙，称前庭裂（rima vestibuli）；两侧声襞及杓状软骨基底部之间的裂隙，称声门裂（fissure of glottis），是喉腔最狭窄处。声门裂前 2/3 在两侧声带之间为膜间部，后 1/3 位于两侧杓状软骨底和声带突之间为软骨间部。声带和声门裂合称为声门（glottis）。

（二）喉前庭

喉前庭（laryngeal vestibule）是喉口至前庭裂平面之间的部分，上宽下窄，前壁中央有会厌结节。

（三）喉中间腔

喉中间腔（intermediate cavity of larynx）是前庭裂平面至声门裂平面之间的部分，向两侧延伸至前庭襞和声襞之间的梭形隐窝，称喉室（ventricle of larynx）。

（四）声门下腔

声门下腔（infraglottic cavity）是声门裂平面至环状软骨下缘的部分，上窄下宽。其黏膜下组织疏松，炎症时易水肿，导致喉阻塞，从而产生呼吸困难。

第三节　气管与支气管

一、气管

气管（trachea）位于颈部前正中，食管前方，下行入胸腔，上接环状软骨。由 14～17 个"C"形软骨环构成，后部由平滑肌和结缔组织膜构成膜壁。分颈部和胸部，颈部上起环状软骨，下至胸骨颈静脉切迹，气管切开在第 3～5 气管软骨环处进行；胸部从胸骨颈静脉切迹至第 4 胸椎下缘（胸骨角平面）分左、右支气管，分叉处称气管杈，内面呈半月形向上凸的纵嵴称气管隆嵴，略偏向左侧。

二、支气管

左主支气管（left principal bronchus）：细、长、倾斜。

右主支气管（right principal bronchus）：粗、短、较直，气管异物进入右主支气管。

第四节　肺

肺（lungs）为呼吸系统最重要的器官，是进行气体交换的场所。肺位于胸腔内，纵隔的两侧，表面被覆脏胸膜。正常肺质柔软呈海绵状，幼儿肺的颜色呈淡红色，随年龄增长，空气中的尘埃吸入肺内，逐渐变成灰色至黑紫色。

一、肺的形态

肺呈圆锥形，左肺狭长，右肺略宽短，包括一尖、一底、三面、三缘。

1. 肺尖　圆钝，伸向颈根部，高出锁骨中、内 1/3 交界处上方 2.5cm。

2. 肺底　又称膈面，稍向上凹陷。

3. 三面　肋面：与胸廓的外侧壁、后壁相邻。纵隔面：中部有椭圆形凹陷，称肺门，有支气管、肺动脉、肺静脉、支气管动脉、支气管静脉、神经和淋巴管出入，出入肺门的结构被结缔组织包绕，构成肺根。膈面：即肺底，与膈相邻。

肺根内结构的排列：

（1）从前向后　肺静脉、肺动脉、支气管。

（2）从上向下　左肺根：肺动脉、支气管、肺静脉；右肺根：支气管、肺动脉、肺静脉。

4. 三缘　前缘为肋面与纵隔面在前方移行处，锐薄，左肺前缘下部有心切迹，切迹下方为左肺小舌；后缘为肋面与纵隔面在后方移行处；下缘为膈面与肋面、纵隔面的移行处。

5. 分叶　左肺被斜裂分为上、下两叶；右肺被斜裂和水平裂分为上、中、下三叶。

二、胎儿肺与成人肺的区别

胎儿肺未经呼吸的肺内不含空气，比重较大（1.045～1.056），入水则下沉。法医学上常借此判断新生儿是生前死亡或生后死亡。

三、支气管树

气管的分支：气管（一级支气管）→肺叶支气管（二级支气管）→肺段支气管（三级支气

管)→反复分支，形成支气管树（bronchial tree）。支气管分支可达 23～25 级，最后连于肺泡。

四、支气管肺段

每个肺段支气管及其所属的肺组织，称为支气管肺段（bronchopulmonary segments），简称肺段。肺动脉与支气管伴行进入肺段，肺静脉的属支位于肺段之间。每个肺段呈圆锥形，尖端朝向肺门，底达肺表面。左肺分 8 个肺段，右肺分 10 个肺段。

第五节 胸 膜

胸膜（pleura）是一层覆于胸壁内面和肺表面的浆膜，薄而光滑，可分为脏、壁两层。脏胸膜紧贴于肺的表面并伸入肺裂内，构成肺外膜，与肺结合紧密且不易分离。壁胸膜贴于胸壁内面、膈的上面和纵隔侧面。脏胸膜和壁胸膜在肺根处相互移行，在左、右两肺周围各形成一个完全封闭的潜在性腔隙，称胸膜腔。腔内呈负压，有少量浆液，可减少呼吸时胸膜间的摩擦。

一、壁胸膜

壁胸膜（parietal pleura）按其所覆盖的部位可分 4 部分。

1. 肋胸膜（costal pleura） 衬贴于胸壁内面。

2. 膈胸膜（diaphragmatic pleura） 覆盖于膈上面。

3. 纵隔胸膜（mediastinal pleura） 衬贴在纵隔两侧面，在中部包绕肺根移行于脏胸膜。

4. 胸膜顶（cupula of pleura） 覆盖于肺尖上方，高出锁骨中、内 1/3 交界处上方 2.5cm。故行臂丛麻醉或穿刺时，为防止刺破胸膜顶和肺尖，进针点应高于锁骨上 4cm。

二、脏胸膜

脏胸膜（visceral pleura）被覆于肺表面。

肺韧带由纵隔胸膜和脏胸膜在肺根下方相互移行，前、后两层重叠而形成，连于纵隔外侧面与肺内侧面之间。

三、胸膜腔

胸膜腔（pleural cavity）是脏胸膜和壁胸膜相互移行，形成一个封闭的胸膜间隙，呈负压，有少量浆液，可减少呼吸时脏胸膜和壁胸膜之间的摩擦。

四、胸膜隐窝

胸膜隐窝（pleural recesses）是不同部位的壁胸膜相互移行转折之处的胸膜腔，即使在深吸气时，肺缘也不能充满此空间，胸膜腔的这部分称胸膜隐窝，主要有两个。

1. 肋纵隔隐窝（costomediastinal recess） 位于心包处的纵隔胸膜与肋胸膜转折处的间隙。

2. 肋膈隐窝（costodiaphragmatic recess） 肋胸膜与膈胸膜转折处的胸膜隐窝，当深吸气时肺下缘也不能充满其内，是胸膜腔的最低部位，胸腔积液多聚积于此。

五、胸膜与肺的体表投影（表 6-1）

表 6-1　胸膜与肺的体表投影

项目	锁骨中线	腋中线	肩胛线	脊柱旁
肺下界	第 6 肋	第 8 肋	第 10 肋	平第 10 胸椎棘突
胸膜下界	第 8 肋	第 10 肋	第 11～12 肋	平第 12 胸椎棘突

第六节　纵　隔

纵隔（mediastinum）是两侧纵隔胸膜之间的全部器官、结构及结缔组织的总称。

纵隔前界是胸骨；后界是脊柱胸段；两侧界是纵隔胸膜；上界是胸廓上口；下界是膈 。四分法分区：以胸骨角平面分上纵隔和下纵隔，下纵隔又以心包为界，分为前纵隔、中纵隔和后纵隔。

一、上纵隔

主要内容：胸腺、头臂静脉、上腔静脉、膈神经、迷走神经、喉返神经、主动脉弓及三大分支（头臂干、左颈总动脉和左锁骨下动脉）、气管、食管、胸导管和淋巴结。

二、下纵隔

1. 前纵隔内容　胸腺、纵隔前淋巴结及疏松结缔组织。

2. 中纵隔内容　心包、心及出入的大血管、奇静脉弓、膈神经、心包膈血管及淋巴结。

3. 后纵隔内容　主支气管、食管、胸导管、胸主动脉及分支、奇静脉、半奇静脉、迷走神经、胸交感干和淋巴结。

同步练习

一、选择题

A 型题

1. 易出血区位于（　　）。
   A. 上鼻甲　　　　　　　B. 中鼻甲　　　　　　　C. 下鼻甲
   D. 鼻中隔后上份　　　　E. 鼻中隔前下份

2. 不属于中鼻道的结构是（　　）。
   A. 鼻泪管开口　　　　　B. 上颌窦开口　　　　　C. 半月裂孔
   D. 筛漏斗　　　　　　　E. 筛泡

3. 开口于上鼻道的鼻旁窦是（　　）。
   A. 蝶窦　　　　　　　　B. 前筛窦、中筛窦　　　C. 后筛窦
   D. 额窦　　　　　　　　E. 上颌窦

4. 上呼吸道最狭窄处为（　　）。
   A. 鼻后孔　　　　　　　B. 喉口　　　　　　　　C. 前庭裂
   D. 声门裂　　　　　　　E. 喉与气管交界处

5. 在喉口两侧异物易滞留的部位是（　　）。
   A. 咽隐窝　　　　　　　B. 扁桃体窝　　　　　　C. 梨状隐窝
   D. 会厌谷　　　　　　　E. 以上都不是

6. 有关左主支气管的叙述，正确的是（　　）。
   A. 比右主支气管短　　　B. 在奇静脉的下方通过　　C. 位于食管胸部之后
   D. 在左肺动脉下方到肺门　　E. 在第4、5胸椎平面由气管分出的第1级支气管

7. 肺根部的毗邻是（　　）。
   A. 右肺根上方为主动脉弓跨过　　　　　　B. 左肺根上方有奇静脉跨过

C. 肺根后方有膈神经   D. 肺根前方有迷走神经

E. 肺根下方有肺韧带

8. 紧张声带的喉肌是（　　　）。

  A. 甲杓肌   B. 环甲肌   C. 杓斜肌

  D. 环杓侧肌   E. 杓横肌

9. 对纵隔的描述，正确的是（　　　）。

  A. 位于腹膜腔内   B. 下界是腹内筋膜   C. 容纳心、肺

  D. 两侧界是纵隔胸膜   E. 两侧界是胸内筋膜

10. 胸膜下界在锁骨中线处相交于（　　　）。

  A. 第 6 肋   B. 第 8 肋   C. 第 10 肋

  D. 第 9 肋   E. 上述全不正确

11. 开口于下鼻道的结构是（　　　）。

  A. 咽鼓管咽口   B. 鼻泪管   C. 上颌窦

  D. 额窦   E. 蝶窦

12. 声韧带的形成是在（　　　）。

  A. 甲状舌骨膜   B. 方形膜上缘   C. 弹性圆锥上缘

  D. 方形膜下缘   E. 弹性圆锥下缘

13. 喉室位于（　　　）。

  A. 两前庭襞之间   B. 两声襞之间   C. 前庭襞与声襞之间

  D. 喉前庭内   E. 声门下腔内

14. 肺尖（　　　）。

  A. 超出锁骨中、内 1/3 交界处上方 2.5cm   B. 超出锁骨中、外 1/3 交界处上方 2.5cm

  C. 超出锁骨外 1/3 上方 2.5cm   D. 与锁骨平面一致

  E. 在锁骨以下

15. 胸膜腔（　　　）。

  A. 由膈胸膜和肋胸膜围成   B. 内有左、右肺   C. 左右相互连通

  D. 由纵隔胸膜和肋胸膜围成   E. 是一个封闭的胸膜腔隙，呈负压

16. 喉口（　　　）。

  A. 朝向前下方   B. 由声襞围成   C. 由前庭襞围成

  D. 由环状软骨围成   E. 由会厌上缘、杓状会厌襞和杓间切迹围成

B 型题

  A. 奇静脉   B. 主动脉弓   C. 心

  D. 心包   E. 升主动脉

1. 属于上纵隔的结构是（　　　）。

2. 属于后纵隔的结构有（　　　）。

  A. 额窦   B. 蝶窦   C. 上颌窦

  D. 前筛窦   E. 后筛窦

3. 开口于上鼻道的鼻旁窦有（　　　）。

4. 开口于蝶筛隐窝的鼻旁窦有（　　　）。

  A. 最上鼻道   B. 上鼻道   C. 中鼻道

  D. 下鼻道   E. 蝶筛隐窝

5. 额窦开口于（　　）。

6. 鼻泪管开口于（　　）。

    A. 第 2～4 气管软骨　　　　　B. 第 8 胸椎　　　　　　　C. 第 4 胸椎下缘

    D. 第 12 胸椎　　　　　　　　E. 第 1 腰椎

7. 气管杈平对（　　）。

8. 甲状腺峡平对（　　）。

    A. 胸腺三角　　　　　　　　　B. 心包三角　　　　　　　C. 两者均是

    D. 两者均否

9. 为无胸膜区的是（　　）。

10. 心包穿刺部位为（　　）。

11. 胸膜腔穿刺部位为（　　）。

    A. 气管　　　　　　　　　　　B. 气管杈　　　　　　　　C. 左主支气管

    D. 右主支气管　　　　　　　　E. 肺段支气管

12. 内有气管隆嵴的是（　　）。

13. 为气管第 3 级分支的是（　　）。

14. 上方有主动脉弓跨过的是（　　）。

    A. 上纵隔　　　　　　　　　　B. 后纵隔　　　　　　　　C. 两者均是　　　　　　D. 两者均否

15. 气管位于（　　）。

16. 食管位于（　　）。

17. 胸导管位于（　　）。

    A. 左肺　　　　　　　　　　　B. 右肺　　　　　　　　　C. 两者均是　　　　　　D. 两者均否

18. （　　）纵隔面中部为肺门。

19. （　　）位于胸膜腔内。

20. （　　）有水平裂。

21. （　　）有斜裂。

22. （　　）分为 2 叶。

23. （　　）分为 3 叶。

二、名词解释

1. 声门裂　2. 肺门　3. 胸膜隐窝　4. 肋膈隐窝　5. 胸膜腔　6. 支气管肺段　7. 纵隔　8. 鼻旁窦　9. 肺根　10. 气管隆嵴

三、填空题

1. 上呼吸道包括_____、_____和_____；下呼吸道包括_____和_____。

2. 鼻腔分为_____和_____两部分，向前以_____通外界，向后经_____通_____。

3. 开口于中鼻道的鼻旁窦是_____、_____、_____和_____。

4. 成对的喉软骨是_____，不成对的是_____、_____、_____。

5. 喉腔以_____和_____分为_____、_____和_____ 3 部分。

6. 气管异物易进入_____，因为_____；气管切开在_____。

7. 出入肺门的结构是_____、_____、_____、_____、_____、_____和_____。

8. 肺根内结构从前向后依次为_____、_____和_____。

9. 壁胸膜分为_____、_____、_____和_____ 4 部分。

10. 纵隔前界是_____、后界是_____、两侧界是_____、上界是_____、下界是_____。

四、简答题

1. 三个鼻道内各有什么开口？
2. 左、右主支气管有什么区别？有何临床意义？
3. 壁胸膜分为哪几部分？
4. 喉腔分为哪几部？其标志是什么？

五、论述题

1. 喉的关节有哪些？各有何功能？
2. 试述肺和胸膜下界的投影。
3. 试述肺的形态、分叶。
4. 试述左肺的体表投影。
5. 试述肺的分段。

参考答案

一、选择题

A 型题

1. E　2. E　3. C　4. C　5. C　6. E　7. E　8. B
9. D　10. B　11. B　12. C　13. C　14. A　15. E
16. E

B 型题

1. B　2. A　3. E　4. B　5. C　6. D　7. A　8. C
9. C　10. B　11. D　12. B　13. E　14. C　15. A
16. C　17. C　18. B　19. C　20. B　21. C　22. A
23. B

二、名词解释

1. 声门裂：声门裂是两侧声襞及杓状软骨底部之间的裂隙，是喉腔最狭窄的部位。

2. 肺门：肺纵隔面中央凹陷处称肺门，是主支气管、肺动脉、肺静脉、淋巴管和神经等进出肺的地方。

3. 胸膜隐窝：胸膜隐窝是壁胸膜相互移行转折之处的胸膜腔，即使在深吸气时，肺下缘也不能充满此空间。

4. 肋膈隐窝：肋膈隐窝是肋胸膜与膈胸膜相互转折之处的胸膜隐窝，在深吸气时，肺下缘也不能充满其内，是胸膜腔的最低部位，胸腔积液常聚积于此处。

5. 胸膜腔：胸膜腔位于肺的周围，是脏胸膜与壁胸膜在肺根处相互转折、移行，形成的密闭、潜在性的腔隙，内有少量浆液，呈负压。

6. 支气管肺段：支气管肺段是每一肺段支气管的分支及其所属的肺组织形成的一个尖向肺门、底朝向肺表面的锥形结构，简称肺段。右肺分为 10 个肺段、左肺分为 8 个肺段。

7. 纵隔：纵隔是左右两侧纵隔胸膜之间全部器官、结构和结缔组织的总称。

8. 鼻旁窦：鼻旁窦是位于鼻腔周围的上颌骨、额骨、蝶骨及筛骨内的含气空腔，包括额窦、蝶窦、筛窦和上颌窦。它们都开口于鼻腔，对发音起共鸣作用，且有减轻颅骨重量等作用。

9. 肺根：在肺的内侧面，由结缔组织包绕出入肺门的主支气管、肺血管、淋巴管和神经等，外包胸膜脏层而形成的结构称肺根。

10. 气管隆嵴：气管杈内面有一向上突出的半月形纵嵴，称气管隆嵴，常略偏向左侧，是气管镜检查的定位标志。

三、填空题

1. 鼻　咽　喉　气管　各级支气管
2. 鼻前庭　固有鼻腔　鼻孔　鼻后孔　鼻咽部
3. 上颌窦　额窦　前筛窦　中筛窦
4. 杓状软骨　甲状软骨　会厌软骨　环状软骨
5. 前庭襞　声襞　喉前庭　喉中间腔　声门下腔
6. 右支气管　右支气管粗、短、较直　第 3～5 气管软骨环处
7. 支气管　肺动脉　肺静脉　支气管动脉　支气管静脉　神经　淋巴管
8. 肺静脉　肺动脉　支气管
9. 肋胸膜　膈胸膜　纵隔胸膜　胸膜顶

10.胸骨 脊柱胸段 纵隔胸膜 胸廓上口 膈

四、简答题

1.答：上鼻道内有后筛窦开口；中鼻道内有上颌窦，额窦，前筛窦、中筛窦开口；下鼻道内有鼻泪管开口。

2.答：左主支气管较细长，走向倾斜；右主支气管较粗短，走向略直。气管异物易进入右主支气管内。

3.答：胸膜分为壁胸膜和脏胸膜。壁胸膜按所附着部位分为肋胸膜、膈胸膜、纵隔胸膜、胸膜顶4部分。

4.答：喉腔分为喉前庭、喉中间腔、声门下腔3部。喉前庭位于喉口至前庭裂平面之间的部分。喉中间腔位于前庭裂平面至声门裂平面之间的部分。声门下腔位于声门裂平面至环状软骨下缘之间的部分。

五、论述题

1.答：喉的关节有环甲关节和环杓关节。环甲关节由环状软骨的甲关节面和甲状软骨下角构成，在环甲肌牵引下，甲状软骨在冠状轴上做前倾、复位运动，使声带紧张和松弛，同时也可使声门裂缩小和开大。环杓关节由环状软骨板的杓关节面和杓状软骨底的关节面构成。杓状软骨可沿该关节垂直轴做向内、外侧旋转和左右滑行运动，使声门开大和缩小。

2.答：肺下界在锁骨中线与第6肋相交，腋中线与第8肋相交，肩胛线与第10肋相交，脊柱旁平第10胸椎棘突。胸膜下界在锁骨中线与第8肋相交，腋中线与第10肋相交，肩胛线与第11肋或第12肋

相交，脊柱旁平第12胸椎棘突。

3.答：肺呈圆锥形。肺尖突至颈根部，超过锁骨内侧1/3上方2.5cm。肺底又称膈面，凹向上。外侧面又称肋面，较圆凸，邻肋和肋间隙。内侧面又称纵隔面，中部有长圆形的凹陷，称肺门，有支气管、肺动脉、肺静脉、支气管动脉、支气管静脉、神经和淋巴管通过。出入肺门的结构，被结缔组织包绕，构成肺根。肺前缘和下方锐利，左肺前缘下份有心切迹，其下方突起称左肺小舌。肺后缘圆钝。左肺被斜裂分为上、下两叶，右肺被斜裂和水平裂分为上、中、下三叶。

4.答：①肺尖：位于颈根部，高出左侧锁骨内侧1/3上方2~3cm。②前界：自肺尖的内侧向内下方，经左侧胸锁关节后方至第2胸肋关节的水平靠扰于中线，然后垂直下行，当行至左侧第4胸肋关节处急转向外，沿第4肋软骨下缘水平行向外，于胸骨旁线处转向下行，至第6肋软骨中点移行于下界。③下界：在锁骨中线与第6肋相交，腋中线与第8肋相交，肩胛线与第10肋相交，在邻近后正中线处（脊柱旁）平第10胸椎的水平。

5.答：右肺有10个肺段，上叶3段：尖段、后段、前段；中叶2段：外侧段、内侧段；下叶5段：上段、内侧底段、前底段、外侧底段、后底段。左肺有8~10个肺段，上、下叶各5个肺段，由于上叶尖段支气管与后段支气管共干，下叶内侧底段支气管与前底段支气管共干，故肺段合并为尖后段和内侧前底段，此时左肺则只有8个肺段，上叶2段：尖后段、前段；中叶2段：外侧段、内侧段；下叶4段：上段、内侧前底段、外侧底段、后底段。

第七章　泌尿系统

 重点

①肾的形态、构造及位置；肾的被膜。②输尿管的形态、分部；输尿管的3个狭窄。③膀胱的形态、位置；膀胱三角的界线、结构特点及主要意义。

泌尿系统（urinary system）由肾、输尿管、膀胱和尿道组成。其主要功能是排出机体新陈代谢中产生的废物和多余的水，保持机体内环境的平衡和稳定。肾产生尿液，输尿管输送尿液至膀胱贮存，尿道将尿液排出体外。

内容精讲

第一节　肾

一、肾的形态

肾（kidney）为实质性器官，左右各一，似蚕豆形。肾可分为两端、两面、两缘。

两端：上端宽而薄，下端窄而厚。

两面：前面较凸，朝向前外侧，后面较平，贴靠腹后壁。

两缘：外侧缘隆凸，内侧缘中部凹陷，有肾血管、淋巴管、神经和肾盂等出入，称肾门。出入肾门的结构合称为肾蒂（renal pedicle）。因下腔静脉靠中线右侧，故右侧肾蒂较左侧短。

肾蒂的结构排列关系：由前向后依次为肾静脉、肾动脉、肾盂。从上向下依次为肾动脉、肾静脉和肾盂。

肾门向肾实质内伸入，由肾实质围成的腔隙，为肾窦，内含肾血管、肾小盏、肾大盏、肾盂和脂肪组织等。

二、肾的位置与毗邻

肾位于腹膜后隙内，脊柱两侧，贴靠腹后壁。右肾低于左肾，左右肾上端靠近，下端分离，呈"八"字形。

以椎骨为标志，左肾上端平第11胸椎下缘，下端平第2腰椎下缘；右肾上端平第12胸椎上缘，下端平第3腰椎上缘；肾门约平第1腰椎，距正中线5cm；第12肋斜过左肾后面中部，右肾后面上部。竖脊肌的外缘与第12肋之间的夹角处，称肾区（renal region），又称脊肋角。肾病时触压和叩击该处可引起疼痛。

肾的毗邻：上端：邻肾上腺。前面：左肾与胃底、胰尾、空肠和结肠左曲相邻；右肾与肝右叶、结肠右曲和十二指肠降部相邻。后面：上1/3与膈相邻，下2/3邻腰大肌、腰方肌和腹横肌。

三、肾的被膜

肾皮质表面覆盖着平滑肌纤维和结缔组织构成的肌织膜，它与肾实质紧密相连、不可分离，进入肾窦，衬覆于肾乳头以外的窦壁内。除肌织膜外，通常将肾的被膜由内向外分如下 3 层。

（一）纤维囊

为致密而坚韧的、包裹于肾实质表面的结缔组织膜。纤维囊与肾表面连结疏松，易与肾实质分离，病理情况下发生粘连不易分离。手术时需缝合此膜。

（二）脂肪囊

为纤维囊外面的脂肪组织，通过肾门与肾窦内的脂肪组织相连续，对肾起弹性垫的保护作用。

（三）肾筋膜

位于脂肪囊的外面，具有固定肾脏的功能。位于肾前、后面的筋膜分别称为肾前、肾后筋膜。两层向上包绕肾上腺在上方和外层相互融合，在下方两层分开，有输尿管通过。在肾的内侧，肾前筋膜与对侧前层相互延续，肾后筋膜与腰大肌筋膜融合。

肾的固定结构：肾被膜、肾血管、毗邻器官、腹内压及腹膜等对肾都有固定作用。当这些结构受损或病变时，可产生肾下垂或游走肾。

四、肾的结构

肾的冠状切面上，肾实质可分为肾皮质和肾髓质两部分。

1. 肾皮质（renal cortex）　位于浅层，血管丰富，伸入髓质肾锥体之间的部分称肾柱。

2. 肾髓质（renal medulla）　位于深部，由 15～20 个肾锥体构成，肾锥体的底朝向皮质；尖端圆钝，朝向肾窦，称肾乳头，2～3 个肾锥体合成一个肾乳头，肾乳头顶端有乳头孔，肾形成的尿液由乳头孔流入肾小盏内。肾小盏呈漏斗状，有 7～8 个，包绕肾乳头。2～3 个肾小盏合成 1 个肾大盏，2～3 个肾大盏汇合形成肾盂。肾盂呈前后扁平的漏斗状，出肾门后向下弯曲变细，移行为输尿管。

五、肾段血管与肾段

一个肾段动脉所分布区域的肾组织，称为肾段，每个肾分五个肾段：上段、上前段、下前段、下段和后段。肾段对肾疾病的诊断定位和部分切除有重要的临床意义。

第二节　输　尿　管

输尿管（ureter）为细长的肌性管道，起于肾盂下端，止于膀胱。输尿管按行程为 3 部：腹部、盆部和壁内部。

一、输尿管腹部

起自肾盂下端，经腰大肌前面下行，在小骨盆入口处，左侧跨过左髂总动脉，右侧跨过右髂外动脉进入盆腔。

二、输尿管盆部

从小骨盆入口处，先沿盆侧壁向后下，再经盆壁血管神经表面，在坐骨棘水平，向前至膀胱底外上方。在男性，有输精管后外方与之交叉。在女性，距子宫颈外侧 1.5～2cm 处与子宫动脉交叉，子宫动脉在前上方，输尿管在后下方。

三、输尿管壁内部

自膀胱底外上角向内下斜穿膀胱壁，开口于膀胱。

输尿管有 3 个狭窄：①上狭窄：肾盂与输尿管移行处；②中狭窄：与髂血管交叉处（经过小

骨盆上口处）；③下狭窄：输尿管壁内段。3 个狭窄是输尿管结石易滞留的部位。

第三节　膀　胱

膀胱（urinary bladder）是储存尿液的肌性囊状器官，其形状、大小和位置均随尿液充盈度而变化。

一、膀胱的形态

膀胱空虚时呈三棱锥体形，分 4 部分。

膀胱尖：朝向前上方。

膀胱底：呈三角形，朝向后下方。

膀胱体：尖与底之间。

膀胱颈：在膀胱下部，男性与前列腺接触，女性与尿生殖膈接触。

二、膀胱的内面结构

膀胱三角（trigone of bladder）：在膀胱底部，两侧输尿管口与尿道内口之间的区域，此处由于缺少黏膜下层，无论膀胱膨胀或收缩时，始终保持平滑，无黏膜皱襞，是膀胱结核和肿瘤的好发部位。

输尿管间襞：两侧输尿管口之间的横行皱襞，黏膜深面有横行的平滑肌束，是膀胱镜检时寻找输尿管口的标志。

膀胱垂：成年男性，膀胱三角前下部、尿道内口后方，因前列腺中叶推挤而形成微凸的纵行隆起。

三、膀胱的位置及毗邻

膀胱空虚时位于小骨盆腔内，膀胱尖不超过耻骨联合上缘，充盈时，膀胱腹膜上返折线可超过耻骨联合上方，此时在耻骨联合上方穿刺膀胱，不会伤及腹膜。儿童的位置高于成人，新生儿大部分位于腹腔内，随年龄增长位置渐下降。

前方：为耻骨联合，两者之间为膀胱前隙。后方：在男性为精囊腺、输精管壶腹和直肠；在女性为子宫和阴道。

第四节　尿　道

男性尿道见男性生殖系统。

女性尿道（female urethra）长约 5cm，起于尿道内口，与阴道前壁相邻，穿尿生殖膈，开口于阴道前庭的尿道外口，在女性尿道穿尿生殖膈处，有尿道括约肌、阴道括约肌环绕。

女性尿道特点：较男性尿道短、宽、直，仅有排尿功能。

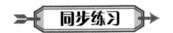 同步练习

一、选择题

A 型题

1. 肾窦内结构不包括（　　）。

　A. 肾小盏　　　　　　　　B. 肾大盏　　　　　　　　C. 肾盂

D. 肾柱　　　　　　　　　　　　E. 脂肪组织

2. 肾蒂内主要结构从前向后依次为（　　）。

　　A. 肾动脉、肾静脉、肾盂　　　　　　　　　B. 肾静脉、肾动脉、肾盂

　　C. 肾静脉、肾盂、肾动脉　　　　　　　　　D. 肾动脉、肾盂、肾静脉

　　E. 肾盂、肾动脉、肾静脉

3. 肾皮质形成的结构是（　　）。

　　A. 肾柱　　　　　　　　B. 肾锥体　　　　　　　　C. 肾乳头

　　D. 肾盂　　　　　　　　E. 乳头孔

4. 第 12 肋斜越（　　）。

　　A. 左肾后面上部　　　　B. 左肾后面中部　　　　C. 右肾后面中部

　　D. 左肾后面下部　　　　E. 右肾后面下部

5. 肾的位置（　　）。

　　A. 右肾高于左肾　　　　B. 左肾高于右肾　　　　C. 左右肾平行分列于脊柱的两侧

　　D. 肾门平第 2 腰椎　　　E. 肾为腹膜间位器官

6. 下列表述正确的是（　　）。

　　A. 肾乳头与肾小盏的数目相同　　　　　　　B. 肾皮质由肾锥体和肾柱构成

　　C. 肾大盏与肾盂的数目相同　　　　　　　　D. 肾大盏与肾乳头数目相同

　　E. 肾锥体底朝向肾窦

7. 肾的固定结构不包括（　　）。

　　A. 肾盂　　　　　　　　B. 肾被膜　　　　　　　　C. 肾血管

　　D. 邻近器官　　　　　　E. 腹内压

8. 关于输尿管行程的描述，错误的是（　　）。

　　A. 起于肾盂　　　　　　B. 经腰大肌前面下降　　　C. 子宫动脉横过输尿管前上方

　　D. 开口于膀胱体前方　　E. 左侧跨过髂总动脉，右侧跨过髂外动脉

9. 膀胱的分部没有（　　）。

　　A. 膀胱尖　　　　　　　B. 膀胱头　　　　　　　　C. 膀胱颈

　　D. 膀胱体　　　　　　　E. 膀胱底

10. 膀胱三角（　　）。

　　A. 位于两侧输尿管口与尿道内口之间　　　　B. 有较厚的黏膜下层

　　C. 始终保持黏膜皱襞　　　　　　　　　　　D. 黏膜不与肌层相连

　　E. 为 4 层结构

11. 关于膀胱的描述，正确的是（　　）。

　　A. 空虚时在成人超过耻骨联合上缘　　　　　B. 膀胱位于小骨盆腔后部

　　C. 膀胱随年龄增大而渐上升　　　　　　　　D. 膀胱上升时，腹膜也随之上移

　　E. 新生儿膀胱比成人小，不超过耻骨联合上缘

12. 关于输尿管的描述，正确的是（　　）。

　　A. 分为腹段、腰段、壁内段　　　　　　　　B. 在女性盆腔内位于子宫动脉前上方

　　C. 在小骨盆入口处位于髂血管后方　　　　　D. 向前内侧穿入膀胱底外上角

　　E. 第二个狭窄女性位于与子宫动脉交叉处，男性位于与输精管交叉处

13. 关于肾纤维囊的描述，正确的是（　　）。

　　A. 由疏松结缔组织构成　　　　　　　　　　B. 为肾的固有筋膜，被覆于肾表面

C. 正常情况下不易从肾表面剥离　　　　　　　D. 对肾无保护作用

E. 肾部分切除时不必缝合此膜

14. 关于输尿管的描述，正确的是（　　　）。

A. 沿腰方肌前面下行　　　　　　　　　　　　B. 全长可分为腹部和盆部两段

C. 有两个生理性狭窄　　　　　　　　　　　　D. 位于腹膜的后方

E. 在生殖腺血管的前面下行

15. 下列哪种结构斜越输尿管腹段的前面（　　　）。

A. 肾动脉　　　　　　　B. 睾丸（卵巢）血管　　C. 十二指肠水平部

D. 髂总血管　　　　　　E. 髂外血管

16. 左侧输尿管下行于（　　　）。

A. 腰方肌前方　　　　　B. 左生殖腺血管的前方　C. 十二指肠空肠曲的后方

D. 小肠系膜根的后方　　E. 以上都不对

17. 关于肾动脉的描述，错误的是（　　　）。

A. 起自腹腔干　　　　　　　　　　　　　　　B. 位于肾静脉的后方

C. 左肾动脉较短　　　　　　　　　　　　　　D. 达到肾门前一般分为前、后两干

E. 常可见副肾动脉

B 型题

A. 肾盂　　　　　　　　B. 肾静脉　　　　　　C. 肾动脉

D. 肾乳头　　　　　　　E. 肾柱

1. 开口于肾小盏的是（　　　）。

2. 肾蒂中位于最前方的结构是（　　　）。

A. 位于腹后壁脊柱的两侧　B. 肾门平对第 2 腰椎　C. 分为腹部、盆部、壁内部三部

D. 在男性后面有前列腺　　E. 有四层被膜

3. 输尿管（　　　）。

4. 肾（　　　）。

A. 尿道膜部　　　　　　B. 尿道球部　　　　　C. 两者均是　　　　D. 两者均否

5. 属于后尿道的是（　　　）。

6. 属于尿道扩大部的是（　　　）。

7. 属于尿道狭窄部的是（　　　）。

8. 穿过尿生殖膈的是（　　　）。

A. 第 11 胸椎　　　　　B. 第 12 胸椎　　　　　C. 第 1 腰椎

D. 第 2 腰椎　　　　　　E. 第 3 腰椎

9. 右肾上端平（　　　）。

10. 左肾下端平（　　　）。

11. 肾门平（　　　）。

12. 肠系膜上动脉起始处为（　　　）。

13. 肠系膜下动脉起始处为（　　　）。

二、名词解释

1. 肾被膜　2. 肾门　3. 肾柱　4. 肾区　5. 肾锥体　6. 膀胱三角　7. 输尿管间襞　8. 肾窦

9. 肾蒂　10. 肾筋膜

三、填空题

1. 泌尿系统由_____、_____、_____和_____组成。
2. 肾蒂主要结构从前向后依次为_____、_____、_____；从上向下依次为_____、_____、_____。
3. 肾冠状切面上，肾实质可分为_____和_____两部分。
4. 肾被膜由内向外三层是_____、_____、_____。
5. 输尿管分为_____、_____、_____三部；子宫动脉位于输尿管_____。
6. 输尿管三个狭窄位于_____、_____、_____。
7. 膀胱分为_____、_____、_____、_____四部分。
8. 膀胱三角位于_____和_____之间，输尿管间襞位于_____之间。
9. 膀胱后方在男性为_____、_____和_____，女性为_____、_____。
10. 膀胱下方在男性邻_____，女性邻_____；上方男性邻_____，女性邻_____。

四、简答题

1. 肾冠状切面可看见什么结构？
2. 肾被膜包括什么？肾位置的固定结构是什么？
3. 输尿管分为哪几部？结石容易嵌顿在哪些部位？
4. 简述膀胱镜下寻找输尿管口的标志。
5. 男、女尿道有哪些特点和区别？

五、论述题

1. 试述肾的位置和形态。
2. 试述膀胱的形态、位置。解释在急性尿潴留时，为什么在紧邻耻骨上方做膀胱穿刺并不损伤腹膜。
3. 试述肾段的划分依据、名称及其临床意义。

参考答案

一、选择题

A 型题

1. D　2. B　3. A　4. B　5. B　6. A　7. A　8. D
9. B　10. A　11. D　12. D　13. B　14. D　15. B
16. C　17. A

B 型题

1. D　2. B　3. C　4. A　5. A　6. B　7. A　8. A
9. B　10. D　11. C　12. E　13. B

二、名词解释

1. 肾被膜：肾被膜分为三层，由内向外分别为纤维囊、脂肪囊和肾筋膜，是维持肾正常位置的装置。
2. 肾门：肾的内侧缘中部凹陷，是肾血管、淋巴管、神经和肾盂出入的部位，称肾门。
3. 肾柱：肾柱是肾皮质伸入肾锥体之间的部分。
4. 肾区：肾区又称脊肋角，是第12肋下缘与竖脊肌的外侧缘相交组成的三角区域。肾疾病时触压和叩击此处可引起该处疼痛。
5. 肾锥体：肾锥体是肾髓质的一部分，呈锥形，位于肾柱之间，底朝向皮质，尖朝向肾窦，称肾乳头。
6. 膀胱三角：膀胱三角是在膀胱底部，两侧输尿管口与尿道内口之间的区域，无论膀胱膨胀或收缩时也无黏膜皱襞，此处缺乏黏膜下层，是膀胱结核和肿瘤的好发部位。
7. 输尿管间襞：输尿管间襞是两侧输尿管口之间的横行皱襞，是膀胱镜检时寻找输尿管口的标志。
8. 肾窦：肾门向肾内延续的一个由肾实质围成的腔，称肾窦。肾窦内含肾动脉的分支、肾静脉的属支、肾大盏、肾小盏、肾盂、淋巴管和脂肪组织等。
9. 肾蒂：出入肾门的结构被结缔组织包裹成束

称肾蒂。肾蒂内各结构的排列关系，自前向后依次为肾静脉、肾动脉、肾盂；自上向下依次为肾动脉、肾静脉、肾盂。

10.肾筋膜：肾筋膜位于脂肪囊之外，分为前、后两层，包裹肾及肾上腺。

三、填空题

1.肾　输尿管　膀胱　尿道

2.肾静脉　肾动脉　肾盂　肾动脉　肾静脉　肾盂

3.肾皮质　肾髓质

4.纤维囊　脂肪囊　肾筋膜

5.腹部　盆部　壁内部　前上方

6.肾盂与输尿管移行处（起始部）　与髂血管交叉处（经过小骨盆上口处）　输尿管壁内段

7.膀胱尖　膀胱底　膀胱体　膀胱颈

8.两侧输尿管口　尿道内口　两侧输尿管口

9.精囊腺　输精管壶腹　直肠　子宫　阴道

10.前列腺　尿生殖膈　小肠　子宫

四、简答题

1.答：肾皮质、肾柱、肾锥体、肾乳头、肾小盏、肾大盏、肾盂、脂肪组织等。

2.答：肾被膜由内向外有纤维囊、脂肪囊、肾筋膜3层被膜。肾的固定结构有肾被膜、肾血管、毗邻器官、腹内压以及腹膜等。

3.答：输尿管根据行程可分为腹部、盆部、壁内部3部。结石容易嵌顿在输尿管狭窄处，输尿管有三处狭窄：上狭窄：肾盂与输尿管移行处（起始部）；中狭窄：与髂血管交叉处（经过小骨盆上口处）；下狭窄：输尿管壁内段。

4.答：两输尿管口之间的黏膜形成一横行皱襞称输尿管间襞。此襞在膀胱镜下观察为一苍白色带，可作为寻找输尿管口的标志。

5.答：男性尿道兼具排尿和排精的双重作用，男性尿道具有长、细、弯曲特征。女性尿道较男性尿道短而直，平均管径亦较男性略宽。

五、论述题

1.答：肾的位置：肾是腹膜外位器官，位于腹腔后上部，左右各一，呈"八"字形分列于脊柱的两侧。成人的左肾较右肾高。在两肾后方，左、右第12肋分别斜过左肾的中部和右肾的上部。肾门平第1腰椎椎体，距正中线约5cm。

肾的形态：肾呈蚕豆形，分上、下两端，前、后两面，内、外两侧缘。上端宽而薄，下端窄而厚。前面较凸，朝向前外侧；后面较平坦，贴腹后壁。外侧缘隆凸，内侧缘中部凹陷，有肾血管、淋巴管、神经和肾盂出入，称肾门。出入肾门的结构称肾蒂。肾门向肾实质内部伸入，由肾实质围成的腔隙，称为肾窦，内含肾动脉的分支、肾静脉的属支、肾大盏、肾盂、脂肪组织等。

2.答：膀胱空虚时呈三棱锥体形。按形态分为四部分：膀胱尖、膀胱体、膀胱底和膀胱颈。在膀胱底部，两侧输尿管口与尿道内口之间的三角形区域，由于缺乏黏膜下层，无论膀胱膨胀还是收缩时均无黏膜皱襞，称膀胱三角，是肿瘤和结核好发部位。在两侧输尿管内口之间的横行皱襞称输尿管间襞，是膀胱镜检时寻找输尿管口的标志。

成人的膀胱位于盆腔内，居耻骨联合的后方。膀胱空虚时，其上界不超过耻骨联合上缘。充盈后，膀胱体积增大，变为卵圆形，超出耻骨联合上缘，此时由腹前壁折向膀胱上面的腹膜随之上移，膀胱前下壁直接与腹前壁相贴。临床上，让患者憋尿后，在耻骨联合上缘经腹前壁进行膀胱穿刺或手术，可不经腹膜腔而直达膀胱，避免伤及腹膜和污染腹膜腔。

3.① 肾段的划分依据：肾段动脉。肾动脉在肾门附近分为前、后两干，前干又分出上段、上前段、下前段及下段动脉；后干走行在肾盂后方，在肾窦内延续为后段动脉。每条段动脉都有相对独立的供血范围，但有时段动脉之间有共干情况。

② 肾段的名称：每一条段动脉分布的肾实质范围，称一个肾段。故肾段可分成上段、上前段、下前段、下段和后段5个肾段。

③ 临床意义：为肾的局限性病变的定位及肾段或肾的部分切除提供解剖学基础。

第八章 男性生殖系统

📖 **重点**

①睾丸的形态、结构。②输精管的行程；射精管的合成和开口。③前列腺的形态、位置及主要毗邻。④男性尿道的分部、各部形态结构特点，三个狭窄、三个扩大和两个弯曲。

📖 **内容精讲**

生殖系统（reproductive system）的功能是产生生殖细胞，繁衍后代和分泌性激素。生殖系统包括内生殖器和外生殖器两部分。

男性内生殖器包括生殖腺、输精管道和附属腺体3部分。男性的生殖腺为睾丸，是产生精子和分泌男性激素的器官。输精管道为附睾、输精管、射精管和男性尿道，男性尿道兼有排精的功能。男性外生殖器为阴茎和阴囊。

第一节 男性内生殖器

一、睾丸

睾丸（testis）位于阴囊内，左右各一。其功能是产生精子和分泌雄性激素。

睾丸呈扁椭圆形，表面光滑，分上、下两端，内、外两面及前、后两缘。上端和后缘与附睾相连，后缘是血管、神经和淋巴管出入之处。

睾丸表面有一层坚厚的纤维膜，称白膜，在睾丸后缘增厚，凸入睾丸内形成睾丸纵隔。纵隔向睾丸实质内发出小隔，将睾丸分为许多睾丸小叶。睾丸小叶内有生精小管，是产生精子的部位。生精小管汇合成精直小管，进入睾丸纵隔形成睾丸网。从睾丸网发出睾丸输出小管进入附睾。

二、附睾

附睾（epididymis）贴附于睾丸的上端和后缘，上端膨大为附睾头，由10余条睾丸输出小管构成。睾丸输出小管汇成一条附睾管，迂曲盘回形成附睾体和附睾尾，尾部移行为输精管。附睾的功能是储存精子，并促进精子进一步成熟而获得受精能力。

三、输精管和射精管

（一）输精管

输精管（ductus deferens）是附睾管的延续，按其走行可分为4部。

1.睾丸部 起于附睾尾，沿睾丸后缘上升达附睾上端。

2.精索部 是睾丸部的直接延续，包被于精索内，经皮下向上行至腹股沟管浅环（皮下环）处。此部位置表浅，是临床施行输精管结扎的常用部位。

3.腹股沟部 是指穿经腹股沟管的一段。

4.盆部 始于腹股沟管的深环（腹环），沿盆腔侧壁行向后下方，其末段膨大称输精管壶腹。

（二）射精管

射精管（ejaculatory duct）由输精管壶腹末端与精囊腺排泄管合并而成。射精管很短，从后方穿入前列腺，开口于尿道的前列腺段。

（三）精索

精索（spermatic cord）是位于睾丸上端至腹股沟管深环之间的柔软圆索状结构，由输精管、睾丸动脉、蔓状静脉丛、神经和淋巴管等外包被膜形成。

四、精囊

精囊（seminal vesicle）为一对长椭圆形的囊状器官，位于膀胱底的后方，输精管壶腹的下外侧，其输出管与输精管壶腹的末端汇合成射精管。

五、前列腺

前列腺（prostate gland）为栗子形实质性器官，位于耻骨联合和直肠之间，膀胱颈的正方，包绕尿道起始部。前列腺体后面平坦，其正中线上有一纵行浅沟，称前列腺沟。经直肠指诊可触到前列腺，有助于诊断前列腺疾病。前列腺的分泌物为乳白色的液体，是精液的主要组成部分。

六、尿道球腺

尿道球腺（bulbourethral gland）为一对豌豆大小的球状器官，位于尿道膜部的后外侧，其腺管开口于尿道球部。

男性生殖器附属腺包括前列腺、精囊腺和尿道球腺。腺体分泌物有营养和稀释精子的作用。

第二节　男性外生殖器

一、阴茎

阴茎（penis）由海绵体和包被在海绵体外面的筋膜和皮肤构成。背侧两条为阴茎海绵体，腹侧一条为尿道海绵体，有尿道穿过。尿道海绵体前端膨大部称阴茎头。

阴茎的皮肤薄而柔软，皮下无脂肪组织，易于伸缩。皮肤自阴茎颈处向前反折游离，形成包绕阴茎头的双层环形皮肤皱襞，称阴茎包皮。

二、阴囊

阴囊（scrotum）为一柔软富有伸缩性的皮肤囊袋，其内容纳睾丸和附睾，可调节阴囊内的温度以利精子的生存。

阴囊肉膜由外向内为：①精索外筋膜：是腹外斜肌腱膜的延续；②提睾肌：来自腹内斜肌和腹横肌，随精索下行并包绕睾丸，有上提睾丸的作用；③精索内筋膜：来自腹横筋膜；④睾丸鞘膜：来自胚胎时的腹膜鞘突。鞘突下端包绕睾丸和附睾，形成睾丸鞘膜。此膜分壁层和脏层，脏、壁两层之间为鞘膜腔，腔内含少量浆液，利于睾丸在阴囊内活动。在病理情况下鞘膜腔内液体增多，形成睾丸鞘膜腔积液。

三、男性尿道

男性尿道（male urethra）起于膀胱的尿道内口，终于阴茎头的尿道外口。

根据其行程可分为 3 部。

1. 前列腺部（prostatic part）　为纵贯前列腺的一段尿道，其管腔最粗，后壁有射精管及前列腺管的开口。

2. 膜部 （membranous part）　是尿道经尿生殖膈的部分，管径最细，其周围有骨骼肌形成的尿道括约肌，该肌收缩可关闭尿道。

3. 海绵体部 （cavernous part）　位于尿道海绵体内，其行侧于尿道球内且管腔扩大称尿道球部，有尿道球腺导管的开口。

临床上常将尿道海绵体部称为前尿道，将尿道前列腺部和膜部称后尿道。

三个狭窄：分别为尿道内口、尿道膜部和尿道外口，以尿道外口最为狭窄。

三个扩大：分别为尿道前列腺部、尿道球部和尿道舟状窝。

临床上进行导尿或插入其他器械时，要注意这些狭窄和弯曲，以免损害尿道。

两个弯曲：耻骨前弯位于耻骨联合的前下方，凸向后下方，此弯可随阴茎上举而消失；耻骨下弯位于耻骨联合的后下方，凸向前上方，此弯恒定不变。

第九章　女性生殖系统

内容精讲

第一节　女性内生殖器

一、卵巢

卵巢（ovary）即女性生殖腺，具有产生卵子和分泌雌性激素的作用。

卵巢左、右各一，呈扁椭圆形，有上、下两端，前、后两缘和内、外侧两面，位于盆腔侧壁髂内、外动脉形成的夹角内。

卵巢上端借卵巢悬韧带连于髂总动脉分叉处，下端借卵巢固有韧带连于子宫角，前缘借卵巢系膜连于子宫阔韧带，系膜中有卵巢的血管、神经和淋巴管出入。

卵巢的大小和形状随年龄而异。幼女卵巢较小，表面光滑，性成熟期卵巢最大。

二、输卵管

输卵管（uterine tube）是一对输送卵子的肌性管道，长约10～14cm，连于子宫底的两侧，包裹在子宫阔韧带上缘内。未孕成人的输卵管位于盆腔内，约呈冠状位，被包裹于子宫阔韧带上缘内。其内侧端穿子宫角开口于子宫腔称输卵管子宫口，外侧端以输卵管腹腔口开口于腹膜腔。

输卵管由内侧向外侧可分为4部分：

1. 子宫部　穿子宫壁的一段，管腔最狭窄，借输卵管子宫口开口于子宫腔。

2. 峡部　细短而直，是输卵管结扎术常选部位。

3. 壶腹部　约占输卵管全长的2/3，管腔膨大而弯曲，是卵子受精之处。

4. 漏斗部　为输卵管外侧端呈漏斗状膨大的部分。漏斗的中央有输卵管腹腔口，漏斗的游离缘伸出许多指状突起称输卵管伞，是临床手术中识别输卵管的标志。

临床上常将输卵管和输卵管称为子宫附件。

三、子宫

子宫（uterus）为中空的肌性器官，是孕育胎儿和产生月经之处。

（一）子宫的形态

成人未孕子宫略呈倒置的梨形，前后略扁，可分为底、体和颈3个部分。

（1）子宫底　为两侧输卵管子宫口以上圆凸的部分。其与输卵管相连处为子宫角。

（2）子宫体　占子宫大部。

（3）子宫颈　是子宫最下部较细缩的一段，为肿瘤好发部位。子宫颈又可按其所在部位的不同再分为两部：①子宫颈阴道上部：是子宫颈下部突入阴道内的一段，占子宫颈全长的上 2/3；②子宫颈阴道部：是子宫颈下部突入阴道内的一段，占子宫颈全长的下 1/3。

子宫的内腔称子宫腔，分为两部分：位于子宫体内的腔称子宫体腔，呈前后略扁倒置的三角形，其底在上，两侧有输卵管子宫口。位于子宫颈内的腔称子宫颈管，向上通子宫腔，向下借子宫口通阴道。

（二）子宫壁的结构

子宫壁分为 3 层，从外向内由浆膜、肌层和黏膜构成。浆膜又称子宫外膜，为腹膜的脏层；肌层最厚，由平滑肌构成；内层为黏膜，称子宫内膜。子宫内膜随着月经周期而增长和脱落，脱落后的子宫内膜由阴道流出成为月经，约 28 天为一个月经周期。

（三）子宫的位置

子宫位于小骨盆的中央，前邻膀胱，后邻直肠。正常成年未孕女子的子宫呈前倾前屈位。前倾是子宫向前下方的倾斜，即子宫长轴与阴道长轴间形成向前开放的角度，稍大于 90°。前屈是子宫体与子宫颈之间形成的弯曲，呈向前开放的钝角。

（四）子宫的固定装置

子宫的正常位置借韧带、阴道、尿生殖膈和盆底肌等维持。若这些结构松弛或损伤，可引起子宫位置的改变。子宫的韧带有以下 4 个。

1. 子宫阔韧带（broad ligament of uterus）　连于子宫体两侧的双层腹膜皱襞，限制子宫向两侧移位。两层之间有输卵管、卵巢固有韧带、子宫圆韧带、子宫动（静）脉、神经和淋巴管等结构。子宫阔韧带可分为子宫系膜、卵巢系膜和输卵管系膜 3 部分。

2. 子宫圆韧带（round ligament of uterus）　为圆索状结构，起于子宫角的下方，于子宫圆韧带两层腹膜之间向前外侧，穿腹股沟管出皮下环，下行止于大阴唇皮下，是维持子宫前倾的主要韧带。

3. 子宫主韧带（cardinal ligament of uterus）　位于阔韧带下方，连于子宫颈阴道上部两侧和盆腔侧壁之间，是防止子宫下垂的主要韧带。

4. 子宫骶韧带（sacro-uterine ligament）　起于骶骨的前面，向前呈弓型绕直肠的两侧止于子宫颈阴道上部的后面。此韧带向后上方牵引并固定子宫颈，与子宫圆韧带一起维持子宫的前倾前屈位。

四、阴道

阴道（vagina）为前后扁平的肌性管道。阴道穹为阴道包绕子宫颈阴道部的环形腔隙，分为前穹、后穹和左、右侧穹，其中以阴道后穹最深，此处与直肠子宫陷凹之间仅隔以阴道后壁和腹膜，临床上可经阴道后穹行腹膜腔穿刺抽液，以协助诊断或引流。

五、前庭大腺

前庭大腺（greater vestibular gland）又称巴氏腺，位于前庭球后端的深面，形如豌豆，以细小的腺管开口于阴道口的两侧，其分泌物有润滑阴道口的作用。

第二节　女性外生殖器

女性外生殖器即女阴（vulva），包括阴阜、大阴唇、小阴唇、阴道前庭、阴蒂和前庭球。

一、阴阜

阴阜（mons pubis）为耻骨联合前方的皮肤隆起，皮下富有脂肪，性成熟后生有阴毛。

二、大阴唇

大阴唇（greater lip of pudendum）为一对纵长隆起的皮肤皱襞，两侧大阴唇的前后端互相连合，形成唇前连合和唇后连合。

三、小阴唇

小阴唇（lesser lip of pudendum）为一对较薄的皮肤皱襞，位于大阴唇的内侧，表面光滑无毛。其前端延伸为阴蒂包皮和阴蒂系带，后端两侧互相汇合，形成阴唇系带。

四、阴道前庭

阴道前庭（vaginal vestibule）为位于两侧小阴唇之间的裂隙，其前部有较小的尿道外口，后部有较大的阴道口，阴道口两侧有前庭大腺导管的开口。

五、阴蒂

阴蒂（clitoris）由两个阴蒂海绵体构成，相当于男性的阴茎海绵体，也可分为脚、体、头 3 部。阴蒂脚附着耻骨下支和坐骨支；两侧阴蒂脚向前结合形成阴蒂体，其表面有阴蒂包皮包绕；阴蒂头露于表面，富含神经末梢。

六、前庭球

前庭球（bulb of vestibule）是男性的尿道海绵体的同源体，呈蹄铁形。其外侧部较大，位于大阴唇的深面；中间部较细小，位于尿道外口与阴蒂体之间的皮下。

【附】乳房

乳房（mamma）为人类和哺乳动物特有的结构。成年未生育女性的乳房呈半球形，位于胸大肌表面，第 3～6 肋间。乳房中央是乳头，乳头周围的环形色素沉着区，称乳晕。

乳房主要由乳腺和脂肪组织等构成。乳腺被结缔组织分隔成 15～20 个乳腺叶。乳腺叶以乳头为中心呈放射状排列，借输乳管开口于乳头。乳房手术时尽量采用放射状切口，以防止切断输乳管。

在乳腺与表面皮肤和深部胸肌筋膜之间，连有许多结缔组织小束，称乳房悬韧带或 Cooper 韧带，有支持乳房的作用。在患乳腺癌侵及乳房悬韧带时，因韧带缩短在皮肤形成许多小陷凹，呈"橘皮"样外观，是乳腺癌的早期体征之一。

【附】会阴

会阴（perineum）有狭义和广义之分。狭义的会阴是指肛门和外生殖器之间的区域，妇女分娩时，需保护会阴，即指此区。广义的会阴是指封闭骨盆下口的全部软组织，近似菱形，前界为耻骨联合下缘，两侧界为耻骨下支、坐骨支、坐骨结节和骶结节韧带，后界为尾骨尖。会阴以左、右坐骨结节的连线分为前后两个三角形区域，前区称尿生殖区（或称尿生殖三角），在男性有尿道穿过，女性有尿道和阴道穿过；后区称肛区（或称肛门三角），有肛管通过。

会阴的浅层肌位于浅筋膜的深部。在尿生殖区内有会阴浅横肌、球海绵体肌和坐骨海绵体肌。在肛区内有肛门外括约肌。大部分会阴肌肉均附着于会阴中心腱（会阴体），此腱位于外生殖器与肛门之间的深部（即狭义会阴的深部），具有加固盆底、承托盆腔脏器的作用，女性此腱发育明显，在产科有重要意义。

会阴深层结构主要是尿生殖膈和盆膈，两者共同封闭骨盆下口。

1. 尿生殖膈　由会阴深横肌、尿道括约肌（女性为尿道阴道括约肌）及覆盖其上、下面的尿生殖膈上筋膜和尿生殖膈下筋膜共同构成。尿生殖膈位于尿生殖区深部，封闭骨盆下口的前下方部位。尿生殖膈在男性有尿道通过，在女性有尿道和阴道通过。

2. 盆膈　由肛提肌、尾骨肌及覆盖其上、下面的盆膈上筋膜和盆膈下筋膜共同构成，封闭骨盆下口的大部分。盆膈后部有肛管通过，前部留有盆膈裂孔，有男性的尿道或女性的尿道和阴道通过。

坐骨肛门窝又名坐骨直肠窝，位于肛管与两侧坐骨之间，为一对上小下大的楔形腔隙，在冠状切面上呈三角形。

坐骨肛门窝被大量脂肪组织所填充。当肛门周围感染时，坐骨肛门窝易发生脓肿，脓液可穿入肛管或穿通皮肤，形成肛瘘。

阴部神经及阴部内血管贴于坐骨肛门窝外侧壁走行，并在此发出分支，分布于会阴诸结构。会阴部手术时，常在坐骨肛门窝内进行阴部神经阻滞麻醉。

同步练习

一、选择题

A 型题

1. 男性生殖腺是（　　　）。
   A. 睾丸　　　　　　　　　B. 前列腺　　　　　　　　C. 尿道球腺
   D. 精囊腺　　　　　　　　E. 胸腺

2. 精子产生的部位是（　　　）。
   A. 睾丸纵隔　　　　　　　B. 睾丸小隔　　　　　　　C. 精曲小管
   D. 精直小管　　　　　　　E. 睾丸网

3. 男性结扎的部位是（　　　）。
   A. 输精管睾丸部　　　　　B. 输精管壶腹部　　　　　C. 输精管精索部
   D. 输精管腹股沟管部　　　E. 输精管盆部

4. 射精管开口于尿道的（　　　）。
   A. 海绵体部　　　　　　　B. 球部　　　　　　　　　C. 膜部
   D. 前列腺部　　　　　　　E. 舟状窝部

5. 输精管道不包括（　　　）。
   A. 附睾　　　　　　　　　B. 精囊腺　　　　　　　　C. 输精管
   D. 射精管　　　　　　　　E. 尿道

6. 关于前列腺的描述，正确的是（　　　）。
   A. 尖朝上，底朝下　　　　　　　　　　　B. 老年人前列腺组织逐渐增生
   C. 前列腺体后面有纵行的浅沟　　　　　　D. 尖接膀胱颈
   E. 直肠指诊触不到前列腺

7. 不属于尿道前列腺部的结构是（　　　）。
   A. 尿道嵴　　　　　　　　B. 精阜　　　　　　　　　C. 前列腺导管开口

    D. 射精管开口   E. 尿道球腺导管开口

8. 尿道第二个狭窄部位在（   ）。

    A. 尿道内口   B. 尿道膜部   C. 尿道球部

    D. 尿道外口   E. 尿道舟状窝

9. 尿道第二个扩大部位在（   ）。

    A. 尿道前列腺部   B. 尿道膜部   C. 尿道球部

    D. 尿道海绵体部   E. 尿道舟状窝

10. 男性后尿道是指（   ）。

    A. 尿道前列腺部和尿道膜部   B. 尿道膜部和尿道球部

    C. 尿道球部和尿道海绵体部   D. 尿道膜部和尿道海绵体部

    E. 尿道海绵体部和尿道前列腺部

11. 产生卵子和分泌雌性激素的器官是（   ）。

    A. 子宫   B. 卵巢   C. 输卵管

    D. 阴道   E. 前庭大腺

12. 输卵管分4部，不包括（   ）。

    A. 子宫部   B. 输卵管峡   C. 输卵管壶腹

    D. 输卵管漏斗   E. 输卵管伞

13. 关于输卵管的描述，正确的是（   ）。

    A. 子宫部最细，是结扎部位   B. 输卵管子宫部是穿子宫壁的一段

    C. 输卵管壶腹是受精部位   D. 输卵管漏斗是输卵管最长的一段

    E. 漏斗部开口于子宫腔

14. 女性结扎的部位在（   ）。

    A. 输卵管伞   B. 输卵管漏斗   C. 输卵管壶腹

    D. 输卵管峡   E. 输卵管子宫部

15. 关于子宫的描述，错误的是（   ）。

    A. 子宫分为子宫底、体、颈三部分   B. 子宫颈全部被阴道包绕

    C. 子宫颈上端与子宫体相接处较细，称子宫峡   D. 子宫颈内的腔隙称子宫颈管

    E. 子宫颈管通阴道的开口称子宫口

16. 关于子宫的描述，错误的是（   ）。

    A. 子宫位于盆腔的中央   B. 子宫在膀胱与直肠之间

    C. 下接阴道   D. 两侧有输卵管和卵巢

    E. 正常成人子宫底位于骨盆上口平面以上

17. 限制子宫向两侧移动的结构是（   ）。

    A. 卵巢固有韧带   B. 子宫阔韧带   C. 子宫主韧带

    D. 子宫圆韧带   E. 子宫骶韧带

18. 子宫圆韧带的作用是（   ）。

    A. 防止子宫向两侧移动   B. 防止子宫脱垂   C. 牵引子宫颈向后

    D. 上提子宫底   E. 维持子宫前倾

19. 固定子宫位置的不包括（   ）。

    A. 子宫的韧带   B. 盆膈   C. 尿生殖膈

    D. 膀胱充盈度   E. 阴道

20. 关于阴道的描述，正确的是（　　）。
    A. 位于尿道前方　　　　　B. 位于膀胱前方　　　　　C. 位于直肠前方
    D. 上端包绕子宫颈全部　　E. 阴道穹前部最深，与直肠子宫陷凹相邻
21. 关于乳房的描述，错误的是（　　）。
    A. 每个乳房有15～20个乳腺小叶
    B. 每个乳腺叶有一条输乳管
    C. 输乳管开口于乳房
    D. 为防止损伤输乳管，手术时应以乳头为中心做环形切口
    E. 乳房悬韧带起固定作用
22. 关于会阴中心腱的描述，正确的是（　　）。
    A. 指狭义的会阴　　　　　　　　　　B. 位于尿生殖三角
    C. 会阴肌均附于此　　　　　　　　　D. 肛门内外括约肌均附于此
    E. 有加固盆底、承托盆腔脏器的作用
23. 男性在肛门指诊，不能触及的结构是（　　）。
    A. 精囊　　　　　　　　　B. 输精管壶腹　　　　　　C. 前列腺
    D. 膀胱　　　　　　　　　E. 尿道
24. 关于盆膈的描述，错误的是（　　）。
    A. 又称盆底　　　　　　　B. 完全封闭骨盆出口　　　C. 封闭肛门三角
    D. 为直肠和肛管的分界处　E. 盆膈肌包括肛提肌和尾骨肌
    B型题
    A. 精曲小管　　　　　　　B. 精直小管　　　　　　　C. 睾丸网
    D. 睾丸输出小管　　　　　E. 附睾管
1. 形成附睾头的是（　　）。
2. 形成附睾体的是（　　）。
    A. 精曲小管　　　　　　　B. 睾丸输出管　　　　　　C. 睾丸网
    D. 精直小管　　　　　　　E. 附睾尾
3. 产生精子的是（　　）。
4. 输精管始端续于（　　）。
    A. 输精管睾丸部　　　　　B. 输精管精索部　　　　　C. 输精管腹股沟管部
    D. 输精管盆部　　　　　　E. 射精管
5. 腹股沟斜疝，行疝修补时易损伤的是（　　）。
6. 结扎输精管常在（　　）。
    A. 前列腺囊　　　　　　　B. 前列腺小囊　　　　　　C. 前列腺底
    D. 前列腺尖　　　　　　　E. 前列腺体
7. 后面有纵行浅沟的是（　　）。
8. 与膀胱颈相邻的是（　　）。
    A. 尿道前列腺部　　　　　B. 尿道膜部　　　　　　　C. 尿道海绵体部
    D. 尿道球部　　　　　　　E. 阴茎头内尿道
9. 射精管开口于（　　）。
10. 尿道舟状窝位于（　　）。
    A. 输卵管子宫部　　　　　B. 输卵管峡　　　　　　　C. 输卵管壶腹部

　　　D. 输卵管漏斗部　　　　　　　E. 输卵管伞

11. 输卵结扎的常用部位是（　　）。

12. 受精的部位是（　　）。

　　　A. 限制子宫向两侧倾斜　　　　　　　　　　B. 维持子宫的前倾

　　　C. 维持子宫的正常位置，防止子宫向下脱垂　　D. 与子宫圆韧带协同维持子宫前屈位

　　　E. 行经腹股沟管

13. 子宫阔韧带（　　）。

14. 子宫主韧带（　　）。

　　　A. 膀胱和尿道　　　　B. 直肠　　　　　　C. 乙状结肠

　　　D. 尿生殖膈　　　　　E. 盆膈

15. 阴道前邻（　　）。

16. 阴道后邻（　　）。

　　　A. 尿道球部　　　　　B. 尿道舟状窝　　　　C. 尿道膜部

　　　D. 尿道前列腺部　　　E. 尿道海绵体部

17. 穿经前列腺的是（　　）。

18. 穿经尿生殖膈的是（　　）。

19. 损伤后尿液可渗入会阴深隙的是（　　）。

20. 破裂而阴茎深筋膜完好，渗出的尿液可局限在阴茎范围内的是（　　）。

21. 位于尿道球内的是（　　）。

　　　A. 输精管　　　　　　B. 输尿管　　　　　C. 两者均是　　　D. 两者均否

22. 开口于尿道的是（　　）。

23. 开口于膀胱的是（　　）。

24. 位于膀胱底后方的是（　　）。

　　　A. 有平滑肌纤维参与组成　B. 内有动脉经过　C. 两者均是　　　D. 两者均否

25. 子宫圆韧带（　　）。

26. 子宫阔韧带（　　）。

27. 卵巢悬韧带（　　）。

28. 阴茎深悬韧带（　　）。

二、名词解释

　1. 输精管壶腹　2. 精索　3. 尿道球部　4. 耻骨下弯　5. 耻骨前弯　6. 输卵管伞　7. 输卵管漏斗

　8. 输卵管壶腹　9. 输卵管峡　10. 子宫峡　11. 前倾（子宫）　12. 前屈（子宫）

三、填空题

　1. 男性生殖腺是_____，输精管道包括_____、_____、_____和_____。

　2. 男性附属腺体包括_____、_____和_____。

　3. 输精管可分为_____、_____、_____和_____4部分，结扎部位为_____。

　4. 射精管由_____和_____排泄管汇合而成。

　5. 前列腺位于_____和_____之间，底与_____、_____和_____相邻，前方为_____，后方为_____。

　6. 男性直肠指诊可触及_____、_____、_____。

　7. 男性尿道分_____、_____和_____3部分，两个弯曲为_____和_____。

　8. 男性尿道三个狭窄是_____、_____和_____，三个扩大是_____、_____

和_____。

9. 女性生殖腺是_____，输送管道包括_____、_____和_____。

10. 卵巢的固定装置是_____、_____、_____。

11. 输卵管由内向外分_____、_____、_____和_____4部分，结扎部位在_____。

12. 子宫由上向下分为_____、_____和子宫颈三部分，后者又分为_____和_____。子宫内腔分_____和_____。

13. 固定子宫的韧带是_____、_____、_____和_____；维持子宫前倾和前屈的韧带是_____和_____。

14. 阴道前庭有_____、_____和_____的开口。

四、简答题

1. 男性内生殖器包括哪些器官？

2. 输精管分为哪几部分？结扎在哪部分？

3. 男性尿道分哪几部分？有哪些狭窄、扩大和弯曲？

4. 精子的产生和排出途径是什么？

5. 男性肾盂结石排出体外，经过哪些狭窄？

6. 女性内生殖器由哪些器官组成？

7. 输卵管由内向外分为哪几部分？有何临床意义？

五、论述题

1. 试述子宫外形和内腔的分部。

2. 试述子宫的位置和姿势，以及子宫的固定装置。

3. 从阴囊皮肤切开直达鞘膜腔，需经哪些层次？

4. 男、女性盆腔脏器与腹膜的关系有何异同？

参考答案

一、选择题

A 型题

1. A　2. C　3. C　4. D　5. B　6. C　7. E　8. B　9. C
10. A　11. B　12. E　13. C　14. D　15. B　16. E
17. B　18. E　19. D　20. C　21. D　22. E　23. E
24. B

B 型题

1. D　2. E　3. A　4. E　5. C　6. B　7. E　8. C
9. A　10. E　11. B　12. C　13. A　14. C　15. A
16. B　17. D　18. C　19. C　20. E　21. A　22. A
23. B　24. C　25. A　26. B　27. C　28. D

二、名词解释

1. 输精管壶腹：输精管末端扩大形成输精管壶腹。壶腹的下端逐渐变细，与精囊的排泄管汇合成射精管。

2. 精索：精索是睾丸上端至腹股沟管腹环之间的圆索状结构，由输精管、睾丸动脉、蔓状静脉丛、输精管动脉、输精管静脉、神经、淋巴管、腹膜鞘突的残余以及外包3层被膜形成。

3. 尿道球部：尿道海绵体尿道球内的尿道扩大称为尿道球部。

4. 耻骨下弯：耻骨下弯是位于耻骨联合下方的男性尿道弯曲，包括尿道的前列腺部、膜部和海绵体部的起始段，是恒定的，凸向下后方。

5. 耻骨前弯：耻骨前弯是位于耻骨联合前下方的男性尿道弯曲，主要是尿道的海绵体部，凸向上前方，把阴茎上提时，此弯曲消失。

6. 输卵管伞：输卵管腹腔口周围，输卵管末端的边缘形成许多细长突起，盖在卵巢表面，称输卵管伞。

7. 输卵管漏斗：输卵管漏斗为输卵管外侧端呈漏斗状膨大的部分。漏斗的中央有输卵管腹腔口。

8. 输卵管壶腹：输卵管壶腹约占输卵管全长的2/3；管腔膨大而弯曲，是卵子受精之处。

9.输卵管峡：输卵管峡为输卵管紧靠子宫底的一段，短直而狭窄，壁厚，血管分布较少，是输卵管结扎术的常选部位。

10.子宫峡：子宫颈阴道部上端与子宫体相接的部分狭细，称子宫峡，妊娠期间可伸展变长。

11.前倾（子宫）：前倾指子宫向前倾斜，其长轴与阴道的长轴形成向前开放的钝角，略大于90°。

12.前屈（子宫）：前屈是指子宫体与子宫颈之间形成向前开放的钝角，约170°。

三、填空题

1.睾丸　附睾　输精管　射精管　男性尿道

2.精囊　前列腺　尿道球腺

3.睾丸部　精索　腹股沟部　盆部　精索部

4.输精管壶腹末端　精囊腺

5.膀胱　尿生殖膈　膀胱颈　精囊腺　输精管壶腹　耻骨联合　直肠壶腹

6.前列腺　精囊腺　输精管壶腹

7.前列腺部　膜部　海绵体部　耻骨下弯　耻骨前弯

8.尿道内口　尿道膜部　尿道外口　尿道前列腺部　尿道球部　尿道舟状窝

9.卵巢　输卵管　子宫　阴道

10.卵巢悬韧带　卵巢固有韧带　卵巢系膜

11.输卵管子宫部　输卵管峡　输卵管壶腹　输卵管漏斗　输卵管峡

12.子宫底　子宫体　子宫颈阴道上部　子宫颈阴道部　子宫体腔　子宫颈管

13.子宫阔韧带　子宫圆韧带　子宫主韧带　子宫骶韧带　子宫圆韧带　子宫骶韧带

14.尿道外口　阴道口　前庭大腺导管

四、简答题

1.答：男性内生殖器包括：生殖腺是睾丸；输精管道有附睾、输精管、射精管、男性尿道；附属腺体为精囊、前列腺、尿道球腺。

2.答：输精管分为4部：睾丸部、精索部、腹股沟管部和盆部；结扎在精索部。

3.答：男性尿道分为3部：前列腺部、膜部和海绵体部。男性尿道有三个狭窄、三个扩大和两个弯曲。三个狭窄是：尿道内口、尿道膜部和尿道外口；三个扩大是：尿道前列腺部、尿道球部和尿道舟状窝；两个弯曲是：耻骨前弯和耻骨下弯。

4.答：精子由精曲小管上皮产生→精曲小管→精直小管→睾丸网→睾丸输出管→附睾→输精管→射精管→男尿道排出体外。

5.答：输尿管三个狭窄和尿道三个狭窄，即：肾盂与输尿管移行处（起始部）、与髂血管交叉处（经过小骨盆上口处）、输尿管壁内段、尿道内口、尿道膜部和尿道外口。

6.答：女性内生殖器包括：生殖腺是卵巢；输送管道有输卵管、子宫、阴道。

7.答：输卵管子宫部、输卵管峡、输卵管壶腹、输卵管漏斗4部。结扎在输卵管峡。

五、论述题

1.答：成人未孕子宫略呈倒置的梨形，前后略扁，长约7～8cm，可分为底、体和颈3个部分。①子宫底为两侧输卵管宫口以上圆凸的部分；②子宫体是子宫底以下的大部，前后略扁；③子宫颈是子宫最下部较细缩的一段。子宫颈又可按其所在部位的不同再分为两部：子宫颈阴道上部和子宫颈阴道部。

子宫内的腔隙称子宫腔，分为上、下两部分：位于子宫体内的腔称子宫体腔，呈前后略扁倒置的三角形。位于子宫颈内的腔称子宫颈管，呈梭形，向下借子宫口通阴道。

2.答：子宫位于盆腔中央，在膀胱与直肠之间，下接阴道，两侧有输卵管和卵巢。子宫底在骨盆上口平面以下，朝向前上方，子宫颈下端位于坐骨棘平面上方。

成年女性的子宫呈前倾和前屈位，前倾是指子宫的长轴与阴道的长轴形成向前开放的角度，前屈是指子宫体与子宫颈之间形成向前开放的角度。

子宫的固定装置是：子宫阔韧带、子宫主韧带、子宫圆韧带和子宫骶韧带，还有盆膈、尿生殖膈和阴道的承托，周围结缔组织的牵拉。

3.答：从阴囊皮肤切开到达鞘膜腔的层次：皮肤→肉膜→精索外筋膜→提睾肌→精索内筋膜→鞘膜壁层→鞘膜腔。

4.答：男性壁腹膜自腹前壁下降进入男性盆腔后，先覆盖膀胱上面，在膀胱上面与膀胱底交界处下降，覆盖膀胱底、精囊和输精管的上份；然后在直肠中、下1/3交界处转向上，覆盖直肠中1/3段的前方；继续上升到达直肠上1/3段时，腹膜还覆盖直肠的两侧。腹膜的升降在膀胱与直肠之间形成直肠膀胱陷凹。陷凹的两侧壁各有一隆起的、近矢状位的腹膜皱襞，绕直肠两侧到达骶骨前面，称为直肠膀胱襞。膀胱上面的腹膜向两侧延伸，继而移行于盆侧壁的腹膜，在膀胱两侧形成膀胱旁窝，窝的外侧界有一高起的腹膜皱襞，内有输精管，该窝的大小取决于膀胱的充盈程度。

　　女性盆腔内腹膜配布的不同点在于，膀胱上面的腹膜在膀胱上面后缘处反折至子宫，先后覆盖子宫体前面、子宫底、子宫体后面，达阴道穹后部和阴道上部后面，继而转向后上到直肠中 1/3 段前面。在膀胱和子宫之间有膀胱子宫陷凹，而在直肠与子宫之间有直肠子宫陷凹。覆盖子宫体前、后面的腹膜在子宫体两侧会合成子宫阔韧带，它包裹输卵管、子宫圆韧带等结构，并向两侧延伸与盆侧壁的壁腹膜相移行。卵巢借卵巢系膜与子宫阔韧带后层相连，卵巢上端借卵巢悬韧带与髂总血管分叉处的壁腹膜相连。直肠子宫陷凹两侧的腹膜皱襞称为直肠子宫襞，相当于男性的直肠膀胱襞。

第十章　腹　膜

①腹膜与腹盆腔脏器的关系和功能。②小网膜的位置与分部；大网膜的位置与构成；网膜囊和网膜孔的位置。③腹膜隐窝和陷凹的名称和位置。

 内容精讲

一、概述

腹膜为覆盖于腹、盆腔壁内和腹、盆腔脏器表面的一层薄而光滑的浆膜，呈半透明状。覆盖于腹、盆脏器表面的部分称为脏腹膜或腹膜脏层，衬于腹、盆腔壁内面的腹膜称为壁腹膜或腹膜壁层。壁腹膜较厚，与腹、盆壁之间有一层疏松结缔组织，称为腹膜外组织。

腹膜腔为脏腹膜与壁腹膜互相延续、移行，共同围成不规则的潜在性腔隙。男性腹膜腔为一封闭的腔隙；女性腹膜腔则借输卵管腹腔口经输卵管腹腔口、输卵管、子宫、阴道与外界相通。

腹膜腔与腹腔的区别：腹腔是指膈以下、骨盆上口以上，腹前壁和腹后壁之间的腔，而腹膜腔则指脏腹膜和壁腹膜之间的潜在性腔隙，腔内仅含少量浆液。实际上，腹膜腔套在腹腔内，腹、盆腔脏器均位于腹腔之内、腹膜腔之外。有些手术常在腹膜外进行，并不需要通过腹膜腔，因此应对两腔有明确的概念。

腹膜可分泌少量滑液，湿润和减少脏器间摩擦。腹膜具有吸收能力，上腹部的吸收能力较强，所以腹膜炎症病人多采取半卧位；腹膜还具有防御功能、支持和固定脏器以及再生和修复能力。

二、腹膜与腹盆腔脏器的关系

根据脏器被腹膜覆盖的范围大小可将腹盆腔脏器分为 3 类，即腹膜内位、间位和外位器官。

（一）腹膜内位器官

表面都被腹膜所覆盖的器官为腹膜内位器官，有胃、十二指肠上部、空肠、回肠、盲肠、阑尾、横结肠、乙状结肠、脾、卵巢和输卵管等。

（二）腹膜间位器官

表面大部分被腹膜覆盖的器官为腹膜间位器官，如肝、胆囊、升结肠、降结肠、直肠上段、子宫、膀胱等。

（三）腹膜外位器官

仅一面被腹膜覆盖的器官为腹膜外位器官，有肾、肾上腺、输尿管，十二指肠降部、下部和升部，直肠中、下段及胰。这些器官大多位于腹膜后间隙，临床上又称腹膜后位器官。

了解脏器与腹膜的关系，有重要的临床意义，如腹膜内位器官的手术必须通过腹膜腔，而肾、输尿管等腹膜外位器官则不必打开腹膜腔便可进行手术，从而避免腹膜腔的感染和术后粘连。

三、腹膜形成的结构

（一）网膜

网膜由双层腹膜构成，薄而透明，两层腹膜间有血管、神经、淋巴管及结缔组织等。

1. 小网膜 是自肝门向下移行至胃小弯和十二指肠上部的双层腹膜结构。其左侧部从肝门至胃小弯，称肝胃韧带；小网膜的右侧连接肝门与十二指肠上部，称肝十二指肠韧带，其内走行着出入肝的重要管道，即右前方的胆总管、左前方的肝固有动脉和两者后方的门静脉；小网膜游离缘后方为网膜孔，通过网膜孔可进入胃后方的网膜囊。

2. 大网膜 连于胃大弯和横结肠之间，形似围裙覆盖于空肠、回肠和横结肠前方。胃前、后壁的脏腹膜自胃大弯和十二指肠上部向下延续构成了大网膜的前两层，至脐平面稍下返折向上，形成了大网膜的后两层，向后上连于横结肠并叠合成为横结肠的系膜。

大网膜内含有丰富的脂肪和巨噬细胞，后者有重要的防御功能。大网膜的长度因人而异，当腹膜腔内有炎症时，大网膜可包围病灶以防止炎症扩散蔓延。小儿的大网膜较短，一般在脐平面以上，因此当阑尾炎或其他下腹部炎症时，病灶区不易被大网膜包裹，常导致弥漫性腹膜炎。

3. 网膜囊和网膜孔

（1）网膜囊 是小网膜和胃后壁与腹后壁的腹膜之间的一个扁窄间隙，又称小腹膜腔，为腹膜腔的一部分。网膜囊分为6个壁：前壁为小网膜、胃后壁的腹膜和胃结肠韧带；后壁为横结肠及其系膜以及覆盖在胰、左肾、左肾上腺等处的腹膜；上壁为肝尾状叶和膈下方的腹膜；下壁为大网膜前、后层的愈着处；左侧为脾、胃脾韧带和脾肾韧带；右侧借网膜孔通腹膜腔的其余部分。

（2）网膜孔 高度约在第12胸椎至第2腰椎体的前方，成人可容1~2指通过。其上界为肝尾状叶，下界为十二指肠上部，前界为肝十二指肠韧带，后界为覆盖在下腔静脉表面的腹膜。手术时，可将手或器械伸入孔内，进行暂时性的止血。

（二）系膜

1. 肠系膜 是将空、回肠连于和固定于腹后壁的双层腹膜结构，其附着于腹后壁的部分称为肠系膜根，长约15cm，肠缘长达5~7m，有利于小肠活动，但也容易造成肠扭转等。

2. 阑尾系膜 呈三角形，将阑尾连于肠系膜下方，阑尾的血管、淋巴管、神经走行于系膜的游离缘内，故阑尾切除时，应从系膜游离缘进行血管结扎。

3. 横结肠系膜 是将横结肠系连于腹后壁的横位腹膜结构。以横结肠系膜为标志将腹膜腔分为结肠上区和结肠下区。

4. 乙状结肠系膜 是将乙状结肠固定于左下腹部的双层腹膜结构，其根部附着于左髂窝和骨盆左后壁，较长，故乙状结肠活动度大，易发生肠扭转。

（三）韧带

1. 肝的韧带 肝的下方有肝胃韧带和肝十二指肠韧带；上方有镰状韧带和冠状韧带，左、右三角韧带；前方有肝圆韧带。肝圆韧带是胎儿时期脐静脉闭锁后的遗迹。

2. 脾的韧带 包括胃脾韧带、脾肾韧带和膈脾韧带。

3. 胃的韧带 包括肝胃韧带、胃脾韧带、胃结肠韧带和胃膈韧带等。

四、腹膜壁、腹膜隐窝和陷凹

肝肾隐窝位于肝右叶下方与右肾之间，仰卧时为腹膜腔最低处，是液体易于积聚的部位。

陷凹位于盆腔内，男性在膀胱与直肠之间有直肠膀胱陷凹。女性在膀胱与子宫之间有膀胱子宫陷凹；直肠与子宫之间为直肠子宫陷凹，较深，与阴道后穹间仅隔以薄的阴道壁。站立或半卧位时，男性直肠膀胱陷凹和女性直肠子宫陷凹是腹膜腔最低部位，故积液多存在于这些陷凹内。

同步练习

一、选择题

A 型题

1. 关于腹膜的错误叙述是（　　）。
   A. 产生少量的浆液　　　B. 腹膜腔为一密闭腔隙　　C. 有防御功能
   D. 为浆膜结构　　　　　E. 分壁腹膜和脏腹膜

2. 关于腹膜内位器官的描述，正确的是（　　）。
   A. 器官各面几乎均被腹膜所覆盖　　　　　　B. 各面不被腹膜覆盖
   C. 器官各面大部分被腹膜覆盖　　　　　　　D. 器官两面被腹膜覆盖
   E. 器官一面被腹膜所覆盖

3. 腹膜间位器官有（　　）。
   A. 肾　　　　　　　　　B. 膀胱　　　　　　　　C. 卵巢
   D. 直肠中段　　　　　　E. 盲肠

4. 腹膜外位器官有（　　）。
   A. 膀胱　　　　　　　　B. 直肠上段　　　　　　C. 卵巢
   D. 阑尾　　　　　　　　E. 肾

5. 小网膜的错误描述是（　　）。
   A. 参与组成网膜囊前壁　　　　　　　　　　B. 肝十二指肠韧带内有三个重要结构
   C. 为单层腹膜结构　　　　　　　　　　　　D. 包括肝十二指肠韧带和肝胃韧带
   E. 小网膜游离缘的后方是网膜孔

6. 大网膜的错误描述是（　　）。
   A. 前两层附于胃大弯　　B. 有防御功能　　　　　C. 内有胃左、右动脉
   D. 后两层上达横结肠　　E. 小儿大网膜较短

7. 网膜孔（　　）。
   A. 下界为十二指肠上部　B. 在网膜囊左侧　　　　C. 上界为肝的方叶
   D. 后界为腹膜覆盖的右肾　E. 位于肝胃韧带后方

8. 从阴道后穹向上穿刺可以进入（　　）。
   A. 子宫腔　　　　　　　B. 膀胱腔　　　　　　　C. 膀胱子宫陷凹
   D. 会阴深隙　　　　　　E. 直肠子宫陷凹

9. 腹膜形成的结构没有（　　）。
   A. 乙状结肠　　　　　　B. 脐正中韧带　　　　　C. 大网膜
   D. 肠系膜　　　　　　　E. 胃脾韧带

10. 不是由腹膜形成的结构有（　　）。
    A. 肝圆韧带　　　　　　B. 肝胃韧带　　　　　　C. 肝十二指肠韧带
    D. 肝镰状韧带　　　　　E. 肝冠状韧带

11. 关于脐内侧襞的描述，正确的是（　　）。

A. 是由腹膜脏层形成的皱襞　　　　　　　　　　　　B. 内含脐动脉索

C. 内含腹壁下动脉和静脉　　　　　　　　　　　　　D. 内含脐正中韧带

E. 该皱襞由脐连到膀胱尖

12. 关于脐外侧襞的描述，正确的是（　　　　）。

A. 位于脐正中襞的稍外侧　　B. 内含脐动脉索　　　　C. 内含腹壁下动脉和静脉

D. 内含脐正中韧带　　　　　E. 其外侧是腹股沟内侧窝

13. 由腹膜构成的韧带是（　　　　）。

A. 静脉韧带　　　　　　　　B. 肝圆韧带　　　　　　C. 子宫圆韧带

D. 子宫主韧带　　　　　　　E. 肝十二指肠韧带

14. 关于横结肠系膜的描述，正确的是（　　　　）。

A. 由大网膜 1、2 层构成　　　　　　　　　　　　　B. 横结肠始末两部系膜较长，活动度大

C. 中间部系膜较短，较固定　　　　　　　　　　　　D. 构成网膜囊下壁

E. 内有中结肠血管

15. 关于肝胃韧带的描述，正确的是（　　　　）。

A. 是小网膜的右侧部　　　　　　　　　　　　　　　B. 连于肝门与胃大弯之间

C. 连于膈与胃大弯之间　　　　　　　　　　　　　　D. 连于膈、肝静脉韧带裂与胃小弯之间

E. 构成网膜囊的后壁

16. 胃后壁溃疡穿孔后，内容物首先积留于（　　　　）。

A. 左肝下前间隙　　　　　　B. 左肝下后间隙　　　　C. 右肝下间隙

D. 膈下腹膜外间隙　　　　　E. 腹膜后间隙

17. 在肝十二指肠韧带内各结构的位置关系是（　　　　）。

A. 肝固有动脉在左前方　　　B. 肝固有动脉在右前方　C. 胆总管在左前方

D. 肝门静脉在右前方　　　　E. 肝门静脉在左前方

18. 关于膈下间隙的描述，正确的是（　　　　）。

A. 介于膈与肝上面之间　　　　　　　　　　　　　　B. 介于膈与肝下面之间

C. 介于膈与胃之间　　　　　　　　　　　　　　　　D. 介于膈与横结肠及其系膜之间

E. 介于膈与骨盆上口之间

19. 网膜囊又称（　　　　）。

A. 左肝下间隙　　　　　　　B. 左肝上后间隙　　　　C. 左肝上前间隙

D. 左肝下后间隙　　　　　　E. 左肝下前间隙

B 型题

A. 肝尾状叶和膈下方腹膜　B. 肝下方和膈下方腹膜　C. 脾胃韧带和脾肾韧带

D. 脾膈韧带和脾肾韧带　　E. 借网膜孔通腹膜腔的其他部分

1. 网膜囊的上壁为（　　　　）。

2. 网膜囊的左侧为（　　　　）。

A. 肝尾状叶　　　　　　　　B. 肝方叶　　　　　　　C. 十二指肠上部

D. 肝十二指肠韧带　　　　　E. 覆盖在下腔静脉表面的腹膜

3. 网膜孔上界为（　　　　）。

4. 网膜孔下界为（　　　　）。

A. 肝　　　　　　　　　　　B. 脾　　　　　　　　　C. 胰

D. 十二指肠上部　　　　　　E. 肾

5. 属腹膜间位器官的是（　　）。

6. 属腹膜外位器官的是（　　）。

    A. 肝上间隙　　　　　　　　B. 膈下腹膜外间隙　　　　C. 右肠系膜窦

    D. 右结肠旁沟　　　　　　　E. 左肝下后间隙

7. 小肠系膜根、升结肠与横结肠及其系膜之间的区域为（　　）。

8. 肝与膈之间的腹膜腔部分为（　　）。

9. 胃后壁穿孔，流出物易积聚在（　　）。

10. 上通膈下间隙，下入盆腔的是（　　）。

    A. 肝十二指肠韧带　　　　　B. 静脉韧带　　　　　　　C. 脐正中襞

    D. 脐内侧襞　　　　　　　　E. 脐外侧襞

11. 内含脐尿管遗迹的是（　　）。

12. 内含脐动脉索的是（　　）。

13. 内含肝固有动脉的是（　　）。

14. 内含腹壁下动脉的是（　　）。

    A. 左肠系膜窦　　　　　　　B. 右肠系膜窦　　　　　　C. 左结肠旁沟

    D. 右结肠旁沟　　　　　　　E. 肝肾隐窝

15. 升结肠的内侧为（　　）。

16. 升结肠的外侧为（　　）。

17. 降结肠的内侧为（　　）。

18. 降结肠的外侧为（　　）。

19. 仰卧时，腹膜腔的最低部位为（　　）。

二、名词解释

1. 腹膜腔　2. 腹膜内位器官　3. 腹膜间位器官　4. 腹膜外位器官　5. 小网膜　6. 大网膜

7. 网膜囊　8. 肝肾隐窝　9. 直肠膀胱陷凹　10. 直肠子宫陷凹

三、填空题

1. 腹膜为全身最大面积、配布最复杂的浆膜，衬于腹、盆腔壁内面的腹膜称为＿＿＿＿，覆盖于腹、盆腔脏器表面的部分称为＿＿＿＿。

2. 男性腹膜腔为一封闭的腹膜腔隙；女性则借＿＿＿＿经＿＿＿＿、＿＿＿＿、＿＿＿＿与外界相通。

3. 根据脏器被腹膜覆盖的范围大小的不同，可将脏器分为3类：＿＿＿＿、＿＿＿＿和＿＿＿＿。

4. 腹膜内位器官有＿＿＿＿、＿＿＿＿、＿＿＿＿和＿＿＿＿等。

5. 腹膜间位器官有＿＿＿＿、＿＿＿＿、＿＿＿＿和＿＿＿＿等。

6. 腹膜外位器官有＿＿＿＿、＿＿＿＿、＿＿＿＿和＿＿＿＿等。

7. 腹膜由腹盆壁内面移行于脏器表面或由一个脏器移行至另一脏器表面的过渡中，形成＿＿＿＿、＿＿＿＿和韧带。

8. 小网膜左侧部称＿＿＿＿，右侧部称＿＿＿＿，其内走行着出入肝的重要管道，即右前方的＿＿＿＿，左前方的＿＿＿＿和两者后方的＿＿＿＿。

9. 肝上方的韧带有＿＿＿＿、＿＿＿＿、＿＿＿＿和＿＿＿＿。

10. 腹膜陷凹主要位于盆腔内，男性在膀胱与直肠之间有＿＿＿＿，女性在膀胱与子宫之间有＿＿＿＿；直肠与子宫之间为＿＿＿＿。

四、简答题

1. 简述腹膜与腹盆腔脏器的关系。

2. 试述小网膜的形成。

3. 试述大网膜的形成及意义。

4. 试述网膜囊的位置和境界。

5. 简述腹膜陷凹的构成及意义。

6. 胃后壁穿孔时，胃内容物可经什么途径流到右髂窝？

7. 依据肾脏的毗邻关系，试述腹膜外手术应防止损伤哪些结构。

8. 简述膈下间隙的名称。

9. 简述左结肠旁沟的形成、位置及临床意义。

参考答案

一、选择题

A 型题

1. B 2. A 3. B 4. E 5. C 6. C 7. D 8. E
9. A 10. A 11. B 12. C 13. E 14. E 15. D
16. B 17. A 18. D 19. D

B 型题

1. A 2. C 3. A 4. C 5. A 6. E 7. A 8. E
9. D 10. C 11. C 12. D 13. A 14. E 15. B
16. D 17. A 18. C 19. E

二、名词解释

1. 腹膜腔：脏腹膜与壁腹膜互相延续、移行，共同形成不规则的潜在性腔隙。

2. 腹膜内位器官：指器官全部突向腹膜腔，各面均被腹膜所覆盖的器官。

3. 腹膜间位器官：指大部分被腹膜覆盖，仅少部分未被腹膜覆盖的器官。

4. 腹膜外位器官：指一面被腹膜覆盖，其余面均不覆盖腹膜的器官。

5. 小网膜：是自肝门向下移行至胃小弯和十二指肠上部的双层腹膜结构。

6. 大网膜：是连于胃大弯和横结肠之间的双层腹膜结构，形似围裙覆盖于空肠、回肠和横结肠前方。

7. 网膜囊：是位于小网膜和胃后方的扁窄间隙。

8. 肝肾隐窝：位于肝右叶下方与右肾之间，仰卧时为腹膜腔最低处，是液体易于积聚部位。

9. 直肠膀胱陷凹：男性盆腔内在膀胱与直肠之间有直肠膀胱陷凹。

10. 直肠子宫陷凹：女性盆腔内直肠与子宫之间为直肠子宫陷凹，较深，与阴道后穹间仅隔以薄的阴道壁。

三、填空题

1. 壁腹膜　脏腹膜

2. 输卵管腹腔口　输卵管　子宫　阴道

3. 腹膜内位器官　腹膜外位器官　腹膜间位器官

4. 胃　空肠　回肠　盲肠

5. 肝　胆囊　子宫　膀胱

6. 肾　输尿管　胰　十二指肠降部

7. 网膜　系膜

8. 肝胃韧带　肝十二指肠韧带　胆总管　肝固有动脉　门静脉

9. 镰状韧带　冠状韧带　左三角韧带　右三角韧带

10. 直肠膀胱陷凹　膀胱子宫陷凹　直肠子宫陷凹

四、简答题

1. 答：根据脏器被腹膜覆盖范围的大小的不同，可将腹盆腔脏器分为 3 类：腹膜内位器官（如十二指肠上部、空肠、回肠等）、腹膜间位器官（如肝、胆囊、子宫、膀胱等）和腹膜外位器官（肾、肾上腺、输尿管等）。

2. 答：小网膜是自肝门向下移行至胃小弯和十二指肠上部的双层腹膜结构。其左侧部从肝门至胃小弯，称肝胃韧带；右侧连接肝门与十二指肠上部，称十二指肠韧带，其内走行着出入肝的重要管道，即右前方的胆总管、左前方的肝固有动脉和两者后方的门静脉。

3. 答：大网膜是连于胃大弯和横结肠之间的双层腹膜结构。形似围裙覆盖于空肠、回肠和横结肠前方，其左缘与胃脾韧带相连续。胃前、后壁的脏腹膜自胃大弯和十二指肠上部向下延续构成了大网膜的前叶，下垂至横结肠时，不完全地贴附于横结肠的表面，这一段大网膜前叶又称为胃结肠韧带。大网膜前叶继续下垂一段后，向后反折向上则形成了大网膜的后叶，向后上连于横结肠并叠合成横结肠的系膜。大网膜具有重要的防御功能。临床上，大网膜的血管常用作心冠状动脉桥接术的供体血管，也可使用带血管蒂的大网膜片铺盖胸腹壁或颅骨创面作为植皮的基础。

4. 答：网膜囊是小网膜和胃后壁与腹后壁的腹膜之间的一个扁窄间隙，又称小腹膜腔，为腹膜腔的一部分。网膜囊的境界：前壁为小网膜、胃后壁的腹膜和胃结肠韧带；后壁为横结肠及其系膜以及覆盖在胰、左肾、左肾上腺等处的腹膜；上壁为肝左叶和膈下方的腹膜；下壁为大网膜前、后层的愈着处。左侧为脾、胃脾韧借和脾肾韧带；右侧借网膜孔通腹膜腔的其余部分。

5. 答：男性在膀胱与直肠之间有直肠膀胱陷凹。女性在膀胱与子宫之间有膀胱子宫陷凹；直肠与子宫之间有直肠子宫陷凹，与阴道后穹间仅隔以薄的阴道壁。站立或半卧位时，男性直肠膀胱陷凹和女性直肠子宫陷凹是腹膜腔最低部位，故积液多存于这些陷凹内。

6. 答：胃内容物→胃后壁穿孔→网膜囊→网膜孔→大腹膜腔→右肝肾隐窝、右结肠旁沟→右髂窝。

7. 答：两肾的上方隔疏松结缔组织与肾上腺相邻，内下方为肾盂和输尿管。左肾的内侧为腹主动脉，右肾的内侧为下腔静脉。两肾的内后方分别为左、右腰交感干。左肾上部的前方为胃后壁，中部为胰，下部为空肠袢及结肠左曲；右肾的前方上部为肝右叶，下部为结肠右曲，内侧为十二指肠降部。肾后面第 12 肋以上部分与膈和肋膈隐窝相邻，在第 12 肋以下部分，除与肋下血管和神经相邻外，由内侧向外侧与腰大肌及其前方的生殖股神经，腰方肌及其前方的髂腹下神经和髂腹股沟神经等相邻。因此，腹膜外手术入路，右肾的手术应防止损伤下腔静脉、十二指肠降部等结构；左肾手术应防止损伤胰体、胰尾；若需切除第 12 肋，应注意保护胸膜。

8. 答：膈下间隙被肝分为肝上、下间隙。肝上间隙借镰状韧带分为左、右肝上间隙，左肝上间隙又可被左三角韧带分为左肝上前和左肝上后间隙。肝下间隙以肝圆韧带分为左、右肝下间隙，左肝下间隙又被小网膜和胃分成左肝下前间隙和左肝下后间隙（网膜囊）。

9. 答：左结肠旁沟位于降结肠的外侧，由覆盖降结肠的脏腹膜与衬贴于腹腔侧壁的壁腹膜相互移行所形成的纵行间隙。由于左侧膈结肠韧带发育良好，故向上不直接与膈下间隙相通，向下则可经左髂窝转入盆腔。临床意义在于左结肠旁沟内积液只能向下流入盆腔。

脉管系统

第十一章　心血管系统

脉管系统（circulatory system）是封闭的管道系统，分布于人体各部，包括心血管系统和淋巴系统。心血管系统由心、动脉、毛细血管和静脉组成，血液在其中循环流动。淋巴系统包括淋巴管道、淋巴器官和淋巴组织。淋巴液沿淋巴管道向心流动，最后汇入静脉。脉管系统的主要功能是物质运输。

重点

①脉管系统的组成；心血管系统的组成。②心的外形、心各腔的形态结构；心传导系统的组成和功能。③左、右冠状动脉的起始、行程、主要分支及分布范围。④冠状窦的位置及其主要属支。⑤心包的构成；心包横窦、心包斜窦的位置和临床意义。⑥动脉韧带的位置；主动脉的起止，主动脉升部的起止和分支名称；主动脉弓的起止和分支名称。⑦左、右颈总动脉的起止部位；颈动脉窦和颈动脉小球的位置与功能。⑧颈外动脉主要分支的名称和分布。⑨锁骨下动脉、腋动脉、桡动脉、尺动脉的起止。⑩掌浅弓、掌深弓的组成。⑪腹腔干的分支、分布。⑫肠系膜上、下动脉的分支、分布。⑬子宫动脉行径。⑭上腔静脉的组成、起止、收纳范围。⑮颈内静脉的起止、主要属支（面静脉、下颌后静脉）。⑯头静脉、贵要静脉的起止；大隐静脉和小隐静脉的起始、行程、注入部位和属支。⑰肝门静脉的组成、分支和属支；肝门静脉系与上、下腔静脉系间的交通部位、交通途径。⑱淋巴系统的组成和功能；全身九条淋巴干的名称；右淋巴导管和胸导管的走行及引流范围。

 内容精讲

第一节　总　论

一、心血管系统的组成

心血管系统由心、动脉、毛细血管和静脉组成。

1. 心（heart） 是连接动脉、静脉的枢纽和心血管系统的动力器官，并具内分泌功能。心有四个腔：左心房、左心室、右心房和右心室。

2. 动脉（artery） 是运送血出心的管道，管壁较厚、弹性好，在行程中逐渐分支。

3. 毛细血管（capillary） 是连接动、静脉末梢间的管道，彼此吻合成网，数量多、管壁薄、通透性大，管内血流缓慢。

4. 静脉（vein） 是引导血回心的管道，管壁薄、管腔大、弹性小，容血量大，逐渐接受属支。

二、血管吻合及其功能意义

人体的血管除了经动脉-毛细血管-静脉相通外，动脉与动脉之间，静脉与静脉之间甚至动脉与静脉之间，可借血管支（吻合支或交通支）彼此连结，形成血管吻合。

1. 动脉间吻合 有交通支：如脑底动脉环（Willis 环）；动脉网：如肩关节网、肘、膝关节网；动脉弓：如掌浅弓、掌深弓等，作用为缩短循环时间、调节血流量。

2. 静脉间吻合 除与动脉相似的吻合形式外还有静脉丛：如食管静脉丛、直肠静脉丛等，作用为保证在脏器扩大或腔壁受压时静脉回流通畅。

3. 动静脉吻合 小动、静脉间借血管支直接通连，缩短循环途径，作用为调节局部血流量和体温。

4. 侧支吻合 发自主干不同高度的侧副管，彼此吻合，称侧支吻合。当主干阻塞时通过侧支建立的循环叫侧支循环，作用为保证器官病理状态下的血供。

第二节　心

一、心的位置、外形和毗邻

心是一个中空的肌纤维性器官，斜位于胸腔中纵隔内，约 2/3 位于正中线左侧，1/3 位于正中线右侧，心尖朝向左前下方，心的长轴与身体正中线成 45°角。

心可分为一尖、一底、两面、三缘，表面有 4 条沟。

心尖（cardiac apex）圆钝、游离，由左心室构成，朝向左前下方，在左侧第 5 肋间隙，锁骨中线内侧 1～2cm 处可扪及心尖搏动。

心底（cardiac base）朝向右后上方，大部分由左心房和小部分的右心房构成。

胸肋面（前面）朝向前上方，大部分由右心房和右心室构成，一小部分由左心耳和左心室构成。此面大部分隔心包被胸膜和肺遮盖，小部分隔心包与胸骨体下部和左侧第 4～6 肋软骨邻近，故在左侧第 4 肋间隙与胸骨左侧缘处进行心内注射，一般不会伤及胸膜和肺。膈面（下面）几乎呈水平位，朝向下方并略朝向后，隔心包贴膈，大部分由左心室，小部分由右心室构成。

下缘（锐缘）介于膈面与胸肋面之间，接近水平位，由右心房和心尖构成。左缘（钝缘）居胸肋面与肺面之间，绝大部分由左心室构成，小部分由左心耳参与。右缘（不明显）由右心房构成。

心表面有 4 条沟，可作为 4 个心腔的表面分界。冠状沟（房室沟）呈额状位，近似环形，将右上方的心房和左下方的心室分开。前室间沟在心室的胸肋面，从冠状沟走向心尖的右侧，是左、右心室前部在表面的分界。后室间沟为左、右心室下部表面分界。后房间沟在心底部，左右心房表面分界。房室交点为后房间沟、后室间沟与冠状沟的相交处。心尖切迹是前后室间沟在心尖右侧汇合处稍凹陷。

二、心腔

心被心间隔分为左、右两半心，左、右半心又分成左、右心房和左、右心室 4 个腔，同侧心房和心室借房室口相通。

1. 右心房（right atrium） 位于心的右上部，壁薄腔大。界沟为固有心房与腔静脉窦表面的分界，界沟的内面为界嵴。

（1）固有心房 构成右心房的前部，其内面有许多大致平行排列的肌束，称为梳状肌。右心耳为前上方锥体形盲囊突出部。

（2）腔静脉窦 位于右心房的后部，内壁光滑，无肌性隆起。窦内有 3 个入口和一个出口，3 个入口：上腔静脉口；下腔静脉口，前缘有下腔静脉瓣；冠状窦口，位于下腔静脉口与右房室口之间，下缘有冠状窦瓣。一个出口为右房室口，在左前下方通向右心室。

卵圆窝：房间隔右侧面中下部有一卵圆形凹陷，此处薄弱，是房间隔缺损的好发部位。

主动脉隆凸：卵圆窝缘前上方的隆起，由主动脉窦推顶右心房后内侧壁而形成。

2. 右心室（right ventricle） 位于右心房的前下方，直接位于胸骨左缘第 4、5 肋软骨的后方，在胸骨旁第 4 肋间隙做心内注射多注入右心室。

室上嵴：位于右房室口与动脉圆锥之间的肌隆起，为流入道与流出道的分界标志。

（1）右心室流入道 又称固有心腔。

入口：右房室口，有三尖瓣（前、后、隔侧尖），两个相邻的瓣膜之间的瓣膜组织称为连合，其基底部附于三尖瓣环，边缘有腱索。

乳头肌：经腱索连于三尖瓣。

肉柱：室壁内面纵横交错排列的肌隆起。

隔缘肉柱（节制索）：前乳头肌根部至室间隔下部内的 1 条肌束，有心传导系纤维通过。

三尖瓣复合体：三尖瓣环、三尖瓣、腱索、乳头肌结构与功能密切关联，形成一个整体。它们共同保证血液的单向流动，其中的任何一部分结构损伤，将会导致血流动力学上的改变。

（2）右心室流出道 又称动脉圆锥或漏斗部，位于右心室前上方，室壁光滑无肉柱。

出口：肺动脉口，口周缘有 3 个彼此相连的半月形纤维环为肺动脉环，有 3 个肺动脉瓣附着，其游离缘中央有半月瓣小结。

3. 左心房（left atrium） 位于右心房的左后方，构成心底的大部分，是四个心腔中最靠后的一个。

（1）左心耳 突向左前方，因与二尖瓣邻近，故为心外科最常用手术入路之一。

（2）左心房窦 又称固有心房。后壁为两对肺静脉口，通左、右肺上、下静脉，此处无瓣膜；借左房室口与左心室相通。

4. 左心室（left ventricle） 位于右心室的左后方，呈圆锥形，锥底被左房室口和主动脉口所占据。

分界标志：二尖瓣前瓣，分为流入道（窦部）、流出道（主动脉前庭）。

（1）左心室流入道 又称左心室窦部，入口为左房室口，有二尖瓣。

二尖瓣复合体：在结构和功能上为一整体，包括二尖瓣环、二尖瓣、腱索、乳头肌构成。

肉柱：较右心室的细小。

（2）左心室流出道 又称主动脉前庭，壁光滑无肉柱，出口为主动脉口，有 3 个主动脉瓣。

主动脉瓣：3 个半环形瓣附着于主动脉瓣环，游离缘有半月瓣小结。

主动脉窦：为主动脉瓣与主动脉壁之间的间隙，冠状动脉开口于此。

三、心的构造

1. 心纤维性支架 又称心纤维骨骼，位于房室口、肺动脉和主动脉口周围，由致密结缔组织构成。心纤维性支架包括左、右纤维三角，4 个瓣纤维环、圆锥韧带、室间隔膜部和瓣膜间隔等。

右纤维三角又称中央纤维体，位于二尖瓣环、三尖瓣环、主动脉后瓣环之间，其前方与室隔膜部移行；左纤维三角位于主动脉左瓣环外侧与二尖瓣环连接处；4个瓣纤维环分别为心室出、入口的瓣膜附着部；圆锥韧带连接肺动脉瓣环与主动脉瓣环；瓣膜间隔：主动脉左瓣环与后瓣环相对缘之间（主动脉下隔）与二尖瓣前尖相移行。

2. 心壁　由心内膜、心肌层和心外膜组成。

（1）心内膜（endocardium）　是衬于心房和心室壁内面的一层光滑的薄膜，与血管的内膜相连续，并在房室口和动脉口处折叠形成瓣膜。

（2）心肌层（myocardium）　由心肌细胞（心肌纤维）构成，可分为心房肌和心室肌。心房肌较薄，心室肌肥厚，尤以左心室最厚。心房肌与心室肌在房室口处被纤维环隔开而不连续，因此心房肌与心室肌的收缩是不同步的。

（3）心外膜（epicardium）　是心肌外面的一层光滑的浆膜，即浆膜心包的脏层。

3. 心间隔

（1）房间隔（interatrial septum）　又称房中隔，位于左、右心房之间，由两层心内膜中间夹结缔组织和少量心肌组成，卵圆窝处最薄。

（2）室间隔（interventricular septum）　又称室中隔，位于左、右心室之间，上方中部为膜部，室间隔缺损多好发此部；下方为肌部，占据室间隔的大部。

（3）房室隔（atrioventricular septum）　为房间隔和室间隔之间的过渡、重叠区域。

四、心传导系

心传导系由特殊心肌细胞构成，包括：窦房结，结间束，房室交界区，房室束，左、右束支和Purkinje纤维网。

1. 窦房结（sinuatrial node）　为心的正常起搏点，位于上腔静脉与右心房交界处心外膜深面，呈狭长的椭圆形，主要含P细胞和移行细胞。

2. 结间束　无充分的形态学证据。

3. 房室交界区（atrioventricular junction region）　又称房室结区。房室结是房室交界区中央部分，位于右心房Koch三角心内膜深面，其主要功能是将窦房结传来的兴奋发生短暂延搁再传向心室，保证心房收缩后心室再开始收缩，而且是最重要的次级起搏点。

4. 房室束（atrioventricular bundle）　又称His束，穿右纤维三角，沿室间隔膜部后下缘前行。

5. 左、右束支　房室束至室间隔肌部上缘分为左、右束支分别入左、右侧心内膜深面。

6. Purkinje纤维网　左、右束支在心内膜下交织成网进入心肌。

正常情况下窦房结发出的兴奋通过心房肌传到整个心房，并经过房室结、房室束和左、右束支传到Purkinje纤维网，引起心室肌兴奋，然后兴奋由内膜侧向外膜侧心室肌扩布，引起整个心室兴奋、收缩。

五、心的血管

心的血液供应来自左、右冠状动脉；回流的静脉血，绝大多数经冠状窦汇入右心房，一部分直接流入右心房。

1. 冠状动脉

（1）左冠状动脉（left coronary artery）　起于主动脉的左冠状动脉窦，在左心耳与肺动脉根部之间入冠状沟向左行并分支。

① 前室间支：也称前降支，沿前室间沟下行，分布于左心室前壁、右心室部分前壁、室间隔前 2/3。其主要分支有左圆锥支，此支与右圆锥支互相吻合形成动脉环。

② 旋支：也称左旋支，沿冠状沟左行，绕心左缘分布于左心室膈面。其主要分支有窦房结支、左缘支、房室结支。

左冠状动脉的分布范围：左半心、窦房结、房室结、室间隔前 2/3、部分右室前壁。

（2）右冠状动脉（right coronary artery）　起自主动脉右窦，经右心耳与肺动脉根部中间入冠状沟右行，至房室交点形成倒 "U" 形弯曲分为两支。

① 右缘支：沿心下缘走行。

② 后室间支：沿后室间沟下行，分布于两室后壁及室间隔后 1/3。

③ 左室后支：左行分布于左室后壁。

④ 动脉圆锥支：左、右冠状动脉发出侧支通路形成 Vieussen 环。

⑤ 窦房结支：沿右心耳内面上行。

⑥ 房室结支：90% 自房室交点 "U" 形顶端分出。

右冠状动脉的分布范围：右半心、室间隔后 1/3、部分左室后壁、窦房结、房室结。

（3）冠状动脉的分布类型　以后室间隔为标准，分为右优势型（65.7%）、左优势型（28.7%）和均衡型（5.6%）。

2. 心的静脉　可以分为浅静脉和深静脉两个系统。

（1）冠状窦及其属支　冠状窦（coronary sinus）位于心膈面左心房与左心室之间的冠状沟内，最后注入右心房的冠状窦口，收集心的大部分静脉血。其主要属支有心大静脉、心中静脉、心小静脉。

（2）心前静脉　起于右室前壁跨过冠状沟，注入右心房。

（3）心最小静脉　直接注入心各腔（主要是右心房）。

六、心包

心包（pericardium）是包裹在心和出入心大血管根部的锥体形纤维浆膜囊，分内、外两层，外层为纤维心包，内层为浆膜心包。

纤维心包（fibrous pericardium）：由坚韧的纤维性结缔组织构成，与大血管外膜相移行。

浆膜心包（serous pericardium）：位于心包的内层，又分脏层和壁层。壁层在纤维心包内面；脏层包于心肌表面即心外膜（两层间为心包腔）。

心包窦：在心包腔内，浆膜性心包脏、壁两层转折处形成的间隙。

心包横窦：为心包在主动脉、肺动脉后方与上腔静脉、左心房前壁前方之间的间隙。从横窦左、右侧入口可伸入两个横指，当心直视手术需阻断主动脉、肺动脉血流时，可通过横窦从前后钳夹两个大血管。

心包斜窦：在左心房后壁与心包后壁之间，其两侧是左、右肺静脉和下腔静脉。

心包前下窦：心包腔前下部（心包胸肋部）与膈部转折处之间的间隙。人体直立时，该处位置最低，心包积液常存在于此窦中，是心包穿刺比较安全的部位。从左侧剑肋角进行心包穿刺，恰可进入该窦。

七、心的体表投影

心外形体表投影的个体差异较大，也可因体位而有变化，通常采用 4 点连线法来确定。

（1）左上点　于左侧第 2 肋软骨下缘，距胸骨左缘约 12mm。

（2）右上点　于右侧第 3 肋软骨上缘，距胸骨右缘约 10mm。

（3）左下点　于左侧第 5 肋间隙，锁骨中线内侧 10～20mm。

（4）右下点　于右侧第 7 胸肋关节处。

第三节　动　脉

动脉是从心运血液到全身各器官的血管。动脉干的分支，离开主干进入器官前的一段称为器官外动脉，入器官后称为器官内动脉。

器官外动脉的分布表现出一些规律：①动脉配布与人体结构是相适应的。②每一大局部都有 1～2 条动脉干。③躯干部在结构上有体壁和内脏之分，动脉也分为壁支和脏支。④动脉常有静脉、神经伴行，构成血管神经束。⑤动脉在行程中多居身体屈侧、深部或安全隐蔽的部位。⑥动脉常以最短的距离到达它所分布的器官。⑦动脉分布形式与器官形态有关。⑧动脉的管径有时不完全决定于它所供血器官的大小，而与器官的功能有关。

全身的动脉可分为肺循环的动脉和体循环的动脉。

一、肺循环的动脉

肺动脉干（pulmonary trunk）位于心包内，系一粗短的动脉干，发自右心室，经主动脉前方行向左后上方，至主动脉弓下缘分为左、右肺动脉。左肺动脉较短，横行向左至左肺门，分两进入左肺上、下叶。右肺动脉较长，经主动脉和上腔静脉后方向至右肺门分为 3 支入右肺上、中、下叶。动脉韧带连于主动脉弓下缘与肺动脉干分叉处稍左侧的纤维性结缔组织索，是胚胎时期动脉导管闭索的遗迹。动脉导管若在出生后 6 个月尚未闭锁，则称动脉导管未闭，是常见的先天性心脏病之一。

二、体循环的动脉

主动脉（aorta）是体循环的动脉主干，根据其行程可分为 4 段：升主动脉（ascending aorta），起自左心室，斜向右上前方，至右第 2 胸肋关节处移行主动脉弓；主动脉弓（aortic arch），呈弓形弯向左后至第 4 胸椎下缘左侧移行为降主动脉（descending aorta）；胸主动脉，沿脊柱左前方下行，达第 12 胸椎高度穿膈的主动脉裂孔移行为腹主动脉；腹主动脉，在腹腔内沿脊柱左前方下行至第 4 腰椎下缘分为左、右髂总动脉。

升动脉分支：左冠状动脉、右冠状动脉至心。

主动脉弓分支：凸侧由右向左分别为头臂干、左颈总动脉、左锁骨下动脉；凹侧发出细小分支有气管支、支气管支。

压力感受器：主动脉弓壁外膜下游离神经末梢丰富，感受血压变化。

化学感受器：近动脉韧带处有 2～3 个粟粒样小体称主动脉小球。

（一）颈总动脉

颈总动脉（common carotid artery）是颈部的主要动脉干。左颈总动脉起自主动脉弓，右颈总动脉起自头臂干，经胸锁关节后方，沿食管、气管和喉外侧上行，平甲状软骨上缘分颈内、外动脉。在颈动脉分权处有颈动脉窦和颈动脉小球两个重要结构。

颈动脉窦（carotid sinus）是颈总动脉与颈内动脉起始部的膨大部分。窦壁外膜内有丰富的游离神经末梢称为压力感受器，可反射性的调节血压。

颈动脉小球（carotid glomus）为颈总动脉分权的后方的扁圆形小体，是化学感受器，可感受血液中二氧化碳分压、氧分压和氢离子浓度变化，反射性的调节呼吸。

1. 颈外动脉（external carotid artery）　自颈总动脉分出，初位于颈内动脉前内侧，经其前方转至外侧，上行穿腮腺至下颌颈处分为颞浅动脉和上颌动脉。

（1）甲状腺上动脉（superior thyroid artery） 自起始部向前下至甲状腺侧叶上端分支至腺与喉。

（2）舌动脉（lingual artery） 平舌骨大角发出经舌骨舌肌深面入舌至口底及腭扁桃体。

（3）面动脉（facial artery） 自舌动脉稍上方，经下颌下腺深面，绕下颌骨下缘咬肌前缘至面部，沿口角鼻翼外侧上行易名内眦动脉，分支入下颌下腺、腭扁桃体及面部。

（4）颞浅动脉（superficial temporal artery） 在耳屏前方经颧弓根部浅面至颞部皮下，分布于额颞、顶部软组织。

（5）上颌动脉（maxillary artery） 平下颌颈深面入颞下窝，在翼外肌浅（深）面入翼腭窝，沿途分支至外耳道、鼓室、牙及牙龈、鼻腔、咀嚼肌等。其分支较重要的有脑膜中动脉（middle meningeal artery），穿棘孔分布于硬脑膜。

2. 颈内动脉（internal carotid artery） 平甲状软骨上缘自颈总动脉分出，垂直上行穿颈动脉管入颅，在颈部无分支。

（二）锁骨下动脉

锁骨下动脉（subclavian artery）左侧起自主动脉弓，右侧起自头臂干，经胸锁关节后方，斜向外至颈根部，呈弓状经胸膜顶前方，穿斜角肌间隙，至第1肋外缘续为腋动脉。锁骨下动脉的主要分支有：①椎动脉（vertebral artery），上行穿第6~1颈椎横突孔，经枕骨大孔入颅，分支营养脑与脊髓。②胸廓内动脉（internal thoracic artery），向下入胸腔，沿第1~6肋软骨后面下降，分支分布于胸前壁心包、膈和乳房等处；其较大的终支称为腹壁上动脉，穿膈入腹直肌，分支与腹壁下动脉吻合营养腹直肌。③甲状颈干（thyrocervical trunk），分出甲状腺下动脉，横过颈动脉鞘后方至甲状腺侧叶下端。此外，锁骨下动脉还发出肋颈干至颈深肌和第1、2肋间隙后部，发出肩胛背动脉至背部浅层肌。

1. 腋动脉（axillary artery） 行于腋窝深部，至大圆肌下缘移行为肱动脉。其主要分支有：

（1）胸肩峰动脉 在胸小肌上缘处起于腋动脉，分布于胸大肌、胸小肌、三角肌、肩关节。

（2）胸外侧动脉 沿胸小肌下缘走行，分布于胸大肌、胸小肌、前锯肌、乳房。

（3）肩胛下动脉 在肩胛下肌下缘附近发出，分为胸背动脉，分布至背阔肌、前锯肌，穿三边孔至冈下窝诸肌。

（4）旋肱后动脉 伴腋神经穿过四边孔，绕肱骨外科颈至肩关节及附近诸肌。

2. 肱动脉（brachial artery） 沿肱二头肌内侧下行至肘窝，平桡骨颈平面分为桡动脉和尺动脉。分支主要有：

（1）肱深动脉 伴桡神经沿桡神经沟下行，分支布于肱三头肌、肱骨，末端终支加入肘关节网。

（2）尺侧上、下副动脉 参与肘关节网组成。

3. 桡动脉（radial artery） 先经肱桡肌和旋前圆肌之间，继而在肱桡肌腱和桡侧腕屈肌腱之间下行，绕桡骨茎突至手背，穿第1掌骨间隙至手掌，与尺动脉掌深支吻合形成掌深弓。主要分支有：

（1）掌浅支 在桡腕关节处发出，下行至手掌与尺动脉末端吻合形成掌浅弓。

（2）拇主要动脉 在掌侧深部发出3分支至拇指掌面两侧缘和示指桡侧缘。

4. 尺动脉（ulnar artery） 在尺侧腕屈肌与指浅屈肌之间下行，经豌豆骨桡侧至手掌，与桡动脉掌浅支吻合形成掌浅弓。主要分支有：

（1）骨间总动脉 又分为骨间前和骨间后动脉分布于前臂肌和尺、桡骨。

（2）掌深支　与桡动脉掌终支吻合形成掌深弓。

5.掌浅弓和掌深弓

（1）掌浅弓（superficial palmar arch）　由尺动脉末端和桡动脉掌浅支吻合而成。分支有：指掌侧总动脉（3 支），小指尺掌侧动脉。指掌侧总动脉行至指掌关节附近每支再分出 2 支指掌侧固有动脉，至第 2~5 指相对缘。

（2）掌深弓（deep palmar arch）　由桡动脉末端和尺动脉掌深支吻合而成。由弓发出 3 支掌心动脉，行至指掌关节附近分别流入相应的指掌侧总动脉。

（三）胸主动脉

胸主动脉（thoracic aorta）是胸部动脉的主干，其分支有壁支和脏支两种。壁支有肋间后动脉、肋下动脉和膈上动脉；脏支包括支气管支、食管支和心包支。

（四）腹主动脉

腹主动脉（abdominal aorta）是腹部的动脉主干，其分支也有壁支和脏支两种，但脏支远较壁支粗大。

1.壁支　主要有腰动脉、膈下动脉、骶正中动脉，分布于腹后壁、脊髓、膈和盆后壁等。

2.脏支　分成对的脏支和不成对的脏支两种。成对的脏支有肾上腺中动脉、肾动脉、睾丸动脉（男性）或卵巢动脉（女性）；不成对的脏支包括腹腔干、肠系膜上动脉和肠系膜下动脉。

（1）肾上腺中动脉（middle suprarenal artery）　分布至肾上腺。

（2）肾动脉（renal artery）　约平第 1~2 腰椎椎间盘的高度起于腹主动脉，横行向外至肾门入肾，并分出肾上腺下动脉至肾上腺。

（3）睾丸动脉（testicular artery）　至睾丸和附睾。

（4）卵巢动脉（ovarian artery）　至卵巢和输卵管壶腹部。

（5）腹腔干（celiac trunk）　为一粗短的动脉干，在主动脉裂孔的稍下方发自腹主动脉，分支情况如下：

① 胃左动脉（left gastric artery）：沿胃小弯向左至食管腹段、贲门和胃小弯的胃壁。

② 肝总动脉（common hepatic artery）：向右行至十二指肠上部上缘进入肝十二指肠韧带，分为肝固有动脉和胃十二指肠动脉。

a.肝固有动脉：行于十二指肠韧带内，在肝门静脉前方、胆总管左侧上行至肝门，分为左、右支，分别进入肝左、右叶。肝右支进入胆囊之前发出胆囊动脉，肝固有动脉尚发出胃右动脉与胃左动脉吻合。

b.胃十二指肠动脉：经胃幽门下缘分为胃网膜右动脉和胰十二指肠上动脉。

③ 脾动脉（splenic artery）：沿胰上缘左行至脾门，分为数条脾支入脾。其分支有：胃短动脉、胃网膜左动脉、胃后动脉、胰支和脾支。

（6）肠系膜上动脉（superior mesenteric artery）　在腹腔干稍下方，约平第 1 腰椎高度起自腹主动脉前壁。其分支有：

① 空肠动脉（jejunal artery）和回肠动脉（ileal artery）：分 13~18 支分布于空回肠。

② 回结肠动脉（ileocolic artery）：分布至回肠末端、盲肠、阑尾（阑尾动脉）和升结肠。

③ 右结肠动脉（right colic artery）：分布至升结肠。

④ 中结肠动脉（middle colic artery）：分布至横结肠。

（7）肠系膜下动脉（inferior mesenteric artery）　约平第 3 腰椎高度起自腹主动脉前壁。其分支有：

① 左结肠动脉（left colic artery）：分布至降结肠。

② 乙状结肠动脉（sigmoid arteries）：分布至乙状结肠。

③ 直肠上动脉（superior rectal artery）：分布至直肠上部。

（五）髂总动脉

髂总动脉（common iliac artery）左、右各 1 支，平第 4 腰椎下缘自腹主动脉分出，沿腰大肌内侧斜向外下方，至骶髂关节处分为髂内动脉和髂外动脉。

1. 髂内动脉（internal iliac artery） 是盆部的动脉主干，为一短干，沿盆腔侧壁下行，发出壁支和脏支。

（1）壁支 主要分支有：①闭孔动脉（obturator artery），至大腿内收肌群。②臀上动脉（superior gluteal artery），至臀中、小肌。③臀下动脉（inferior gluteal artery），至臀大肌。

（2）脏支 主要分支有：①子宫动脉（uterine artery），在子宫阔韧带内，经输尿管前上方，至子宫、阴道、输卵管和卵巢。②阴部内动脉（internal pudendal artery），发出肛门动脉、会阴动脉和阴茎（阴蒂）动脉。此外还有脐动脉、膀胱下动脉和直肠下动脉。

2. 髂外动脉（external iliac artery） 沿腰大肌内侧缘下降，经腹股沟韧带中点深面至股部移行为股动脉。髂外动脉的分支有：腹壁下动脉，入腹直肌鞘与腹壁上动脉吻合；旋髂深动脉，至髂嵴及附近肌。

3. 股动脉（femoral artery） 在股三角内下行，经收肌管，出收肌腱裂孔至腘窝，移行为腘动脉。股动脉的主要分支：股深动脉（deep femoral artery），该动脉又发出旋股内侧动脉，分布于股内收肌；旋股外侧动脉，分布于股前群肌；穿动脉（3～4 支）：至股后群肌；腹壁浅动脉，在腹前壁浅筋膜内；旋髂浅动脉，至髂前上棘浅部；阴部外动脉，至外阴部。

4. 腘动脉（popliteal artery） 在腘窝深部下行，至腘肌下缘分为胫前和胫后动脉，该动脉在腘窝发出关节支和肌支至膝关节和邻近肌，并参与膝关节网。

5. 胫后动脉（posterior tibial artery） 由腘动脉发出，沿小腿后群浅、深屈肌之间下行，经内踝后方至足底分为足底内侧动脉和外侧动脉。胫后动脉主要分支有为腓动脉。其中足底外侧动脉与足背动脉的足底深支吻合，形成足底弓，由弓发出 4 支跖足底总动脉，向前又分为 2 支趾足底固有动脉，分布于足趾。

6. 胫前动脉（anterior tibial artery） 由腘动脉发出，分支至小腿前肌群，并分支参与膝关节网。

7. 足背动脉（dorsal artery of foot） 是胫前动脉的直接延续，足底深支为其终末支之一。

第四节 静 脉

与动脉相比，在结构和配布方面，静脉有下列特点：①送血液回心的血管，起于毛细血管，管壁薄、弹性小、管腔大、压力低、流速慢、属支多、吻合多，总容积较动脉多一倍。②有静脉瓣，有利于静脉血向心回流。③分浅、深两类，浅静脉位于浅筋膜内（又称皮下静脉），深静脉与动脉同名并与其伴行。④静脉的吻合比动脉丰富，浅静脉间的吻合称静脉网，深静脉间的吻合称静脉丛。⑤特殊结构的静脉：硬脑膜窦、板障静脉。

全身的静脉可分为肺循环静脉和体循环静脉。

一、肺循环静脉

肺静脉（pulmonary vein）每侧两条，分别为左上、下肺静脉和右上、下肺静脉。肺静脉起自肺门，注入左心房后部，将含氧量高的血流输送到左心房。左肺上、下静脉分别收集左肺上、下叶的血液，右肺上静脉收集右肺上、中叶的血液，右肺下静脉收集右肺下叶血液。

二、体循环静脉

体循环的静脉包括上腔静脉系、下腔静脉系和心静脉系。下腔静脉系中将收集腹腔内不成对器官（肝除外）静脉血液的血管组成肝门静脉系。

（一）上腔静脉系

上腔静脉系由上腔静脉及其属支组成，收集头颈部、上肢和胸部（心和肺除外）的静脉血。

1. 头颈部的静脉

（1）面静脉（facial vein）起自内眦静脉，在面动脉的后方下行，在下颌角下方跨过颈内、外动脉表面注入颈内静脉。面静脉通过眼上、下静脉与颅内的海绵窦交通，并通过面深静脉与翼静脉丛交通，继而与海绵窦交通。面静脉缺乏静脉瓣，因此面部发生化脓性感染时，若处理不当（如挤压）可导致颅内感染。故将鼻根至两侧口角的三角区称为"危险三角"。

（2）下颌后静脉（retromandibular vein）由颞浅静脉和上颌静脉在腮腺内汇合而成，下行至腮腺下端分为前、后两支，前支汇入面静脉，后支续为颈外静脉。上颌静脉起自翼内、外肌之间的翼静脉丛。

（3）颈外静脉（external jugular vein）由下颌后静脉的后支与耳后静脉、枕静脉汇合而成，沿胸锁乳突肌的表面下行，在锁骨上方穿深筋膜注入锁骨下静脉，收集头皮和面部的静脉血。正常人站位或坐位时，颈外静脉常不显露，当心脏疾病或上腔静脉阻塞引起颈外静脉回流不畅时，在体表可见静脉充盈轮廓，称颈静脉怒张。

（4）颈前静脉（anterior jugular vein）起自颏下方的浅静脉，沿颈前正中线两侧下行，注入颈外静脉末端或锁骨下静脉。

（5）颈内静脉（internal jugular vein）于颈静脉孔处续于乙状窦，在颈动脉鞘内沿颈内动脉和颈总动脉的外侧下行，至胸锁关节的后方与锁骨下静脉汇合成头臂静脉。两静脉汇合部称静脉角，是淋巴管的注入部位。颈内静脉的颅内属支有硬脑膜窦（乙状窦和岩下窦），收集脑膜、脑、颅骨、视器和前庭蜗器的静脉血；颅外属支有面静脉、舌静脉、咽静脉和甲腺上、中静脉，收集同名器官的静脉血。颈内静脉附着于颈动脉鞘，并通过颈动脉鞘与颈深筋膜和肩胛舌骨肌中间腱相连，故管腔经常处于开放状态，有利于血流回流，但当颈内静脉外伤时，由于管腔不能闭锁和胸腔负压对血液的吸引，可导致空气栓塞。

（6）锁骨下静脉（subclavian vein）在第1肋的外缘续于腋静脉，向内行于同名动脉的前内侧，至胸锁关节的后方与颈内静脉汇合成头臂静脉（brachiocephalic vein）。两静脉汇合处称静脉角，有淋巴导管注入。

2. 上肢的静脉

（1）上肢浅静脉 包括头静脉、贵要静脉、肘正中静脉及其属支。临床上常用手背静脉网、前臂和肘部前面的浅静脉取血、输液和注射药物。

① 头静脉（cephalic vein）：起自手背静脉网的桡侧，沿前臂的桡侧、肘部的前面、肱二头肌外侧沟上行，经三角肌和胸大肌间沟至锁骨下方穿深筋膜注入腋静脉或锁骨下静脉。

② 贵要静脉（basilic vein）：起自手背静脉网的尺侧，沿前臂的尺侧上行，至肘部转至前面，经肱二头肌内侧沟上行至臂中点平面，穿深筋膜注入肱静脉或伴肱静脉上行注入腋静脉。

③ 肘正中静脉（median cubital vein）：变异较多，连于头静脉和贵要静脉之间。

④ 前臂正中静脉（median vein of forearm）：起自手掌静脉丛，沿前臂前面上行，注入肘正中静脉。

（2）上肢深静脉　与同名动脉伴行，且多为两条。

腋静脉：在大圆肌下缘由两条肱静脉汇合而成，在第1肋的外缘续为锁骨下静脉，收集上肢的所有浅静脉和深静脉的全部血液。

3. 胸部的静脉

胸部的静脉主要有头臂静脉、上腔静脉、奇静脉及其属支。

（1）头臂静脉（brachiocephalic vein）　由颈内静脉和锁骨下静脉在胸锁关节后方汇合而成。

（2）上腔静脉（superior vena cava）　由左、右头臂静脉汇合而成。

（3）奇静脉（azygos vein）　起于右腰升静脉，沿食管后方和胸主动脉右侧上行至第4胸椎高度，向前勾绕右肺根上方注入上腔静脉。

（4）半奇静脉（hemiazygos vein）和副半奇静脉（accessory hemiazygos vein）　收集左侧肋间后静脉的血液。

（二）下腔静脉系

下腔静脉系由下腔静脉及其属支组成，收集下半身的静脉血。

1. 下肢的静脉　下肢浅静脉比上肢静脉瓣膜多，浅静脉与深静脉之间的交通丰富。

（1）下肢的浅静脉

① 小隐静脉（small saphenous vein）：在足外侧缘起自足背静脉弓，经外踝后方，沿小腿后面上行，至腘窝下角穿深筋膜注入腘静脉。

② 大隐静脉（great saphenous vein）：在足内侧缘起自足背静脉弓，经内踝前方，沿小腿内侧、膝关节内后方、大腿内侧面上行，至耻骨结节外下方3～4cm处穿阔筋膜的隐静脉裂孔，注入股静脉。大隐静脉在注入股静脉之前接受腹壁浅静脉、旋髂浅静脉、阴部外静脉、股内侧浅静脉和股外侧浅静脉五条属支。当深静脉回流受阻时，穿静脉瓣膜关闭不全，深静脉血液返流入浅静脉，导致下肢浅静脉曲张。

（2）下肢的深静脉　和同名动脉伴行，均为2条。

2. 腹盆部的静脉　主要有髂外静脉、髂内静脉、下腔静脉和肝门静脉及其属支。

（1）髂外静脉（external iliac vein）　是股静脉的直接延续。

（2）髂内静脉（internal iliac vein）　沿髂内动脉内侧上行，与髂外静脉汇合成髂总静脉。盆内脏器的静脉在器官壁内或表面形成丰富的静脉丛，男性有膀胱静脉丛和直肠静脉丛，女性还有子宫静脉丛和阴道静脉丛。

（3）髂总静脉（common iliac vein）　由髂外静脉和髂内静脉汇合而成。

（4）下腔静脉（inferior vena cava）　由左、右髂总静脉平第4、5腰椎右前方合成，沿腹主动脉右侧、脊柱右前方上行，经肝的腔静脉沟，穿膈腔静脉孔入胸腔，穿纤维心包注入右心房。

① 壁支：包括膈下静脉和腰静脉。

② 脏支：包括睾丸（卵巢）静脉、肾静脉、肾上腺静脉和肝静脉。

（5）肝门静脉系　由肝门静脉及其属支组成，收集腹盆部消化道（包括食管腹段，但齿状线以下除外）、脾、胰和胆囊的静脉血。起始端和末端与毛细血管相连，无瓣膜。

① 肝门静脉（hepatic portal vein）：多由脾静脉与肠系膜上静脉在胰颈后方合成，经胰颈和下腔静脉之间进入肝十二指肠韧带，在肝固有动脉和胆总管的后方上行至肝门，分为左、右两支

入肝。

② 肝门静脉属支：肠系膜上静脉（superior mesenteric vein）、脾静脉（splenic vein）、肠系膜下静脉（inferior mesenteric vein）、胃左静脉（left gastric vein）、胃右静脉（right gastric vein）、胆囊静脉（cystic vein）和附脐静脉（paraumbilical vein）。

③ 肝门静脉与上、下腔静脉系之间的交通途径（吻合）：a. 过食管静脉丛与上腔静脉系的奇静脉和半奇静脉之间交通；b. 通过直肠静脉丛与下腔静脉系的直肠下静脉和肛静脉之间交通；c. 通过脐周静脉网与上腔静脉系的胸腹壁静脉和腹壁上静脉或与下腔静脉系的腹壁浅静脉和腹壁下静脉之间交通；d. 通过椎内、外静脉丛使贴近腹后壁的肠系膜上、下静脉和脾静脉的小属支与上、下腔静脉系的肋间后静脉、椎静脉、腰静脉的属支间相吻合；e. 通过肝裸区、胰、十二指肠、升结肠、降结肠使肠系膜上、下静脉的小属支与腹后壁上、下腔静脉系中的肋间后静脉、膈下静脉、腰静脉、肾静脉等小属支相吻合。

在正常情况下，肝门静脉系与上、下腔静脉系之间的交通支细小，血流量少。肝硬化、肝肿瘤等导致肝门静脉回流受阻，此时肝门静脉系的血液经上述交通途径形成侧支循环，通过上、下腔静脉系回流。由于血流量增多，交通支变得粗大和弯曲，出现静脉曲张，如食管静脉丛、直肠静脉丛和脐周静脉网曲张。如果食管静脉丛和直肠静脉丛曲张破裂，则引起呕血和便血。当肝门静脉系的侧支循环失代偿时，可引起收集静脉血的范围器官淤血，出现脾大和腹水等。

第十二章　淋巴系统

第一节　总　论

淋巴系统由各级淋巴管道、淋巴组织和淋巴器官组成，是心血管系的辅助系统，协助静脉引流组织液。此外，淋巴器官和淋巴组织具有产生淋巴细胞、过滤淋巴液和进行免疫应答的功能。

一、淋巴管道

淋巴管道包括为毛细淋巴管、淋巴管、淋巴干和淋巴导管。

1. 毛细淋巴管（lymphatic capillary）　是淋巴管道的起始段，位于组织间隙内，以膨大的盲端起始，彼此吻合成网，然后汇入淋巴管。毛细淋巴管由很薄的单层内皮细胞构成，没有基膜和周细胞，相邻的内皮细胞之间的连接间隙较大，因此毛细淋巴管比毛细血管通透性大，蛋白质、异物和细菌等大分子物质容易进入毛细淋巴管。上皮、角膜、晶状体、软骨、脑和脊髓等处无毛细淋巴管。

2. 淋巴管（lymphatic vessel）　由毛细淋巴管汇集而成，在全身各处分布广泛，根据走行位置可分为浅淋巴管和深淋巴管。浅淋巴管行于皮下浅筋膜内，多与浅静脉伴行；深淋巴管行于深筋膜深面，常与深部的血管神经束伴行。浅、深淋巴管之间有丰富的吻合。淋巴管内含有众多的瓣膜，可防止淋巴逆流。

3. 淋巴干（lymphatic trunk）　淋巴管在向心回流途中逐渐汇合形成较粗大的淋巴干。人体全身共有9条淋巴干，它们是左、右颈干，左、右锁骨下干，左、右支气管纵隔干，左、右腰干和单个的肠干。

4. 淋巴导管（lymphatic duct）　9条淋巴干最终分别汇合成两条淋巴导管，即胸导管和右淋巴导管，分别注入左、右静脉角。

二、淋巴组织

淋巴组织分为弥散淋巴组织和淋巴小结两类。

三、淋巴器官

淋巴器官包括淋巴结、胸腺、脾和扁桃体。

淋巴结（lymph node）为淋巴管向心回流途中的必经器官，为灰红色椭圆形或圆形小体，一侧隆凸，一侧凹陷，凹陷处称为淋巴结门，是淋巴结的血管神经出入之处；与凸侧面相连的淋巴管称输入淋巴管，数目较多；从淋巴结门出来的淋巴管称输出淋巴管，将淋巴结过滤后的淋巴运出淋巴结。淋巴结多聚集成群，以深筋膜为界可将淋巴结分为浅、深两种，浅淋巴结位于浅筋膜内，深淋巴结位于深筋膜深面。淋巴结多沿血管排列，位于关节的屈侧和体腔的隐蔽部位。

局部淋巴结指引流某个器官或某个部位淋巴的第一级淋巴结，了解局部淋巴结的位置、引流范围和引流去向，对某些疾病的诊断和治疗有重要的意义。

第二节　淋巴导管

一、胸导管

胸导管（thoracic duct）是全身最粗大的淋巴管道，长约 30～40cm。起始于第 1 腰椎前方的乳糜池，乳糜池由左、右腰干和肠干汇合而成。胸导管自乳糜池上行，经膈的主动脉裂孔入胸腔，沿脊柱前方、胸主动脉与奇静脉之间上行，至第 5 胸椎高度逐渐偏向左侧，沿脊柱左侧缘继续上行，出胸廓上口达颈根部，然后弯向前内下方注入左静脉角。在注入静脉角前，胸导管接收左颈干、左锁骨下干和左支气管纵隔干的淋巴。胸导管通过 6 条淋巴干和某些散在的淋巴管，收集了下半身和上半身左侧半（全身 3/4 部位）的淋巴。

二、右淋巴导管

右淋巴导管（right lymphatic duct）由右颈干、右锁骨下干、右支气管纵隔干汇合而成，注入右静脉角，收纳上半身右侧半（约占全身 1/4 部位）的淋巴。

第三节　淋巴结的位置和淋巴引流范围

一、头颈部淋巴管和淋巴结

头颈部的淋巴结在头、颈交界处呈环状排列，在颈部沿静脉纵向排列，少数淋巴结位于消化道和呼吸道周围，直接或间接注入颈外侧深淋巴结。

（一）头部淋巴结

头部淋巴结多位于头颈交界处，有后向前依次有如下几种。

1. 枕淋巴结　位于枕部皮下，斜方肌起点的表面，收纳枕部和项部的淋巴。

2. 耳后淋巴结　位于胸锁乳突肌止点表面，又称乳突淋巴结，收纳颅顶、颞区和耳郭后面的淋巴。

3. 腮腺淋巴结　在腮腺表面及实质内均有，分浅、深两组，收纳额、颅顶、颞区、耳郭和外耳道及腮腺等处的淋巴。

4. 下颌下淋巴结（submandibular lymph node）　位于下颌下腺附近，收纳面部及口腔器官的淋巴。

5. 颏下淋巴结　位于颏下三角内，引流颏部、下唇中部及舌尖的淋巴。

以上各组淋巴结的输出管汇入颈外侧淋巴结。

（二）颈部淋巴结

1. 颈前淋巴结

（1）颈前浅淋巴结　沿颈前静脉排列，引流颈前部浅层结构淋巴，输出淋巴管注入颈外侧下深淋巴结。

（2）颈前深淋巴结　有喉前淋巴结、甲状腺淋巴结、气管前淋巴结和气管旁淋巴结。

2. 颈外侧淋巴结

（1）颈外侧浅淋巴结（superficial lateral cervical lymph node）　位于胸锁乳突肌表面，沿颈外静脉排列，收纳颈部浅层及头部淋巴结的输出管，其输出管注入颈外侧深淋巴结。

（2）颈外侧深淋巴结（deep lateral cervical lymph node）　位于胸锁乳突肌深面，沿颈内静脉排列，收集头颈部、胸壁上部及乳房上部的淋巴，其输出管汇合成左、右颈干。此群淋巴结以肩胛舌骨肌为界分为颈外侧上深淋巴结和颈外侧下深淋巴结。

3. 咽后淋巴结　位于咽后壁和椎前筋膜之间，收纳鼻腔后部、鼻旁窦及鼻咽部的淋巴，鼻咽癌时常先转移至此群。

二、上肢淋巴管和淋巴结

上肢的浅淋巴管与浅静脉伴行，深淋巴管与深血管伴行，浅、深淋巴管都直接或间接注入腋淋巴结。

（一）肘淋巴结

肘淋巴结分浅、深两群，分别位于肱骨内上髁上方和肘窝深血管周围，引流手尺侧半和前臂尺侧半的淋巴，其输出淋巴管注入腋淋巴结。

（二）锁骨下淋巴结

锁骨下淋巴结位于锁骨下，三角肌与胸大肌间沟内，沿头静脉排列，收纳沿头静脉上行的淋巴管，其输出淋巴管注入腋淋巴结，少数注入锁骨上淋巴结。

（三）腋淋巴结

腋淋巴结（axillary lymph node）位于腋窝结缔组织内，沿血管排列，按位置分为5群。

1. 胸肌淋巴结　位于胸小肌下缘处，胸外侧动、静脉周围，收纳胸、腹外侧壁和乳房外侧和中央部的淋巴，其输出淋巴管注入中央淋巴结和尖淋巴结。

2. 外侧淋巴结　位于腋静脉远侧段周围，收纳上肢大部分浅、深淋巴管，其输出淋巴管注入中央淋巴结、尖淋巴结和锁骨上淋巴结。

3. 肩胛下淋巴结　位于腋窝后壁、肩胛下动（静）脉周围，收纳项背部、肩胛区的淋巴，其输出淋巴管注入中央淋巴结和尖淋巴结。

4. 中央淋巴结　位于腋窝中央疏松结缔组织中，收纳以上3群淋巴结的输出管，其输出淋巴管注入尖淋巴结。

5. 尖淋巴结　位于腋尖部，沿腋静脉近侧段排列，收纳中央淋巴结的输出管以及乳房上部淋巴管。其输出管大部分组成锁骨下干，左侧锁骨下干注入胸导管，右侧注入右淋巴导管。

三、胸部淋巴管和淋巴结

胸部淋巴结可分为胸壁淋巴结和胸腔脏器淋巴结。

（一）胸壁淋巴结

胸壁的淋巴结主要有胸骨旁淋巴结、肋间淋巴结及膈上淋巴结。

1. 胸骨旁淋巴结（parasternal lymph nodes）　沿胸廓内动、静脉排列，收纳脐以上腹前壁、乳房内侧部、膈和肝上面的淋巴，其输出淋巴管参与合成支气管纵隔干。

2. 肋间淋巴结　多位于肋小头附近，沿肋间后血管排列。

3. 膈上淋巴结　位于膈的胸腔面，分前、中、后3群。

（二）胸腔脏器淋巴结

1. 纵隔前淋巴结　位于上纵隔前部和前纵隔内，在大血管和心室前面，收纳胸腺、心、心包和纵隔胸膜的淋巴，并收纳膈上淋巴结外侧群的输出管，其输出管注入支气管纵隔干。

2. 纵隔后淋巴结 位于食管和胸主动脉周围，收纳食管、胸主动脉及膈的淋巴管，其输出管多直接注入胸导管。

3. 气管、支气管、肺的淋巴结 包括在肺内沿支气管和肺动脉的分支排列的肺淋巴结，收纳肺的淋巴管，其输出管注入位于肺门处的支气管肺淋巴结（bronchopulmonary lymph nodes），或称肺门淋巴结。肺门淋巴结的输出管注入气管杈周围的气管支气管上淋巴结和气管支气管下淋巴结，它们的输出管注入位于气管两侧的气管旁淋巴结。左、右气管旁淋巴结和纵隔前淋巴结的输出管汇合成左、右支气管纵隔干。

四、下肢淋巴管和淋巴结

下肢淋巴管分为浅、深淋巴管，浅淋巴管伴浅静脉行于皮下组织中，深淋巴管与深部血管束伴行，浅、深淋巴管都直接或间接的注入腹股沟淋巴结。下肢淋巴结主要有以下几种。

（一）腘窝淋巴结

腘窝淋巴结分浅、深两群，位于腘窝内，收纳小腿后外侧部的浅淋巴管和足、小腿的深淋巴管。

（二）腹股沟淋巴结

腹股沟淋巴结位于腹股沟韧带下方、股前面上部，以阔筋膜为界可分为腹股沟浅淋巴结和腹股沟深淋巴结。

1. 腹股沟浅淋巴结（superficial inguinal lymph node） 上组沿腹股沟韧带下方排列，下组位于大隐静脉末端排列，收集腹股沟浅淋巴结和收纳腹前壁下部、臀部、会阴、外生殖器和下肢的大部分的浅淋巴管，其输出管注入腹股沟深淋巴结和髂外淋巴结。

2. 腹股沟深淋巴结（deep inguinal lymph node） 位于股静脉根部周围，收纳腹股沟浅淋巴结的输出管和下肢的深淋巴管，其输出管注入髂外淋巴结。

五、盆部淋巴管和淋巴结

盆部淋巴结沿盆腔血管排列，主要包括：骶淋巴结、髂内淋巴结、髂外淋巴结和髂总淋巴结等。

（一）骶淋巴结

骶淋巴结（sacral lymph node）位于骶骨前面，收纳盆后壁、直肠、前列腺或子宫的淋巴管，其输出管也注入髂总淋巴结。

（二）髂内淋巴结

髂内淋巴结（internal iliac lymph node）沿髂内动脉及其分支排列，收纳大部分盆壁、盆腔脏器、会阴深部及臀部的深淋巴管，髂内、髂外淋巴结的输出管都注入髂总淋巴结。

（三）髂外淋巴结

髂外淋巴结（extermal iliac lymph node）沿髂外动、静脉排列，收纳腹股沟浅、深淋巴结的输出管以及腹前壁下部深层、膀胱、前列腺或子宫、阴道上部的部分淋巴管。

（四）髂总淋巴结

髂总淋巴结（common iliac lymph node）位于髂总动、静脉周围，通过上述 3 组淋巴结的输出管，收集下肢、盆部及腹壁下部的淋巴，其输出管注入腰淋巴结。

六、腹部淋巴管和淋巴结

腹部的淋巴结位于腹后壁和腹腔脏器周围。

（一）腹壁淋巴结

脐平面以下腹前壁的浅、深淋巴管分别注入腋淋巴结的胸骨旁淋巴结，脐平面以下腹壁的浅淋巴管注入腹股沟浅淋巴结，深淋巴结注入腹股沟深淋巴结、髂外淋巴结和腰淋巴结。

腰淋巴结（lumbar lymph node）位于下腔静脉和腹主动脉周围，除收纳腹后壁的淋巴管外，还收纳腹腔成对器官的淋巴管以及髂总淋巴结的输出管。腰淋巴结的输出管汇成左、右腰干，参与合成乳糜池。

（二）腹腔脏器淋巴结

腹腔成对脏器的淋巴管注入腰淋巴结，不成对的脏器的淋巴管注入沿腹腔干、肠系膜上动脉和肠系膜下动脉及其分支排列的淋巴结。

1. 沿腹腔干及其分支排列的淋巴结　胃左、右淋巴结，胃网膜左、右淋巴结，幽门上、下淋巴结，肝淋巴结，胰淋巴结和脾淋巴结引流相应动脉分布范围的淋巴，其输出淋巴管注入位于腹腔干周围的腹腔淋巴结（celiac lymph node）。

2. 沿肠系膜上动脉及其分支排列的淋巴结　肠系膜淋巴结沿空、回肠动脉排列，回肠淋巴结、左结肠淋巴结和中结肠淋巴结沿同名动脉排列，这些淋巴结引流相应动脉分布的淋巴，其输出管注入位于肠系膜根部的肠系膜上淋巴结（superior mesenteric lymph node）。

3. 沿肠系膜下动脉及其分支排列的淋巴结　左结肠淋巴结、乙状结肠淋巴结和直肠上淋巴结引流相应动脉分布范围的淋巴，其输出淋巴管注入肠系膜下动脉根部周围的肠系膜下淋巴结（inferior mesenteric lymph node）。

腹腔淋巴结、肠系膜上淋巴结、肠系膜下淋巴结的输出淋巴管汇合成肠干。

第四节　部分器官的淋巴引流

一、肺的淋巴引流

肺浅淋巴管位于胸膜脏层深面，肺深淋巴管位于肺小叶结缔组织内。肺血管和支气管的周围，注入肺淋巴结和支气管肺淋巴结。

二、食管的淋巴引流

食管的淋巴引流一般可分为 3 段：食管上 1/3 的淋巴管，一般向两侧注入气管旁淋巴结和颈外侧深淋巴结下群；中 1/3 的淋巴管注入气管支气管上、下淋巴结和纵隔后淋巴结；食管下 1/3 的淋巴管大部向下至贲门周围淋巴结、胃左淋巴结，进而至腹腔淋巴结。此外，食管胸段的一些淋巴管也可直接注入胸导管。因此，食管癌患者有时未见明显的局部淋巴结受累，却已出现远处转移。

三、胃的淋巴引流

胃的淋巴引流方向可分为 4 个：①胃小弯侧、贲门及胃底右侧部，淋巴管汇入胃上淋巴结；②胃大弯侧左侧部及胃底左侧部，淋巴管注入胃网膜左淋巴结及胰、脾淋巴结；③幽门部的小弯侧，淋巴管注入幽门上淋巴结；④胃大弯侧右侧半及幽门部大弯侧，淋巴管汇入胃网膜右淋巴结和幽门下淋巴结。

上述各淋巴结均汇入腹腔淋巴结。

四、直肠和肛管的淋巴引流

直肠和肛管的淋巴引流以齿状线为界，齿状线以上的淋巴管的走行大致有 4 个方向：①大部分的淋巴管沿直肠上血管上行，注入该血管附近的直肠上淋巴结，进而至肠系膜下淋巴结，直肠癌的转移以此途径最多见；②直肠下部和肛管黏膜部的淋巴管多沿直肠下动脉至髂内淋巴结；③部分淋巴管向后注入骶淋巴结；④还有部分淋巴管穿肛提肌至坐骨直肠窝，沿肛血管和阴部内血管注入髂内淋巴结。

齿状线以下的肛管淋巴管沿阴部外静脉注入腹股沟浅淋巴结，但直肠和肛管的淋巴管与乙状结肠、会阴部等处的淋巴管交通广泛，故直肠癌可广泛转移。

五、子宫的淋巴引流

子宫的淋巴回流比较广泛，淋巴管自子宫向四周分散走行。子宫底和子宫体上部的淋巴管沿卵巢血管上行注入腰淋巴结；部分淋巴管沿子宫圆韧带走行，穿腹股沟管注入腹股沟浅淋巴结。子宫体下部及子宫颈的淋巴管，沿子宫动脉走行，向外注入髂内淋巴结和髂外淋巴结，进而注入髂总淋巴结。髂内、髂外淋巴结是子宫颈的主要局部淋巴结，子宫颈癌根治手术时，必须将其全部清除。子宫颈的一部分淋巴管，沿子宫主韧带向外侧注入闭孔淋巴结，有的沿子宫骶韧带向后注入骶淋巴结或主动脉下淋巴结。

六、乳房的淋巴引流

乳房的淋巴主要注入腋淋巴结，回流方向有 4 个：①乳房外侧部及中央部的淋巴，向外上注入腋淋巴结的胸肌淋巴结和中央淋巴结，这是乳房淋巴回流的主要途径；②乳房上部的淋巴管穿胸大肌向上注入腋淋巴结群的尖淋巴结，或直接入锁骨上淋巴结；③乳房内侧部的淋巴管向内穿第 1～5 肋间隙，注入胸骨旁淋巴；④乳房内下部的淋巴管可向下通过腹壁和膈下的淋巴管与肝的淋巴管交通。

第五节　胸　腺

胸腺（thymus）是中枢淋巴器官，输送 T 淋巴细胞，具有内分泌功能。

第六节　脾

脾（spleen）是最大的淋巴器官，具有储血、造血、清除衰老红细胞和进行免疫应答的功能。

脾位于左季肋区，胃底与膈之间，第 9～11 肋深面，其长轴与第 10 肋一致，前端可达腋中线，正常在肋弓下不应触及。其位置可随呼吸及体位的不同而有变化。

脾可分为膈、脏两面，前、后两端，上、下两缘。膈面光滑隆凸，朝向外上，与膈相贴；脏面凹陷，此面中央有成裂隙状的脾门，是脾静脉和神经出入之处。脾前端较宽阔，朝向前外下方；后端钝圆，朝向内上后方。脾上缘锐利，有 2～3 个深陷的脾切迹，是触诊辨认脾的特征性标志；下缘较钝，朝向后下方。

同步练习

一、选择题

A 型题

1. 关于循环系统的描述，正确的是（　　）。
   A. 由心和血管系统组成　　B. 淋巴液汇入静脉　　C. 动脉内含动脉血
   D. 静脉内含静脉血　　　　E. 只有运送物质的功能
2. 关于心血管系统的描述，正确的是（　　）。

A. 动脉是由心房发出的血管   B. 静脉是由心室发出的血管

C. 静脉内血液离心流动   D. 动脉内血液向心流动

E. 肺静脉内流动的是动脉血

3. 下列结构不属于心血管系统的是（　　　）。

A. 静脉   B. 动脉   C. 淋巴管

D. 毛细血管   E. 心

4. 关于血液循环的描述，正确的是（　　　）。

A. 大循环始于右心室   B. 小循环始于左心室

C. 大循环内流动的是动脉血   D. 小循环内流动的是动脉血

E. 小循环的主要功能是将静脉血转为动脉血

5. 关于血管的描述，正确的是（　　　）。

A. 动、静脉间不能直接连通   B. 动脉分为深动脉、浅动脉两组

C. 肺动脉内含静脉血   D. 门静脉内含营养丰富的动脉血

E. 静脉比同级的动脉管径小

6. 哪条动脉内流动的是静脉血（　　　）。

A. 肺动脉   B. 腹腔干   C. 头臂干

D. 主动脉   E. 动脉

7. 哪条静脉内流动的是动脉血（　　　）。

A. 冠状窦   B. 门静脉   C. 上腔静脉

D. 肺静脉   E. 肝静脉

8. 关于心的间隔的描述，错误的是（　　　）。

A. 在卵圆窝处房间隔最薄   B. 卵圆窝是房间隔缺损的好发部位

C. 室间隔分为肌部和膜部   D. 膜部缺乏心内膜

E. 膜部是室间隔缺损的好发部位

9. 卵圆窝位于（　　　）。

A. 右心房间隔上部   B. 右心房后壁   C. 右心房房间隔下部

D. 左心房后壁   E. 左心房房间隔下部

10. 关于心尖的描述，正确的是（　　　）。

A. 冠状动脉的前室间支和后室间支在此吻合

B. 由左心室和部分右心室构成

C. 朝向右前下方

D. 平对左侧第5肋间隙，锁骨中线内侧10～20mm处

E. 在活体不易摸到其搏动

11. 构成心底的是（　　　）。

A. 右心房和右心室   B. 左心房和右心房   C. 左心房和左心室

D. 左心室和右心室   E. 左、右心房和左、右心室的一部分

12. 构成心左缘的是（　　　）。

A. 左心室   B. 左心房   C. 肺静脉和左心室

D. 左心耳和左心室   E. 肺静脉和左心耳

13. 关于室间隔的描述，正确的是（　　　）。

A. 大部分由心肌构成，较厚，称肌部

B. 肌部下方有一规则形的膜性结构，称膜部

C. 肌部分隔左心室和右心房

D. 膜部分隔左心室和右心室

E. 窦房结位于膜部

14. 关于心的描述，正确的是（　　　）。

　　A. 左右半心互相连通　　　　B. 左半心含静脉血　　　　C. 右半心含动脉血

　　D. 体循环起于右半心　　　　E. 左半心称为动脉心

15. 心尖朝向（　　　）。

　　A. 左前方　　　　　　　　　B. 左方　　　　　　　　　C. 左下方

　　D. 左前下方　　　　　　　　E. 右方

16. 心有（　　　）。

　　A. 两面、三缘、4条沟　　　B. 两面、两缘、4条沟　　C. 两面、三缘、2条沟

　　D. 三面、三缘、2条沟　　　E. 三面、两缘、3条沟

17. 左心房有（　　　）。

　　A. 肺动脉口　　　　　　　　B. 4个肺静脉口　　　　　C. 2个肺静脉口

　　D. 冠状窦口　　　　　　　　E. 上腔静脉口

18. 冠状窦口位于（　　　）。

　　A. 下腔静脉口与右心耳之间　　　　　　　B. 下腔静脉口与右房室口之间

　　C. 上腔静脉口与右房室口之间　　　　　　D. 上腔静脉口与下腔静脉口之间

　　E. 上腔静脉口与界沟之间

19. 三尖瓣附于（　　　）。

　　A. 左房室口周缘　　　　　　B. 肺动脉口周缘　　　　　C. 右房室口周缘

　　D. 主动脉口周缘　　　　　　E. 冠状窦口周缘

20. 窦房结位于（　　　）。

　　A. 上腔静脉口附近心外膜下　　　　　　　B. 上腔静脉口附近心内膜下

　　C. 下腔静脉口附近心外膜下　　　　　　　D. 下腔静脉口附近心内膜下

　　E. 冠状窦口附近内心膜下

21. 右心室入口处有（　　　）。

　　A. 主动脉瓣　　　　　　　　B. 肺动脉瓣　　　　　　　C. 二尖瓣

　　D. 三尖瓣　　　　　　　　　E. 下腔静脉瓣

22. 左心室入口处有（　　　）。

　　A. 三尖瓣　　　　　　　　　B. 主动脉瓣　　　　　　　C. 二尖瓣

　　D. 下腔静脉瓣　　　　　　　E. 肺动脉瓣

23. 右心室出口处有（　　　）。

　　A. 肺动脉瓣　　　　　　　　B. 二尖瓣　　　　　　　　C. 主动脉瓣

　　D. 三尖瓣　　　　　　　　　E. 下腔静脉瓣

24. 左心室出口处有（　　　）。

　　A. 二尖瓣　　　　　　　　　B. 主动脉瓣　　　　　　　C. 肺动脉瓣

　　D. 三尖瓣　　　　　　　　　E. 下腔静脉瓣

25. 血液流进左心室的入口是（　　　）。

　　A. 左肺静脉口　　　　　　　B. 上腔静脉口　　　　　　C. 左房室口

D. 右房室口　　　　　　　E. 下腔静脉口

26. 血液进入右心室的口是（　　）。

A. 右肺静脉口　　　　　B. 下腔静脉口　　　　　C. 冠状窦口

D. 右房室口　　　　　　E. 左肺静脉口

27. 肺动脉干起于（　　）。

A. 右心房　　　　　　　B. 左心房　　　　　　　C. 左心室

D. 右心室　　　　　　　E. 冠状窦

28. 主动脉起于（　　）。

A. 右心房　　　　　　　B. 左心房　　　　　　　C. 左心室

D. 右心室　　　　　　　E. 左心室流入道

29. 不属于右心房的结构是（　　）。

A. 上腔静脉口　　　　　B. 卵圆窝　　　　　　　C. 肺静脉口

D. 梳状肌　　　　　　　E. 冠状窦口

30. 卵圆窝位于（　　）。

A. 左心房后壁上　　　　B. 右心室后壁上　　　　C. 右心房前壁上

D. 右心房的房间隔上　　E. 右心室室间隔上

31. 关于右心室的描述，正确的是（　　）。

A. 室壁比左心室厚　　　B. 室壁比左心房薄　　　C. 内有二尖瓣

D. 内有三尖瓣　　　　　E. 以上都不对

32. 关于心的描述，正确的是（　　）。

A. 约 2/3 在身体正中面右侧　　　　　　　B. 心纵轴与身体中线平行

C. 位于胸腔中纵隔内　　　　　　　　　　D. 约 1/3 在身体正中面左侧

E. 前方对向胸骨体和第 2～6 肋骨

33. 关于心外形的描述，错误的是（　　）。

A. 心底大部分由左心房、小部分由右心房构成

B. 心表面近心底处，有一完整环形的冠状沟

C. 左、右心耳为左、右心房前方的突出部

D. 心尖由左心室构成

E. 前、后室间沟是左、右室的表面分界

34. 有梳状肌的区域是（　　）。

A. 左心耳、右心耳　　　B. 右心房、右心室外　　C. 左心房、左心室

D. 固有心房、腔静脉窦　E. 均不是

35. 心室内肉柱位于（　　）。

A. 与腱索相连处　　　　B. 左、右心室流出道　　C. 房间隔和室间隔两侧

D. 左、右心室流入道　　E. 均不是

36. 心的正常起搏点是（　　）。

A. 希氏束　　　　　　　B. 房室结　　　　　　　C. 房室束

D. 结间束　　　　　　　E. 窦房结

37. 心的正常传导路径为（　　）。

A. 窦房结→结间束→房室结→房室束→左、右束支→Purkinje 纤维网

B. 房室结→房室束→结间束→窦房结→左、右束支→Purkinje 纤维网

C. 心房肌→窦房结→房室结→结间束→左、右束支→Purkinje 纤维网

D. 窦房结→心房肌→房室结→结间束→房室束→Purkinje 纤维网

E. 都不对

38. 心尖部的体表投影为（　　　）。

    A. 右侧第 6 胸肋关节处   B. 左侧第 5 肋间距前正中线 7～9cm 处

    C. 右侧第 3 肋软骨上缘近胸骨处   D. 左侧第 5 肋间距前正中线 1～2cm 处

    E. 左侧锁骨中线第 4 肋间

39. 连于肺动脉干分叉处稍左侧与主动脉弓下缘处的结构是（　　　）。

    A. 胚胎时期动脉导管闭锁后的遗迹   B. 化学感受器

    C. 压力感受器   D. 胚胎时期卵黄囊闭锁后的遗迹

    E. 胚胎时期脐尿管闭锁后的遗迹

40. 关于冠状动脉的描述，正确的是（　　　）。

    A. 包括左、右冠状动脉   B. 起于肺动脉干

    C. 左冠状动脉只营养左心房和左心室   D. 右冠状动脉只营养右心房和右心室

    E. 以上都不对

41. 关于左冠状动脉的描述，错误的是（　　　）。

    A. 前室间支分布到左、右心室前壁   B. 前室间支还分布到室间隔全部

    C. 起于主动脉左窦   D. 旋支分布到左室侧壁和后壁

    E. 旋支也分布到左心房

42. 左冠状动脉前室间支（　　　）。

    A. 沿前室间沟下行，终于心尖

    B. 沿前室间沟下行，绕心尖切迹终于后室间沟

    C. 仅分布于左心室和右心室前壁

    D. 还发出分支分布至心膈面

    E. 多数情况下，发出分支至窦房结

43. 分布于室间隔前2/3的动脉是（　　　）。

    A. 左冠状动脉本干   B. 右冠状动脉本干   C. 前室间支

    D. 后室间支   E. 左室后支

44. 冠状窦开口于（　　　）。

    A. 上腔静脉根部   B. 左心房   C. 右心房

    D. 下腔静脉根部   E. 肺静脉根部

45. 与心中静脉伴行的冠状动脉分支是（　　　）。

    A. 左室后支   B. 前室间支   C. 旋支

    D. 后室间支   E. 都不对

46. 关于冠状窦的描述，正确的是（　　　）。

    A. 位于冠状沟全长   B. 心大静脉注入冠状窦左端

    C. 收集全心的静脉血   D. 心前静脉注入冠状窦右端

    E. 借冠状窦口开口于左心房

47. 有关心的静脉，以下错误的是（　　　）。

    A. 心前静脉起于右心室   B. 心中静脉与后室间支伴行

    C. 心小静脉在冠状沟内与右冠状动脉伴行   D. 心的所有静脉均注入冠状窦

E. 心大静脉与前室间支伴行

48. 关于纤维心包的描述，正确的是（   ）。

    A. 由疏松结缔组织构成
                                   B. 分为脏层和壁层

    C. 脏、壁两层之间的腔隙为心包腔
             D. 上方与大血管的外膜相续

    E. 下方包被心脏膈面

49. 心包腔位于（   ）。

    A. 纤维心包和浆膜心包之间
            B. 纤维心包与浆膜心包壁层之间

    C. 纤维心包与浆膜心包脏层之间
          D. 浆膜心包的脏层与壁层之间

    E. 以上都不对

50. 关于肺循环的描述，错误的是（   ）。

    A. 肺循环又叫小循环
                      B. 右心室收缩，血液射入肺动脉

    C. 肺泡壁毛细血管网是进行气体交换的场所
    D. 肺静脉将血液引入左心室

    E. 肺静脉内流的是动脉血

51. 左颈总动脉（   ）。

    A. 是头臂干的分支
    B. 是主动脉的一级分支
    C. 由主动脉弓凸侧发出

    D. 行于颈动脉鞘外
    E. 动脉起始处有颈动脉窦

52. 颈动脉小球（   ）。

    A. 位于颈内动脉起始端和颈总动脉末端血管壁内
    B. 位于颈内动脉起始部血管壁内

    C. 位于颈内、外动脉分支处的后方
    D. 位于颈总动脉末端血管壁内

    E. 位于颈外动脉起始端血管壁内

53. 在咬肌前缘可触及其搏动的血管是（   ）。

    A. 舌动脉
    B. 面动脉
    C. 上颌动脉

    D. 颞浅动脉
    E. 颈内动脉

54. 颈动脉窦（   ）。

    A. 为位于颈内、外动脉分叉处的一个结构

    B. 为颈总动脉起始端的膨大部分

    C. 为颈总动脉末端和颈外动脉起始处的膨大部分

    D. 为颈总动脉末端和颈内动脉起始处的膨大部分

    E. 为化学感受器

55. 肺循环起于（   ）。

    A. 肺泡周围毛细血管网
    B. 右心房
    C. 右心室

    D. 左心房
    E. 左心室

56. 分布至腹腔内成对脏器的动脉是（   ）。

    A. 肠系膜下动脉
    B. 肠系膜上动脉
    C. 肾动脉

    D. 腹腔干
    E. 膈下动脉

57. 营养肱三头肌的血管是（   ）。

    A. 旋肱后动脉
    B. 肱深动脉
    C. 腋动脉

    D. 旋肩胛动脉
    E. 旋肱前动脉

58. 直接发自腹主动脉的血管是（   ）。

    A. 胃右动脉
    B. 肝固有动脉
    C. 脾动脉

    D. 肾上腺中动脉
    E. 肾上腺下动脉

59. 血液不回流至门静脉的器官是（　　）。
    A. 胰　　　　　　　　　　B. 小肠　　　　　　　　　C. 肾
    D. 胃　　　　　　　　　　E. 胆囊

60. 发自肝固有动脉的是（　　）。
    A. 胃短动脉　　　　　　　B. 胃左动脉　　　　　　　C. 胃网膜左动脉
    D. 胃网膜右动脉　　　　　E. 胃右动脉

61. 肠系膜下动脉营养（　　）。
    A. 盲肠　　　　　　　　　B. 空、回肠　　　　　　　C. 升结肠
    D. 降结肠　　　　　　　　E. 阑尾

62. 阑尾动脉发自（　　）。
    A. 回肠动脉　　　　　　　B. 回结肠动脉　　　　　　C. 空肠动脉
    D. 左结肠动脉　　　　　　E. 中结肠动脉

63. 乙状结肠动脉起自（　　）。
    A. 腹腔干　　　　　　　　B. 腹主动脉　　　　　　　C. 肠系膜上动脉
    D. 肠系膜下动脉　　　　　E. 髂内动脉

64. 关于颈总动脉的描述，正确的是（　　）。
    A. 其末端和颈内动脉起始部壁内有化学感受器　　　B. 发自主动脉弓
    C. 至环状软骨上缘分为颈内动脉和颈外动脉　　　　D. 沿食管、气管和喉的外侧上行
    E. 在颈血管鞘内位于颈内静脉和迷走神经的后方

65. 直肠上动脉起自（　　）。
    A. 回结肠动脉　　　　　　B. 肠系膜上动脉　　　　　C. 肠系膜下动脉
    D. 腹腔干　　　　　　　　E. 脾动脉

66. 分布至胃底的动脉是（　　）。
    A. 胃短动脉　　　　　　　B. 胃网膜左动脉　　　　　C. 胃左动脉
    D. 胃右动脉　　　　　　　E. 胃网膜右动脉

67. 分布至食管腹腔段的血管是（　　）。
    A. 胃短动脉　　　　　　　B. 胃右动脉　　　　　　　C. 膈下动脉
    D. 胃左动脉　　　　　　　E. 脾动脉

68. 颈外动脉的终支是（　　）。
    A. 上颌动脉　　　　　　　B. 甲状腺上动脉　　　　　C. 面动脉
    D. 舌动脉　　　　　　　　E. 脑膜中动脉

69. 甲状腺下动脉发自（　　）。
    A. 甲状颈干　　　　　　　B. 椎动脉　　　　　　　　C. 胸廓内动脉
    D. 胸肩峰动脉　　　　　　E. 颈外动脉

70. 拇主要动脉发自（　　）。
    A. 指掌侧总动脉　　　　　B. 尺动脉　　　　　　　　C. 桡动脉
    D. 掌浅弓　　　　　　　　E. 掌深弓

71. 子宫动脉发自（　　）。
    A. 髂内动脉　　　　　　　B. 髂总动脉　　　　　　　C. 髂外动脉
    D. 腹主动脉　　　　　　　E. 阴部内动脉

72. 中结肠动脉位于（　　）。

    A. 小网膜内　　　　　　B. 横结肠系膜内　　　　C. 肠系膜内

    D. 大网膜内　　　　　　E. 乙状结肠系膜内

73. 胃的血液供给来自（　　）。

    A. 脾动脉、肝右动脉和胃左动脉的分支　　　　　B. 脾动脉、肝总动脉的分支和胃左动脉

    C. 胃左动脉、脾动脉和肠系膜上动脉的分支　　　D. 腹腔动脉和肠系膜上动脉的分支

    E. 胃十二指肠动脉和肠系膜动脉的分支

74. 下列不是腹主动脉成对的脏支的是（　　）。

    A. 肾动脉　　　　　　　B. 腰动脉　　　　　　　C. 睾丸动脉

    D. 肾上腺中动脉　　　　E. 卵巢动脉

75. 在肝十二指肠韧带内走行的有（　　）。

    A. 肝静脉　　　　　　　B. 肝门静脉　　　　　　C. 肠系膜上静脉

    D. 胃左静脉　　　　　　E. 脾静脉

76. 主动脉腹部分为左、右髂总动脉处的高度平（　　）。

    A. 第 5 腰椎　　　　　　B. 第 2 腰椎　　　　　　C. 第 3 腰椎

    D. 第 1 腰椎　　　　　　E. 第 4 腰椎

77. 与掌浅弓无关的血管是（　　）。

    A. 拇主要动脉　　　　　B. 尺动脉末端　　　　　C. 桡动脉掌浅支

    D. 指掌侧总动脉　　　　E. 小指尺掌侧动脉

78. 与颈总动脉伴行的静脉是（　　）。

    A. 颈内静脉　　　　　　B. 颈总静脉　　　　　　C. 颈外动脉

    D. 颈前静脉　　　　　　E. 下颌后静脉

79. 奇静脉注入（　　）。

    A. 椎静脉　　　　　　　B. 锁骨下动脉　　　　　C. 胸廓内静脉

    D. 颈内静脉　　　　　　E. 上腔静脉

80. 不属于颈外动脉分支的是（　　）。

    A. 耳后动脉　　　　　　B. 舌动脉　　　　　　　C. 眼动脉

    D. 上颌动脉　　　　　　E. 甲状腺上动脉

81. 关于腹主动脉的描述，正确的是（　　）。

    A. 在第 5 腰椎下缘分为左、右髂总动脉　　　　　B. 沿脊柱腹段右侧下降

    C. 右侧有下腔静脉　　　　　　　　　　　　　　D. 胰在其后方

    E. 十二指肠降部在其前方

82. 睾丸动脉是（　　）。

    A. 腰动脉的分支　　　　B. 肾动脉的分支　　　　C. 腹主动脉的分支

    D. 腹腔动脉的分支　　　E. 髂总动脉的分支

83. 沟通上、下腔静脉的静脉是（　　）。

    A. 副半奇静脉　　　　　B. 头静脉　　　　　　　C. 肋间后静脉

    D. 奇静脉　　　　　　　E. 膈下静脉

84. 掌浅弓（　　）。

    A. 位于掌腱膜的浅面　　　　　　　　　　　　　B. 位于掌腱膜的深面

    C. 由桡动脉末端与尺动脉掌浅支构成　　　　　　D. 发出掌心动脉

    E. 位于掌深弓的近侧约 2cm 处

85. 不与脐周静脉网直接吻合的静脉是（　　）。
    A. 腹壁浅静脉　　　　　　B. 旋髂浅静脉　　　　　C. 腹壁上静脉
    D. 腹壁下静脉　　　　　　E. 胸腹壁静脉

86. 颈外动脉（　　）。
    A. 发出甲状腺下动脉　　　B. 发出甲状腺上动脉　　C. 起自颈内动脉
    D. 在颈部无分支　　　　　E. 起自锁骨下动脉

87. 锁骨下动脉（　　）。
    A. 左侧起自头臂干　　　　B. 右侧起于主动脉弓　　C. 延续为肱动脉
    D. 发出椎动脉　　　　　　E. 发出胸外侧动脉

88. 腹腔干发出（　　）。
    A. 胃左动脉　　　　　　　B. 胃网膜左动脉　　　　C. 胃右动脉
    D. 胃网膜右动脉　　　　　E. 肝固有动脉

89. 直接分布到胃的动脉有（　　）。
    A. 脾动脉　　　　　　　　B. 肝总动脉　　　　　　C. 胃短动脉
    D. 胃十二指肠动脉　　　　E. 胆囊动脉

90. 脾动脉（　　）。
    A. 起自腹主动脉　　　　　B. 起自肝总动脉　　　　C. 有到胃的分支
    D. 无到胃的分支　　　　　E. 发出胃网膜右动脉

91. 肠系膜上动脉（　　）。
    A. 进入乙状结肠系膜根　　B. 进入肠系膜根　　　　C. 是成对的动脉
    D. 发出乙状结肠动脉　　　E. 起自腹腔干

92. 阑尾动脉直接起自（　　）。
    A. 右结肠动脉　　　　　　B. 肠系膜上动脉　　　　C. 肠系膜下动脉
    D. 回结肠动脉　　　　　　E. 乙状结肠动脉

93. 髂内动脉（　　）。
    A. 起于髂外动脉　　　　　B. 起于腹主动脉　　　　C. 发出直肠上动脉
    D. 发出直肠下动脉　　　　E. 发出肾动脉

94. 髂外动脉（　　）。
    A. 起自髂内动脉　　　　　　　　　　　B. 在腹股沟韧带浅面续为股动脉
    C. 起自腹主动脉　　　　　　　　　　　D. 发出直肠上动脉
    E. 在腹股沟韧带深面续为股动脉

95. 下腔静脉的属支不包括（　　）。
    A. 膈下静脉　　　　　　　B. 附脐静脉　　　　　　C. 腰静脉
    D. 右睾丸（卵巢）静脉　　E. 右肾上腺静脉

96. 股动脉在腹股沟韧带（　　）。
    A. 深面续于髂内动脉　　　B. 深面续于髂外动脉　　C. 浅面续于髂外动脉
    D. 深面续于髂总动脉　　　E. 浅面发出股深动脉

97. 肠系膜上动脉营养（　　）。
    A. 直肠　　　　　　　　　B. 肛管　　　　　　　　C. 降结肠
    D. 横结肠　　　　　　　　E. 乙状结肠

98. 不属于肠系膜上动脉分支的是（　　）。

A. 回结肠动脉　　　　　B. 左结肠动脉　　　　C. 右结肠动脉

D. 中结肠动脉　　　　　E. 回肠动脉

99. 不直接汇入下腔静脉的是（　　　）。

A. 左睾丸静脉　　　　　B. 肝静脉　　　　　C. 右肾上腺静脉

D. 膈下静脉　　　　　　E. 左肾静脉

100. 不属于髂内动脉脏支的是（　　　）。

A. 子宫动脉　　　　　　B. 阴部内动脉　　　　C. 闭孔动脉

D. 脐动脉　　　　　　　E. 直肠下动脉

101. 关于下腔静脉的描述，错误的是（　　　）。

A. 在腹主动脉右侧上行　B. 由左、右髂总静脉在第5腰椎体前方合成

C. 穿膈脚入胸腔　　　　D. 是人体最大的静脉

E. 注入右心房

102. 小隐静脉（　　　）。

A. 沿小腿内侧面上行　　B. 行经外踝前方　　　C. 注入腘静脉

D. 沿小腿外侧面上行　　E. 起自足背静脉弓的内侧缘

103. 关于股静脉的描述，正确的是（　　　）。

A. 向上移行为髂外静脉　B. 伴隐神经上行　　　C. 大、小隐静脉为其属支

D. 股动脉在外侧与之伴行　E. 起自足背静脉弓

104. 当肝门静脉高压症时，脐周静脉网血流与门静脉相交通的途径是（　　　）。

A. 奇静脉　　　　　　　B. 脐静脉　　　　　　C. 附脐静脉

D. 副半奇静脉　　　　　E. 均不是

105. 奇静脉（　　　）。

A. 起于左腰升静脉　　　　　　　　　　　B. 以主动脉裂孔入胸腔

C. 行于中纵隔内　　　　　　　　　　　　D. 以肺根前方注入上腔静脉

E. 是上、下腔静脉之间的一个交通途径

106. 关于头静脉的描述，正确的是（　　　）。

A. 面静脉为其主要属支　B. 收集头部的静脉血　C. 穿深筋膜入腋静脉

D. 也称头臂静脉　　　　E. 均不是

107. 关于大隐静脉的描述，错误的是（　　　）。

A. 穿深筋膜入股静脉　　　　　　　　　　B. 沿小腿及大腿内侧上行

C. 起自足背静脉弓内侧　　　　　　　　　D. 行经内踝后方

E. 壁内有多对静脉瓣防止血液逆流

108. 上腔静脉（　　　）。

A. 于右侧第3胸肋关节处入右心房

B. 由左、右头臂静脉在左侧第2胸肋关节处合成

C. 由左、右头臂静脉在右侧第2胸肋关节处合成

D. 沿胸主动脉左侧垂直下行

E. 入心前有胸廓内静脉注入

109. 关于大隐静脉的描述，正确的是（　　　）。

A. 行经内踝后方　　　　B. 注入股静脉　　　　C. 有腓浅神经与之伴行

D. 起自足底静脉　　　　E. 小隐静脉为其属支

110. 关于静脉的描述，正确的是（　　）。
  A.与相应动脉比，静脉管径小   B.在回流过程中发出许多分支
  C.最后注入心室   D.由毛细血管汇合而成
  E.浅静脉有静脉瓣，深静脉则无静脉瓣

111. 左睾丸静脉（　　）。
  A.起自膀胱静脉   B.直接注入左肾静脉
  C.直接注入下腔静脉   D.是睾丸动脉的一条伴行静脉
  E.直接注入左肾上静脉

112. 行经三角肌胸大肌间沟的静脉是（　　）。
  A.锁骨下静脉   B.贵要静脉   C.肱静脉
  D.头静脉   E.肘正中静脉

113. 缺乏静脉瓣的静脉是（　　）。
  A.面静脉   B.头静脉   C.贵要静脉
  D.大隐静脉   E.小隐静脉

114. 门静脉收集（　　）。
  A.除肝以外的全部不成对的腹腔脏器的静脉回流   B.腹腔成对脏器的静脉回流
  C.腹腔不成对脏器的静脉回流   D.肝脏的静脉回流
  E.腹腔全身器官的静脉回流

115. 贵要静脉（　　）。
  A.注入锁骨下静脉   B.沿前臂桡侧上行
  C.行于三角肌胸大肌间沟内   D.收集手和前臂尺侧浅层结构的静脉血
  E.起于手背静脉网桡侧

116. 关于毛细淋巴管的描述，错误的是（　　）。
  A.起于组织间隙内   B.管腔粗细一致、均匀
  C.常与毛细血管伴行   D.管壁由单层内皮细胞构成
  E.管壁通透性大于毛细血管

117. 关于淋巴结的描述，错误的是（　　）。
  A.数目较多，常聚集成群   B.常位于身体较隐蔽处
  C.是淋巴器官的一个组成部分   D.输出管数目少于输入管
  E.淋巴输出管与其凸侧相连

118. 有关胸导管的描述，错误的是（　　）。
  A.平第1腰椎起自乳糜池   B.由左、右腰干汇合而成
  C.是全身最大的淋巴管   D.以主动脉裂孔入胸腔
  E.注入左静脉角

119. 胸肌淋巴结位于（　　）。
  A.胸大肌、胸小肌之间   B.肩胛下动、静脉周围   C.胸外侧动、静脉周围
  D.腋动脉、静脉周围   E.腋窝中央

120. 关于腋尖淋巴结的描述，正确的是（　　）。
  A.收纳中央淋巴结的输出管   B.收纳外侧淋巴结和胸肌淋巴结的输出管
  C.其输出管形成颈干   D.收纳肩胛下淋巴结的输出管
  E.位于腋窝中央的腋鞘内

B 型题

    A. 心底　　　　　　　　B. 心尖　　　　　　　　C. 心左缘

    D. 心右缘　　　　　　　E. 心下缘

1. 完全由右心房构成的是（　　　）。

2. 右心室参与构成（　　　）。

    A. 窦房结　　　　　　　B. 房室结区　　　　　　C. Purkinje 纤维网

    D. 冠状窦　　　　　　　E. 心包横窦

3. 心的正常起搏点是（　　　）。

4. 重要的次级起搏点是（　　　）。

    A. 三尖瓣　　　　　　　B. 二尖瓣　　　　　　　C. 冠状窦

    D. 窦房结　　　　　　　E. 房室结

5. 能防止血液从左心室逆流至左心房的结构是（　　　）。

6. 位于冠状沟后部的结构是（　　　）。

    A. 甲状颈干　　　　　　B. 颈总动脉　　　　　　C. 颈外动脉

    D. 颈内动脉　　　　　　E. 锁骨下动脉

7. 甲状腺上动脉通常起于（　　　）。

8. 甲状腺下动脉通常起于（　　　）。

    A. 阑尾　　　　　　　　B. 胰　　　　　　　　　C. 直肠

    D. 横结肠　　　　　　　E. 肛管

9. 由回结肠动脉分支供应的器官是（　　　）。

10. 全部由肠系膜上动脉分支供应的器官是（　　　）。

    A. 肠系膜上动脉　　　　B. 腹腔干　　　　　　　C. 肝总动脉

    D. 胃十二指肠动脉　　　E. 脾动脉

11. 胰十二指肠上动脉起自（　　　）。

12. 胃短动脉起自（　　　）。

    A. 回结肠动脉　　　　　B. 右结肠动脉　　　　　C. 中结肠动脉

    D. 左结肠动脉　　　　　E. 肠系膜下动脉

13. 供应小肠末端的动脉是（　　　）。

14. 直肠上动脉起自（　　　）。

    A. 胃右动脉　　　　　　B. 胃十二指肠动脉　　　C. 胃短动脉

    D. 右结肠动脉　　　　　E. 左结肠动脉

15. 胃左动脉与肝总动脉之间的联系主要通过（　　　）。

16. 腹腔干与肠系膜上动脉之间的联系主要通过（　　　）。

    A. 胃左动脉　　　　　　B. 胃网膜右动脉　　　　C. 中结肠动脉

    D. 肝固有动脉　　　　　E. 子宫动脉

17. 走行于小网膜两层之间的动脉是（　　　）。

18. 走行于大网膜后两层之间的动脉是（　　　）。

    A. 奇静脉　　　　　　　B. 锁骨下静脉　　　　　C. 颈内静脉

    D. 头臂静脉　　　　　　E. 颈外静脉

19. 上腔静脉由左、右什么静脉汇合而成（　　　）。

20. 上腔静脉在注入右心房之前有什么静脉汇入（　　　）。

A.左睾丸静脉　　　　B.脾静脉　　　　　C.肝静脉

D.肝门静脉　　　　E.直肠下静脉

21. 直接注入下腔静脉的是（　　　）。

22. 参加组成肝门静脉的是（　　　）。

A.食管静脉丛　　　　B.翼（静脉）丛　　　　C.直肠静脉丛

D.脐周静脉网　　　　E.奇静脉

23. 连接上、下腔静脉的血管是（　　　）。

24. 同时连接肝门静脉系与上、下腔静脉系的静脉丛是（　　　）。

A.冠状沟　　　　B.前室间沟　　　　C.后室间沟

D.界沟　　　　E.房间沟

25. 右冠状动脉主干走行于（　　　）。

26. 心中静脉走行于（　　　）。

A.左静脉角　　　　B.右静脉角　　　　C.乳糜池

D.右颈干　　　　E.左颈干

27. 右淋巴导管注入（　　　）。

28. 胸导管注入（　　　）。

二、名词解释

1.侧支循环　2.心卵圆窝　3.三尖瓣复合体　4.二尖瓣复合体　5.肺动脉瓣　6.主动脉瓣
7.动脉圆锥　8.窦房结　9.房室结　10.心包腔　11.心尖　12.心底　13.动脉韧带　14.颈动脉窦
15.颈动脉小球　16.掌深弓　17.掌浅弓　18.静脉角　19.局部淋巴结　20.淋巴导管

三、填空题

1. 心血管系统由_____、_____、_____和_____组成。

2. 心的胸肋面大部分由_____和_____构成。

3. 心的前面大部分被_____和_____遮盖，只有前下部的一小三角形区未被遮盖，故心内注射宜在此处进行。

4. 左、右心室在心表面的分界线是_____和_____。心室与心房的分界线是_____。

5. 心有_____、_____、_____和_____四个腔。

6. 保证心内血液正常流动方向的结构有_____、_____、_____和_____。

7. 右心房有_____、_____和_____3个入口。右心房的出口叫_____。

8. 心的传导系统包括_____，_____，_____，_____左、右束支和Purkinje纤维网。

9. 心的血液由_____和_____动脉供应。

10. 心的静脉主要经_____回流入右心房。注入冠状窦的心静脉有_____、_____和_____。

11. 供应甲状腺的动脉主要有_____和_____，前者起于_____，后者起于_____。

12. 掌浅弓由_____和_____吻合而成；掌深弓由_____和_____吻合而成。

13. 腹主动脉的主要不成对脏支有_____、_____和_____。

14. 肠系膜上动脉的主要分支有_____、_____、_____、_____和_____。

15. 供应横结肠的动脉是_____，供应阑尾的动脉来自_____，是_____的分支，供应盲肠的动脉是_____。

16. 髂内静脉的脏支有_____、_____和_____。

17. 头臂静脉由_____与_____汇合而成，汇合处的夹角为_____，有_____注入。
18. 肝门静脉系主要收集食管腹段以及_____、_____、_____、_____、_____和_____等脏器的静脉血。
19. 右淋巴导管接收_____、_____及_____淋巴干的回流，注入_____。
20. 胸导管接收_____、_____、_____、_____、_____及_____的回流。

四、简答题

1. 简述体循环和肺循环的途径及特点。
2. 简述侧支循环的概念及意义。
3. 简述心及心尖的位置。
4. 心脏各腔有哪些入口和出口？
5. 心的瓣膜有哪些？各有何作用？
6. 心的传导系统包括哪些结构？
7. 简述冠状动脉的起源、主要分支和分布。
8. 主动脉弓凸侧自右向左有哪些动脉发出？
9. 掌浅弓和掌深弓的位置及构成如何？
10. 腹主动脉有哪些分支？
11. 胃有哪些动脉分布？分别是哪些动脉的分支？
12. 头部、上肢和下肢各有哪些临床常用的摸脉点，是在什么部位、触摸什么动脉？
13. 颅顶部、面前部、前臂和下肢如有动脉出血，宜在什么部位、压迫什么动脉可暂时止血？
14. 简述上肢主要浅静脉的起始、行程及注入部位。
15. 简述大隐静脉的起始、行程、注入部位。
16. 简述直肠静脉丛的血液回流途径。
17. 说明肝门静脉的合成及特点。
18. 肝门静脉有哪些主要属支？
19. 简述胸导管的起始、行程和注入部位。
20. 全身的淋巴管共合成几条淋巴干？各收集哪些部位淋巴？
21. 简述乳房的淋巴回流。

五、论述题

1. 肝门静脉与上、下腔静脉系之间主要通过哪几处静脉丛形成吻合？叙述其途径。
2. 在手背静脉网注射青霉素治疗胆囊炎，问药物需经过哪些途径到达体外？
3. 经大隐静脉注射抗生素治疗阑尾炎，请问药物经过哪些途径到达阑尾？
4. 口服小檗碱，则尿变黄色，问药物是经过哪些途径排出体外的？
5. 简述胃的淋巴引流。
6. 乳腺癌根治术中清除腋淋巴结时，需保护好哪些结构？一旦有神经损伤可致哪些肌肉瘫痪？出现那些症状？

参考答案

一、选择题

A 型题

1. B　2. E　3. C　4. E　5. C　6. A　7. D　8. D
9. A　10. D　11. B　12. D　13. A　14. E　15. D
16. A　17. B　18. B　19. C　20. A　21. D　22. C
23. A　24. B　25. C　26. D　27. D　28. C　29. C

30. D　31. D　32. C　33. B　34. A　35. A　36. E

37. A　38. B　39. A　40. A　41. B　42. B　43. C

44. C　45. D　46. B　47. D　48. D　49. D　50. D

51. B　52. A　53. B　54. C　55. C　56. C　57. B

58. D　59. C　60. E　61. D　62. B　63. D　64. D

65. C　66. A　67. D　68. A　69. A　70. C　71. A

72. B　73. B　74. B　75. B　76. E　77. A　78. A

79. E　80. C　81. C　82. C　83. D　84. B　85. B

86. B　87. D　88. A　89. C　90. C　91. B　92. D

93. D　94. E　95. B　96. C　97. D　98. B　99. A

100. C　101. C　102. C　103. A　104. C　105. E

106. C　107. D　108. B　109. C　110. D　111. B

112. D　113. A　114. A　115. D　116. B　117. E

118. B　119. C　120. A

B 型题

1. D　2. E　3. A　4. B　5. B　6. C　7. C　8. A

9. A　10. D　11. C　12. E　13. A　14. E　15. A

16. B　17. A　18. C　19. D　20. A　21. E　22. B

23. E　24. D　25. A　26. C　27. B　28. A

二、名词解释

1. 侧支循环：发自主干不同高度的侧副管，彼此吻合，称侧支吻合，当主干阻塞时通过侧支建立的循环叫侧支循环，替代主干发挥运血的作用，从而使缺血部位得到一定程度的代偿。

2. 心卵圆窝：在房间隔右侧的下部有一椭圆形的浅窝，称卵圆窝，是胚胎时期卵圆孔的遗迹，是房间隔缺损的发生部位。

3. 三尖瓣复合体：在功能上纤维环、三尖瓣、腱索和乳头肌是一个整体，称三尖瓣复合体，可保证血液从心房流向心室，防止血液向心房逆流。

4. 二尖瓣复合体：在功能上纤维环、二尖瓣、腱索和乳头肌是一个整体，称二尖瓣复合体，可保证血液从心房流向心室，防止血液向心房逆流。

5. 肺动脉瓣：肺动脉口周围的纤维环上附有 3 个袋状的瓣膜，称肺动脉瓣，其袋口朝向肺动脉一侧，可保证血液从右心室流向肺动脉，防止血液逆流入右心室。

6. 主动脉瓣：主动脉口周围的纤维环上有 3 个袋口向上的半月形瓣膜，称主动脉瓣，可保证血液从左心室流向主动脉，防止血液逆流入左心室。

7. 动脉圆锥：右心室向左上方延伸的部分逐渐变细，形似倒置的漏斗，称动脉圆锥。

8. 窦房结：窦房结呈长椭圆形，位于上腔静脉与右心耳之间心外膜的深面，是心的正常起搏点，具有自动节律性。

9. 房室结：房室结是房室交界区中央部分，位于右心房 Koch 三角心内膜深面，其主要功能是将窦房结传来的兴奋发生短暂延搁再传向心室，保证心房收缩后心室再开始收缩，而且是最重要的次级起搏点。

10. 心包腔：浆膜心包脏、壁两层之间的潜在性腔隙称为心包腔，内含少量浆液。

11. 心尖：心尖朝向左前下方，圆钝而游离，由左心室构成，即为体表投影的左下点。活体在此处可扪及甚至可看到心尖的搏动，是心脏听诊最常用的部位。

12. 心底：心底朝向右后上方，由左、右心房构成，与出入心的大血管相连。

13. 动脉韧带：在肺动脉干分叉处稍左侧，有一条连于主动脉弓下缘的结缔组织索，称动脉韧带，是胚胎时期动脉导管闭锁后的遗迹。

14. 颈动脉窦：颈动脉窦为颈总动脉末端及颈内动脉起始部的膨大部分，壁内有压力感受器。当血压升高时，窦壁扩张，刺激压力感受器，可反射性引起心跳减慢，末梢血管扩张，血压下降。

15. 颈动脉小球：颈动脉小球是一个扁圆形小体，借结缔组织连于颈总动脉分权处后方，属化学感受器，可感受血液中二氧化碳和氧浓度的变化。

16. 掌深弓：掌深弓由桡动脉末端和尺动脉掌深支吻合而成，位于屈指肌腱深面。

17. 掌浅弓：掌浅弓由尺动脉末端和桡动脉掌浅支吻合而成，位于掌腱膜深面。

18. 静脉角：颈内静脉和锁骨下静脉汇合处所成的夹角称为静脉角，是淋巴导管注入处。

19. 局部淋巴结：身体某个器官或某一区域的淋巴引流至一定的淋巴结，该组淋巴结则被称为这个区域器官的局部淋巴结。

20. 淋巴导管：淋巴导管是将淋巴直接引入静脉的淋巴管道，也是淋巴回流途径中最大、最后的淋巴管道。全身共有两个淋巴导管：左侧的称胸导管，右侧的称右淋巴导管，它们分别注入左、右静脉。

三、填空题

1. 心　动脉　毛细血管　静脉

2. 右心房　右心室

3. 胸膜　肺

4. 前室间沟　后室间沟　冠状沟

5. 右心房　右心室　左心房　左心室

6. 二尖瓣复合体　三尖瓣复合体　肺动脉瓣

主动脉瓣

7.上腔静脉口　下腔静脉口　冠状窦口　右房室口

8.窦房结　结间束　房室交界区　房室束

9.左冠状动脉　右冠状动脉

10.冠状窦　心大静脉　心中静脉　心小静脉

11.甲状腺上动脉　甲状腺下动脉　颈外动脉甲状颈干

12.尺动脉末端　桡动脉掌浅支　桡动脉末端尺动脉掌深支

13.腹腔干　肠系膜上动脉　肠系膜下动脉

14.胰十二指肠下动脉　空肠动脉　回肠动脉回结肠动脉　右结肠动脉　中结肠动脉

15.中结肠动脉　回结肠动脉　肠系膜上动脉回结肠动脉

16.直肠下静脉　阴部内静脉　子宫静脉

17.颈内静脉　锁骨下静脉　静脉角　淋巴导管

18.胃　小肠　大肠　胆囊　胰　脾

19.右颈干　右锁骨下干　右支气管纵隔干　右静脉角

20.左腰干　右腰干　肠干　左支气管纵隔干左颈干　左锁骨下干

四、简答题

1.答：体循环（大循环）途径：动脉血→左心室→主动脉→主动脉的各级分支→全身毛细血管（物质和气体交换）→静脉血→各级静脉→上、下腔静脉和冠状窦→右心房。特点是循环路径长，流经范围广，动脉内流动的是动脉血，静脉内流动的是静脉血。

肺循环（小循环）途径：静脉血→右心室→肺动脉干→肺动脉各级分支→肺泡毛细血管网（气体交换）→动脉血→肺静脉→左心房。特点是循环路径较短，只通过肺，动脉内流动的是静脉血，静脉内流动的是动脉血。

2.答：当某一动脉主干阻塞时血流可经扩大的侧支吻合到达阻塞以下的血管主动脉，这种通过侧支建立的循环称侧支循环，可使血管受阻区的血液循环得到不同程度的代偿恢复。

3.答：心位于胸腔中纵隔内，外面覆以心包，约2/3位于身体正中矢状面的左侧，1/3在其右侧。心尖在左侧第5肋间隙，锁骨中线内侧1～2cm（距前正中线7～9cm）处。

4.答：右心房：有3个入口：上腔静脉口、下腔静脉口和冠状窦口。出口为右房室口。

左心室：有4个入口为左、右各一对肺静脉口，出口是下方的左房室口。

右心室：入口即右房室口，出口为肺动脉口。

左心室：入口即左房室口，出口为主动脉口。

5.答：心的瓣膜有：三尖瓣复合体、二尖瓣复合体、肺动脉瓣、主动脉瓣。三尖瓣复合体、二尖瓣复合体可保证血液从心房流向心室，防止血液向心房逆流。肺动脉瓣、主动脉瓣可保证血液从心室流向动脉，防止血液逆流入心室。

6.答：心的传导系统包括窦房结，房室结，房室束，左、右束支和Purkinje纤维网。

7.答：心的血液供应主要来自左、右冠状动脉。左冠状动脉：发自升主动脉起始部的左侧，分为前室间支和旋支。主要分布到左心房、左心室、室间隔前2/3和右心室前壁一部分。右冠状动脉发自升主动脉起始部的右侧，分为后室间支和右旋支。右冠状动脉主要分布到右心房、右心室、室间隔后1/3和左心室隔壁的一部分，此外，还分支分布到窦房结和房室结。

8.答：依次为头臂干、左颈总动脉和左锁骨下动脉。

9.答：掌浅弓位于手掌屈肌腱的浅面，由尺动脉末端与桡动脉掌浅支构成；掌深弓位于屈肌腱的深面，由桡动脉末端与尺动脉掌深支构成。

10.答：①壁支：主要有腰动脉、膈下动脉、骶正中动脉等。

②脏支：可分为成对脏支和不成对脏支两类。成对脏支有肾上腺中动脉、肾动脉、睾丸动脉（男性）或卵巢动脉（女性）；不成对脏支有腹腔干、肠系膜上动脉和肠系膜下动脉。

11.答：胃左动脉为腹腔干分支，肝固有动脉发出胃右动脉，胃十二指肠动脉发出胃网膜右动脉，脾动脉发出胃网膜左动脉和胃短动脉。

12.答：头部主要在外耳门前方，触摸颞浅动脉；在上肢，于腕关节上方，桡侧腕屈肌腱的外侧，触摸桡动脉；在下肢，于内、外踝连线的中点处，触摸足背动脉。

13.答：颅顶部出血可在外耳门前方，压迫颞浅动脉进行止血；面前部出血，可在下颌骨下缘与咬肌前缘交界处、压迫面动脉进行止血；前臂出血，可在臂中份，肱二头肌内侧压迫肱动脉止血；下肢出血，可在腹股沟韧带中点下方，压迫股动脉进行止血。

14.答：①手背静脉网桡侧部汇合成头静脉，沿前臂桡侧皮下上行，过肘窝，继而沿肱二头肌外侧上行，经三角肌和胸大肌之间，穿深筋膜注入锁骨下静脉或腋静脉。

② 手背静脉网的尺侧部汇合成贵要静脉，在前臂前面上行，过肘窝处接受肘正中静脉，沿肱二头肌内侧继续上行至臂中点稍下方穿深筋膜，注入肱静脉或腋静脉。

③ 肘正中静脉连接贵要静脉和头静脉。

15. 答：大隐静脉起自足背静脉弓内侧缘，在内踝前方沿小腿内侧伴隐神经上行，在膝关节内侧，股骨内侧髁后方，大腿内侧面至股前面，穿筛筋膜注入股静脉。

16. 答：直肠上部的血液经直肠上静脉注入肠系膜下静脉；直肠下部的血液经直肠下静脉注入髂内静脉；肛管的血液经肛静脉、阴部内静脉注入髂内静脉。

17. 答：肝门静脉为一条短而粗的静脉干，由肠系膜上静脉和脾静脉在胰头后方汇合而成，经肝门，分两支入肝左、右叶，在肝内反复分支，最后汇入肝血窦。肝门静脉没有静脉瓣。

18. 答：肝门静脉的主要属支：肠系膜上静脉、脾静脉、肠系膜下静脉、胃左静脉、胃右静脉、胆囊静脉、附脐静脉。

19. 答：胸导管起于乳糜池，经膈主动脉裂孔入胸腔，行于食管后方，至第5胸椎水平由右转至左，出胸廓上口达颈根部，呈弓状注入左静脉角。

20. 答：胸导管汇合左、右腰干，肠干，左颈干，左锁骨下干和左支气管纵隔干6条淋巴干，收集了双下肢、盆部、腹部、左半胸部、左上肢和头颈左侧半的淋巴，即全身3/4的淋巴。

右淋巴导管由右颈干、右锁骨下干和右支气管纵隔干汇合而成。右淋巴导管收纳头颈右侧半、右上肢和右半胸部的淋巴，即全身1/4的淋巴。

21. 答：乳房外侧部的淋巴管注入胸肌淋巴结；乳房上部的淋巴管注入尖淋巴结或锁骨上淋巴结；乳房内侧部的淋巴管注入胸骨旁淋巴结；乳房内下部的淋巴管注入膈上淋巴结。

五、论述题

1. 答：① 通过食管静脉丛：肝门静脉→胃左静脉→食管静脉丛→食管静脉→奇静脉→上腔静脉。

② 通过直肠静脉丛：肝门静脉→脾静脉→肠系膜下静脉→直肠上静脉→直肠静脉丛→直肠下静脉和肛静脉→髂内静脉→髂总静脉→下腔静脉。

③ 通过脐周静脉网：肝门静脉→附脐静脉→脐周静脉网→通过向上向下2条途径。

向上途径
$$\begin{cases} 胸腹壁静脉→腋静脉→锁骨下静脉→头臂静脉→上腔静脉 \\ 腹壁上静脉→胸廓内静脉 ——————↑ \end{cases}$$

向下途径
$$\begin{cases} 腹壁浅静脉→大隐静脉→股静脉→髂外静脉→髂总静脉→下腔静脉 \\ 腹壁下静脉 ——————↑ \end{cases}$$

2. 答：药物经手背静脉网→头静脉→腋静脉→锁骨下静脉→头臂静脉→上腔静脉→右心房→右心室→肺动脉干→肺动脉→肺→肺静脉→左心房→左心室→升主动脉→主动脉弓→胸主动脉→腹主动脉→腹腔干→肝总动脉→肝固有动脉→胆囊动脉→胆囊。

3. 答：药物经大隐静脉→股静脉→髂外静脉→髂总静脉→下腔静脉→右心房→右心室→肺动脉干→肺动脉→肺→肺静脉→左心房→左心室→升主动脉→主动脉弓→胸主动脉→腹主动脉→肠系膜上动脉→回结肠动脉→阑尾动脉到达阑尾。

4. 答：小檗碱经口腔→咽→食管→胃→十二指肠→空肠与回肠→空肠静脉与回肠静脉→肠系膜上静脉→肝门静脉→肝→肝静脉→下腔静脉→右心房→右心室→肺动脉干→肺动脉→肺→肺静脉→左心房→左心室→升主动脉→主动脉弓→胸主动脉→腹主动脉→肾动脉→肾→输尿管→膀胱→尿道排出体外。

5. 答：胃小弯侧胃壁的淋巴注入沿同名血管排列的胃左、右淋巴结，其输出管注入腹腔淋巴结。胃大弯侧胃壁淋巴注入沿同名血管排列胃网膜左、右淋巴结，胃网膜右淋巴结的输出管大部分回流至幽门下淋巴结；胃网膜左淋巴结的输出管注入脾淋巴结。胃幽门部的淋巴注入幽门淋巴结。胃底部的淋巴注入脾门附近的脾淋巴结。幽门淋巴结和脾淋巴结的输出管汇入腹腔淋巴结。

6. 答：需要保护好腋静脉主干和头静脉末端以及胸长神经和胸背神经。易损伤胸长神经和胸背神经；分别使前锯肌和背阔肌瘫痪，可出现翼状臂和上肢后伸无力。

感 觉 器

第十三章 概 述

 重点

①感觉器的概念及其特点。②感觉器分类。

 内容精讲

感觉器（sensory organ）是机体感受环境刺激的装置，是感受器（receptor）及其附属结构的总称。感受器接受相应刺激后，将其转变成神经冲动，由感觉神经和中枢神经系统的传导通路传到大脑皮质，产生相应的感觉；再由高级中枢发出神经冲动经运动神经传至效应器，对刺激作出反应。

感受器的种类繁多。一般根据感觉器所在的部位和接受刺激的来源将其分为 3 类。

（1）外感受器（exteroceptor） 分布于皮肤、黏膜、视器和听器等处，感受来自外界环境的刺激，如痛、温、触、压、光、声等刺激。

（2）内感受器（interoceptor） 分布于内脏和心血管等处，接受体内环境的物理和化学刺激，如渗透压、压力、温度、离子和化合物浓度的变化等。

（3）本体感受器（proprioceptor） 分布于肌、肌腱、关节和内耳的位觉器等处，接受机体运动和平衡变化时产生的刺激。

第十四章　视　器

内容精讲

视器（visual organ）即眼（eye），由眼球和眼副器共同构成。眼球的功能是接受光波刺激，将其转变为神经冲动，经视觉传导通路至大脑视觉中枢，产生视觉。眼副器包括眼睑、结膜、泪器、眼球外肌、眶脂体和眶筋膜等，对眼球起支持、保护和运动作用。

第一节　眼　球

眼球（eyeball）是视器的主要部分，近似球形，位于眶内。眼球前面正中点称前极，后面正中点称后极，前、后极的连线称眼轴。经瞳孔的中央至视网膜黄斑中央凹的连线称视轴。

眼球由眼球壁和眼球内容物构成。

一、眼球壁

眼球壁（wall of eyeball）从外向内依次为眼球纤维膜、眼球血管膜和视网膜。

（一）眼球纤维膜

眼球纤维膜（fibrous tunic of eyeball）由坚韧的纤维组织构成，有支持和保护作用。其可分为角膜和巩膜。

1. 角膜（cornea）　占纤维膜的前 1/6，无色透明，富有弹性，无血管，但富有感觉神经末梢，有屈光作用。

2. 巩膜（sclera）　占纤维膜的后 5/6，乳白色不透明，靠近角膜缘处的巩膜实质内，有环形的巩膜静脉窦（scleral venous sinus），是房水流出的通道。

（二）眼球血管膜

眼球血管膜（vascular tunic of eyeball）位于眼球纤维膜内面，富含血管和色素细胞，呈棕黑色，由前至后分为虹膜、睫状体和脉络膜。

1. 虹膜（iris）　呈冠状位，是血管膜最前部圆盘形的薄膜，中央有圆形的瞳孔（pupil）。在前房周边，虹膜与角膜交界处的环形区域称虹膜角膜角。虹膜内有两种方向的平滑肌纤维，环绕瞳孔周缘，称瞳孔括约肌（sphincter pupillae），由副交感神经支配；呈放射状排列的称瞳孔开大肌（dilator pupillae），由交感神经支配。

2. 睫状体（ciliary body）　是血管膜中部最肥厚的部分，位于巩膜与角膜移行部的内面。前部有向内突出的皱襞，称睫状突（ciliary processes），发出睫状小带与晶状体相连。睫状体内含睫状肌（ciliary muscle），由副交感神经支配。睫状体有调节晶状体曲度和产生房水的作用。

3. 脉络膜（choroid）　占血管膜膜的后 2/3，含血管及色素，可营养眼球内组织并吸收分散光线。

（三）视网膜

视网膜（retina）自前向后可分为视网膜虹膜部、睫状体部和脉络膜部。前两部薄而无感光作用，故称为视网膜盲部。脉络膜部附于脉络膜内面，有感光作用，又称视网膜视部。视部的后部最厚，在视神经的起始处有一境界清楚略呈椭圆形的盘状结构，称视神经盘（optic disc），又称视神经乳头（papilla nervi optici）。此处无感光细胞，故称生理性盲点。在视神经盘的颞侧稍偏下方约 3.5mm 处，有一黄色小区，由密集的视椎细胞构成，称黄斑（macula lutea），其中央凹陷称中央凹（fovea centralis），此区无血管，为感光最敏锐处。

二、眼球内容物

眼球内容物包括房水、晶状体和玻璃体。这些结构透明而无血管，具有屈光作用，它们与角膜合称为眼的屈光装置。

（一）房水

房水（aqueous humor）充填于眼房内（眼房为角膜与晶状体之间的空腔，被虹膜分为眼前房与眼后房）。房水由睫状体产生，途经眼后房→瞳孔→眼前房→虹膜角膜角→巩膜静脉窦→睫前静脉→眼上、下静脉。其生理功能是为角膜和晶状体提供营养并维持正常眼内压。病理情况下房水代谢紊乱或循环不畅造成眼内压增高，临床上称为继发性青光眼。

（二）晶状体

晶状体（lens）位于虹膜与玻璃体之间，借睫状小带与睫状体相连；呈双凸镜状，富有弹性。晶状体若因疾病或创伤而变混浊，称为白内障。

晶状体是眼球屈光系统的主要装置，视近物时，睫状肌收缩，睫状小带变松弛，晶状体借本身的特性而变凸，屈光度加强，使进入眼球的光线恰能聚焦于视网膜上。视远物时，与此相反。随年龄增长，晶状体弹性减退，调节能力减弱，近距离视物困难，出现老视，即"老花眼"。

（三）玻璃体

玻璃体（vitreous）为无色透明的胶状物质，填充于晶状体与视网膜之间，除有屈光作用外，尚有支撑视网膜的作用。

第二节　眼副器

眼副器（accessory organs of eye）为保护、运动和支持眼球的装置。其包括眼睑、结膜、泪器、眼球外肌、眶脂体和眶筋膜等结构。

一、眼睑

眼睑（palpebrae）分上睑和下睑，睫毛的根部有睫毛腺（Moll 腺）。睫毛腺的急性炎症，称睑缘炎。睑板内有睑板腺（tarsal gland）。若睑板腺导管阻塞，形成睑板腺囊肿，亦称睑板腺囊肿。

二、结膜

结膜（conjunctiva）是一层薄而透明、富含血管的黏膜，衬覆于上、下睑的内面称睑结膜

（palpebral conjunctiva），覆盖眼球前面的称球结膜（bulbar conjunctiva）。睑结膜和球结膜的移行处，为结膜穹窿（conjunctival fornix），分为结膜上穹和结膜下穹。

三、泪器

泪器（lacrimal apparatus）由泪腺和泪道组成。

（一）泪腺

泪腺（lacrimal gland）位于眼眶外上方的泪腺窝内，排泄管开口于结膜上穹的外侧部。

（二）泪道

泪道包括泪点、泪小管、泪囊、鼻泪管。

泪点（lacrimal punctum）的上、下睑缘内侧端处各有一隆起称泪乳头，其顶部有一小孔称泪点，是泪小管的开口。

泪小管（lacrimal ductule）为连接泪点和泪囊的小管，分上泪小管和下泪小管，两者汇合一起开口于泪囊上部。

泪囊（lacrimal sac）位于眶内侧壁前下部的泪囊窝中，为一膜性囊。上端为盲端，下部移行为鼻泪管。

鼻泪管（nasolacrimal duct）为一膜性管道，上部包埋在骨性鼻泪管中，下部在鼻腔外侧壁黏膜深面，开口于下鼻道外侧壁。

泪液的排出途径是：泪腺分泌，途经泪液→结膜上穹→结膜囊→泪点→泪小管→泪囊→鼻泪管→下鼻道。

四、眼球外肌

眼球外肌（extraocular muscles）为视器的运动装置，均为骨骼肌。运动眼球的眼外肌共 6 块，其中 4 块直肌，2 块斜肌和运动眼睑的上睑提肌（levator palpebrae superioris）。4 块直肌是上直肌（superior rectus）、下直肌（inferior rectus）、内直肌（medial rectus）和外直肌（lateral rectus），它们共同起自视神经管前方，围绕视神经的总腱环，向前走行，分别止于巩膜的上侧、下侧、内侧和外侧。2 块斜肌是上斜肌（superior obliquus）和下斜肌（inferior obliquus）。眼球外肌的起、止点，功能及神经支配见表 14-1。

表 14-1　眼球外肌起、止点，功能及神经支配

名称	起点	止点	作用	神经支配
上睑提肌	视神经管前上方	上睑皮肤、上睑板	提上睑，开大睑裂	动眼神经
上直肌	总腱环	眼球赤道以前的巩膜	瞳孔转向上内	动眼神经
下直肌			瞳孔转向下内	
内直肌			瞳孔转向内侧	
外直肌			瞳孔转向外侧	展神经
上斜肌	蝶骨体	眼球后外侧赤道后方的巩膜	瞳孔转向下外	滑车神经
下斜肌	眶下壁内侧份	眼球下部赤道后方的巩膜	瞳孔转向上外	动眼神经

五、眶脂体与眶筋膜

（一）眶脂体

眶脂体（adipose body of orbit）为眼眶内的脂肪组织，起支持和保护作用。

（二）眶筋膜

眶筋膜（orbital fasciae）包眶骨膜、眼球筋膜鞘、眼肌筋膜鞘和眶隔。

第三节 眼的血管

一、眼动脉

眼动脉（ophthalmic artery）起自颈内动脉，在视神经的下方经视神经管入眶，其中最重要的分支为视网膜中央动脉。

视网膜中央动脉（central artery of retina）为眼动脉主要分支，在眼球后方穿入视神经内，经视神经盘穿出，分为 4 支，即视网膜鼻侧上、下小动脉和视网膜颞侧上、下小动脉，营养视网膜内层。临床上用检眼镜可直接观察此动脉，以帮助诊断某些疾病。

二、眼静脉

眼静脉（ophthalmic vein）主要有眼上、下静脉，收集眼球和眼副器的静脉血，经眶上裂入颅内，与海绵窦相连。眼静脉在内眦附近与面静脉的属支内眦静脉相吻合，面部感染可经眼静脉侵入海绵窦，引起海绵窦血栓，造成颅内感染。

第十五章　前庭蜗器

重点

①中耳的组成。②鼓室的位置、6个壁的主要形态结构及其毗邻。③咽鼓管的位置、分部、开口部位和作用；幼儿咽鼓管的特点。④内耳的位置和分部；骨迷路、膜迷路的分部和各部的形态。⑤声波的传导途径。

内容精讲

前庭蜗器（vestibulocochlear organ）包括前庭器（vestibular apparatus）和听器（auditory apparatus）。二者虽功能不同，但在结构上关系密切。前庭蜗器包括外耳、中耳和内耳3部分。外耳和中耳是声波的收集和传导装置，内耳接受声波和位觉的刺激。听觉感受器和位觉感受器位于内耳。

第一节　外　耳

外耳（external ear）包括耳郭、外耳道和鼓膜3部分。

一、耳郭

耳郭（auricle）的上方大部分以弹性软骨为支架，外覆皮肤；下方的小部分无软骨，仅含结缔组织和脂肪，为耳垂（auricular lobule），是临床常用采血的部位。

二、外耳道

外耳道（external acoustic meatus）是从外耳门至鼓膜的管道。外1/3为软骨部；内2/3骨性部。外耳道呈弯曲状，由外向内，先向前上，继而稍向后，然后弯向前下。检查鼓膜时，成人需将耳郭向后上方牵拉，使外耳道变直，方可窥见；婴儿外耳道短而直，鼓膜近于水平位，检查时须将耳郭拉向后下方。

三、鼓膜

鼓膜（tympanic membrane）在中耳鼓室的外侧壁中叙述。

第二节　中　耳

中耳（middle ear）由鼓室、咽鼓管、乳突窦和乳突小房组成。中耳向外借鼓膜与外耳道相隔，向内毗邻内耳，向前以咽鼓管通向鼻咽部。

一、鼓室

鼓室（tympanic cavity）是颞骨岩部内含气的不规则小腔。鼓室由6个壁围成，内有听小骨、韧带、肌、血管和神经等。

（一）鼓室的壁

1. 外侧壁　大部分由鼓膜构成，故又名鼓膜壁。在鼓膜的上方为骨部，即鼓室上隐窝的外侧壁。鼓膜边缘的大部分附着于颞骨上，中心向内凹陷，称鼓膜脐（umbo of tympanic membrane）。鼓膜上 1/4 的三角形区，为松弛部，下 3/4 区为紧张部。紧张部前下方有一三角形的反光区，称光锥（cone of light）。临床上做耳镜检查时，常可窥见光锥。

2. 上壁　又称盖壁，分隔鼓室与颅中窝。

3. 下壁　亦称颈静脉壁，仅为一薄层骨板，分隔鼓室与颈静脉窝内的颈静脉球。

4. 前壁　也称颈动脉壁，即颈动脉管的后壁，分隔鼓室与颈内动脉。

5. 内侧壁　又称迷路壁，与内耳相隔。其中部隆起称岬（promontory），岬的后上方有一卵圆形小孔，称前庭窗（fenestra vestibuli）或卵圆窗，岬的后下方有一圆形小孔，称蜗窗（fenestra cochleae）或圆窗，活体上由第二鼓膜封闭。前庭窗的后上方有一弓形隆起，称面神经管凸，内藏面神经。

6. 后壁　为乳突壁，上部有乳突窦的开口。

（二）鼓室内的结构

听小骨（auditory ossicles）有 3 块，即锤骨（malleus）、砧骨（incus）、镫骨（stapes）。锤骨借柄连于鼓膜，镫骨底封闭前庭窗，3 块骨间以关节连结成听小骨链，将声波振动传入内耳。

二、咽鼓管

咽鼓管（pharyngotympanic tube）为连通鼻咽部和鼓室，长约 3.5～4.0cm。外 1/3 为咽鼓管骨部，向后外侧开口于鼓室前壁的咽鼓管鼓室口；内 2/3 为咽鼓管软骨部，向前内侧开口于鼻咽部侧壁的咽鼓管咽口。

幼儿咽鼓管较成人短而平，管径也较大，故咽部感染易经咽鼓管侵入鼓室。

三、乳突窦和乳突小房

乳突窦（mastoid antrum）位于鼓室上隐窝的后方。

乳突小房（mastoid cells）为颞骨乳突内的许多含气小腔。

第三节　内　耳

内耳（internal ear）位于颞骨岩部的骨质内，在鼓室和内耳道底之间，构造复杂，又称迷路，分骨迷路和膜迷路两部分。骨迷路和膜迷路之间充满外淋巴，膜迷路内充满内淋巴，内、外淋巴互不相通。

一、骨迷路

骨迷路（bony labyrinth）分为耳蜗、前庭和骨半规管 3 部分。

（一）前庭

前庭（vestibule）位于骨迷路中部，近似椭圆形腔隙，后上部较宽有 5 个小孔通骨半规管。外侧壁即鼓室的内侧壁有前庭窗和蜗窗；内侧壁即内耳道底，有前庭蜗神经通过。

（二）骨半规管

骨半规管（bony semicircular canals）为 3 个半环形的骨管，互相垂直。分别称前、外、后骨半规管。每个骨半规管有两个骨脚，其中一个骨脚膨大称壶腹骨脚，膨大部称骨壶腹；另一个称单骨脚。前、后半规管的单骨脚合成一个总骨脚。

（三）耳蜗

耳蜗（cochlea）位于前庭的前方，由蜗轴和蜗螺旋管构成。蜗轴为耳蜗的中央骨质，蜗螺旋管围绕蜗轴盘曲约两圈半。骨螺旋板由蜗轴突向蜗螺旋管内，将其管腔分为 3 部分：近蜗顶侧的管腔为前庭阶，于前庭窗处为镫骨底封闭；中间是膜性的管道；近蜗底侧为鼓阶，终于封闭蜗窗的第二鼓膜。蜗孔由骨螺旋板和膜螺旋板与蜗轴围成，是前庭阶和鼓阶的唯一通道。

二、膜迷路

膜迷路（membranous labyrinth）由椭圆囊和球囊、膜半规管及蜗管 3 部分组成。它们之间相连通，其内充满着内淋巴。

（一）椭圆囊和球囊

椭圆囊（utricle）和球囊（saccule）位于骨迷路的前庭，在椭圆囊上端的底部有椭圆囊斑（macula utriculi）。球囊前壁上有球囊斑（macula sacculi）。二者均属位觉感受器，感受头部静止时位置及直线变速运动引起的刺激。

（二）膜半规管

膜半规管（semicircular ducts）套于同名骨半规管内。在骨壶腹内，膜半规管有相应膨大的膜壶腹，壁上有壶腹嵴（crista ampullaris），是位觉感受器，感受头部旋转变速运动的刺激。

（三）蜗管

蜗管（cochlear duct）位于耳蜗内，有上壁为蜗管前庭壁（前庭膜）；外侧壁为血管纹；下壁为蜗管鼓壁（螺旋膜，又称基底膜），上有螺旋器（spiral organ），又称 Corti 器，是听觉感受器。

声波的传导：分空气传导和骨传导两条路径。正常情况下以空气传导为主。

1. 空气传导　声波→耳郭→外耳道→鼓膜→听骨链→前庭窗→前庭阶外淋巴→鼓阶外淋巴→蜗管内淋巴→螺旋器→听神经→大脑。

2. 骨传导　声波→颅骨→外淋巴→内淋巴→螺旋器→听神经→大脑。

同步练习

一、选择题

A 型题

1. 眼轴为（　　）。
   A. 角膜中央和玻璃体中轴的连线
   B. 眶正中点和视神经管的连线
   C. 眼球前、后极的连线
   D. 角膜中央和视神经盘正中点的连线
   E. 瞳孔中央和视网膜中央凹的连线

2. 睫状肌收缩时（　　）。
   A. 睫状小带松弛，晶状体变平，适于看远物
   B. 睫状小带紧张，晶状体变凸，适于看近物
   C. 睫状小带紧张，晶状体变平，适于看远物
   D. 睫状小带松弛，晶状体变凸，适于看近物
   E. 睫状小带紧张，晶状体变平，适于看近物

3. 睫状体（　　）。
   A. 上皮含有丰富的色素细胞
   B. 属于内膜的一部分
   C. 由睫状肌调节角膜曲度
   D. 收缩时可缩小瞳孔

E. 可产生房水

4. 关于视神经盘的描述，错误的是（   ）。

　　A. 该处视神经纤维集中，故视力极敏感　　　B. 位于黄斑的内侧

　　C. 视网膜中央动脉、静脉经此出入　　　D. 位于眼球后极的内侧

　　E. 为节细胞轴突汇聚处

5. 感光细胞是（   ）。

　　A. 视神经盘　　　　　　　　　　B. 视网膜的视锥细胞和视杆细胞

　　C. 视网膜的双极细胞　　　　　　D. 黄斑

　　E. 视网膜节细胞

6. 视网膜剥离症发生于（   ）。

　　A. 脉络膜与巩膜之间　　　　　　B. 视网膜与脉络膜之间

　　C. 视网膜内层与外层之间　　　　D. 视锥细胞、视杆细胞与双极细胞之间

　　E. 双极细胞与节细胞之间

7. 鼻泪管末端开口于（   ）。

　　A. 泪点　　　　　　B. 泪囊　　　　　　C. 中鼻道

　　D. 下鼻道　　　　　E. 上鼻道

8. 睑腺炎为（   ）。

　　A. 结膜囊发炎　　　B. 泪囊发炎　　　　C. 睑板腺发炎

　　D. 睫毛腺发炎　　　E. 泪腺发炎

9. 睑板腺囊肿为（   ）。

　　A. 结膜囊发炎　　　B. 泪囊发炎　　　　C. 睑板腺发炎

　　D. 睫毛腺发炎　　　E. 泪腺发炎

10. 不属于上眼睑结构的是（   ）。

　　A. 眼轮匝肌　　　　B. 上睑板　　　　　C. 上睑提肌

　　D. 睑板腺　　　　　E. 泪囊

11. 关于结膜的描述，正确的是（   ）。

　　A. 与睑板及巩膜均紧密相连　B. 形成密闭的囊状腔隙　C. 不含血管

　　D. 为一层薄而透明的黏膜　E. 均不正确

12. 使眼球瞳孔转向下外方的是（   ）。

　　A. 上直肌　　　　　B. 下直肌　　　　　C. 上斜肌

　　D. 下斜肌　　　　　E. 外直肌

13. 使眼球瞳孔转向上外方的是（   ）。

　　A. 上直肌　　　　　B. 下直肌　　　　　C. 上斜肌

　　D. 下斜肌　　　　　E. 外直肌

14. 关于外耳道的描述，正确的是（   ）。

　　A. 外侧2/3为软骨部

　　B. 婴儿外耳道长而直

　　C. 当成人检查鼓膜时，应将耳郭拉向后上方

　　D. 当成人检查鼓膜时，应将耳郭拉向后下方

　　E. 内侧1/3为骨部

15. 有关鼓室壁的叙述，错误的是（   ）。

A. 下壁为颈静脉壁   B. 后壁称乳突壁

C. 上壁称盖壁   D. 前壁称颈动脉壁，即动脉管的前壁

E. 外侧壁称鼓膜壁

16. 下列不属于鼓室内侧壁上的结构的是（   ）。

     A. 咽鼓管鼓室口   B. 面神经管凸   C. 岬

     D. 蜗窗   E. 前庭窗

17. 关于鼓室盖的描述，正确的是（   ）。

     A. 与翼腭窝相邻   B. 与颅前窝相邻   C. 与颅中窝相邻

     D. 与颈动脉管相邻   E. 与颅后窝相邻

18. 关于咽鼓管的描述，正确的是（   ）。

     A. 内侧 1/3 为骨部   B. 咽鼓管向后外开口于鼓室前壁

     C. 小儿咽鼓管短而窄   D. 外侧 2/3 为软骨部

     E. 咽鼓管咽口开口于咽隐窝

19. 关于骨迷路的描述，正确的是（   ）。

     A. 为颞骨岩部和乳突部内的不规则腔隙   B. 前庭和蜗管属内耳的前部

     C. 骨半规管向内通内耳道   D. 包括耳蜗、前庭和骨半规管

     E. 互不相通

20. 关于耳蜗的描述，正确的是（   ）。

     A. 由蜗轴和蜗管构成   B. 蜗底朝向内耳道

     C. 蜗轴伸出的骨螺旋板将蜗管分成前庭阶和鼓阶   D. 蜗顶朝向颅顶方向

     E. 前庭阶和鼓阶借蜗管相通

21. 关于蜗管的描述，错误的是（   ）。

     A. 水平断面呈三角形

     B. 蜗管外侧壁为蜗螺旋管内骨膜的增厚部分

     C. 介于骨螺旋板和蜗螺旋管外侧壁之间

     D. 位于蜗螺旋管内

     E. 蜗管顶端通蜗孔

22. 螺旋器位于（   ）。

     A. 蜗轴骨松质内   B. 蜗管基底膜上   C. 蜗管外侧壁上

     D. 蜗管前庭壁上   E. 骨螺旋板上

23. 关于蜗螺旋管的描述，正确的是（   ）。

     A. 蜗管环绕蜗轴旋转形成耳蜗   B. 前庭阶通蜗管

     C. 蜗管顶部有一小孔通前庭   D. 前庭阶与鼓阶借蜗孔相连

     E. 鼓阶借前庭前壁上的蜗螺旋管入口通前庭

24. 某患儿感冒几天后哭闹不安，医生检查见外耳道有脓液流出，诊断为中耳炎，问炎症破坏何结构出现外耳道流脓？（   ）

     A. 鼓室后壁   B. 鼓室下壁   C. 鼓室上壁

     D. 鼓室外侧壁   E. 鼓室前壁

25. 某患儿右耳慢性中耳炎 3 年，近来疼痛，外耳道流脓加重，出现右侧面部表情肌瘫痪，根据所学知识考虑中耳炎加重损害了何结构出现上述情况？（   ）

     A. 咽鼓管   B. 鼓室壁   C. 鼓室上壁

D. 锥隆起　　　　　　　　E. 面神经管凸

B 型题

A. 上直肌　　　　　　　B. 下直肌　　　　　　C. 上斜肌

D. 下斜肌　　　　　　　E. 内直肌

1. 使眼球向下内转的是（　　　　）。

2. 使眼球向内转的是（　　　　）。

A. 黄斑　　　　　　　　B. 中央凹　　　　　　C. 视神经盘

D. 视神经盘中央凹　　　　E. 视网膜虹膜部

3. 感光最敏锐处为（　　　　）。

4. 视网膜中央动脉穿过（　　　　）。

A. 睫状体　　　　　　　B. 虹膜角膜角隙　　　　C. 虹膜角膜角

D. 小梁网　　　　　　　E. 睫前静脉

5. 房水产生于（　　　　）。

6. 虹膜与角膜交界处的环形区域称（　　　　）。

A. 虹膜　　　　　　　　B. 睫状体　　　　　　C. 睫状小带

D. 晶状体　　　　　　　E. 脉络膜

7. 睫状体肌收缩时变松弛的是（　　　　）。

8. 眼球中膜前部是（　　　　）。

A. 鼓室盖壁　　　　　　B. 面神经管凸　　　　C. 蜗窗

D. 锥隆起　　　　　　　E. 乳突窦

9. 前庭窗后上方是（　　　　）。

10. 鼓岬后下方有（　　　　）。

A. 咽鼓管圆枕　　　　　B. 咽鼓管的外 1/3　　　C. 咽鼓管鼓室口

D. 咽鼓管内侧 2/3 部　　　E. 咽隐窝

11. 寻找咽鼓管咽口的标志是（　　　　）。

12. 开口于鼓室前壁的是（　　　　）。

二、名词解释

1. 感受器　2. 巩膜静脉窦　3. 视神经盘　4. 黄斑　5. 螺旋器　6. 咽鼓管

三、填空题

1. 感受器可分为_____、_____和_____三类。

2. 眼球壁由外向内可分为_____、_____和_____三层。

3. 虹膜内的平滑肌是_____和_____。

4. 眼副器包括_____、_____、_____、_____等结构。

5. 泪道包括_____、_____、_____和_____。

6. 眼的屈光系统包括_____、_____、_____和_____。

7. 结膜穹位于_____和_____的移行部，以结膜上穹最深。

8. 使瞳孔转向外上方的眼球外肌是_____，受_____支配。

9. 成人检查鼓膜需要将耳郭拉向_____，婴儿检查鼓膜时需将耳郭拉向_____。

10. 中耳包括_____、_____、_____和_____。

11. 鼓室的上壁称_____，下壁称_____，前壁称_____，后壁称_____，外侧壁称_____，内侧壁称_____。

12. 鼓膜的紧张部活体呈_____，其前下方的三角形反光区称_____。

13. 鼓室的内侧壁中央隆起称岬。该结构的后上方有_____，后下方有_____。

14. 听小骨包括_____、_____和_____。

15. 骨迷路包括_____、_____和_____三部分。

16. 蜗管在水平断面上呈三角形，其上壁称_____，该结构将前庭阶和蜗管分开；蜗管下壁称_____，其上有_____，为听觉感受器。

四、简答题

1. 试述房水的产生及循环至眼静脉的途径。

2. 试述眼球外肌的名称、作用。

3. 视近物与视远物时晶状体的调节是如何实现的？

4. 简述鼓室的 6 个壁。

5. 简述内耳迷路的组成。

6. 内耳有哪些感受器？有什么功能？

参考答案

一、选择题

A 型题

1. C　2. D　3. E　4. A　5. B　6. C　7. D　8. D

9. C　10. E　11. D　12. C　13. D　14. C　15. D

16. A　17. C　18. B　19. D　20. C　21. C　22. B

23. D　24. D　25. E

B 型题

1. B　2. E　3. B　4. C　5. A　6. C　7. C　8. A

9. B　10. C　11. A　12. C

二、名词解释

1. 感受器：感受器是指机体感受内、外环境各种刺激而产生兴奋的结构。

2. 巩膜静脉窦：巩膜静脉窦为巩膜与角膜交界处深部的环形管道，是房水流出的通道。

3. 视神经盘：在视神经的起始处有一境界清楚略呈椭圆形的盘状结构，称视神经盘，此处无感光细胞，故称盲点。

4. 黄斑：在视神经盘的颞侧稍偏下方约 3.5mm 处，有一黄色小区，由密集的视椎细胞构成，称黄斑，其中央有一凹陷称中央凹，是感光最敏锐的部位。

5. 螺旋器：螺旋器是感受声波刺激的听觉感受器，位于蜗管下壁上，又称 Corti 器。

6. 咽鼓管：咽鼓管是连通鼓室与鼻咽部的管道，外 1/3 为骨部，内 2/3 为软骨部。

三、填空题

1. 外感受器　内感受器　本体感受器

2. 外膜（纤维膜）　中膜（血管膜）　内膜（视网膜）

3. 瞳孔括约肌　瞳孔开大肌

4. 眼睑　结膜　泪器　眼球外肌　眶脂体和眶筋膜

5. 泪点　泪小管　泪囊　鼻泪管

6. 角膜　房水　晶状体　玻璃体

7. 睑结膜　球结膜

8. 下斜肌　动眼神经

9. 后上方　后下方

10. 鼓室　咽鼓管　乳突窦　乳突小房

11. 盖壁　颈静脉壁　颈动脉壁　乳突壁　鼓膜壁　迷路壁

12. 灰白色　光锥

13. 前庭窗　蜗窗

14. 锤骨　砧骨　镫骨

15. 前庭　骨半规管　耳蜗

16. 蜗管前庭壁　蜗管鼓壁　螺旋器

四、简答题

1. 答：房水由睫状体产生。

睫状体产生的房水→眼后房→瞳孔→眼前房→虹膜角膜角→巩膜静脉窦→睫前静脉→眼上、下静脉。

2. 答：眼球外肌共有 7 条，有上睑提肌，上、下、内、外直肌及上、下斜肌。上睑提肌的作用是提上睑、开大睑裂，上直肌使眼球转向上内侧，下直肌使眼球转向下内侧，内直肌使眼球转向内侧，外直肌使眼球转向外侧。上斜肌使眼球转向下外侧，下斜肌使眼球转向上外侧。

3.答：看近物时：睫状肌收缩→睫状突前移→睫状小带松弛→晶状体变凸→屈光力加强。

看远物时：睫状肌舒张→睫状突后移→睫状小带紧张→晶状体变薄→屈光力减弱。

4.答：鼓室上壁叫盖壁，与颅中窝仅以薄骨板相隔；鼓室的下壁，紧邻颈静脉窝，叫颈静脉壁；鼓室的前壁为颈动脉壁，此壁有咽鼓管的开口；后壁为乳突壁，上部有乳突窦入口，通向乳突窦及乳突小房；鼓室的外侧壁主要为鼓膜壁；鼓室的内侧壁称迷路壁，与内耳相隔。

5.答：内耳迷路包括骨迷路和膜迷路。骨迷路包括骨半规管、前庭和耳蜗；膜迷路由椭圆囊和球囊、膜半规管及蜗管三部分构成。

6.答：位觉感受器：椭圆囊和球囊内分别有椭圆囊斑和球囊斑，感受直线变速运动和静止位置觉。膜壶腹处的壶腹嵴感受旋转变速运动。

听觉感受器：蜗管鼓壁（基底膜）上的螺旋器。

神经系统

第十六章　总　论

 重点

神经系统的组成，常用术语，活动方式。

 内容精讲

一、神经系统的区分

神经系统（nervous system）是人体结构和功能最复杂的系统，分为中枢神经系统（central nervous system）和周围神经系统（peripheral nervous system）。中枢神经系统包括脑和脊髓。周围神经系统根据所分布的对象不同可分为躯体神经和内脏神经；根据支配的性质和传导方向可分为感觉神经（传入神经）和运动神经（传出神经）；内脏运动神经又分为交感神经和副交感神经。

二、神经系统的组成

神经系统的基本组织是神经组织，神经组织由神经元和神经胶质组成。

（一）神经元

1. 神经元的构造

（1）神经元（neuron）　是神经系统的结构和功能的基本单位，可分为：胞体，神经元的代谢中心；突起，分为树突（如树枝状，一条或多条，较短，分支多，接受刺激并传入胞体）和轴突（一条，长短不定，是神经元的主要传导装置）。

（2）神经纤维（nerve fibers）　轴突为髓鞘和神经膜包裹，构成神经纤维。

2. 神经元的分类

（1）按数目分为假单极神经元、双极神经元和多极神经元 3 类。

（2）按功能分为感觉神经元（传入神经元）、运动神经元（传出神经元）和联络神经元（中间神经元）3 类。

（二）神经胶质

神经胶质（neuroglia）或称神经胶质细胞，是中枢神经系统的间质或支持细胞，这类细胞没有传递神经冲动的功能。

三、神经系统的常用术语

1. 神经元胞体形成的结构

（1）灰质（gray matter）　在中枢神经系统内，神经元的细胞体及其树突聚集的地方，色灰暗。

（2）皮质（cortex）　在大脑、小脑表层的灰质，称为大脑皮质和小脑皮质。

（3）神经核（nucleus）　在中枢神经系统内，形态和功能相同的神经元胞体聚集成灰质团块。

（4）神经节　在周围神经系统内，神经元胞体聚集的地方，外形略膨大。

2. 神经纤维形成的结构

（1）白质（white matter）　在中枢神经系统内，神经纤维聚集的部位，色苍白。

（2）髓质（medulla）　在大脑、小脑内部的白质，被皮质包绕，位于深部，称大脑髓质和小脑髓质。

（3）纤维束（tract）　又称传导束，在中枢神经系统内，起止、行程和功能相同的神经纤维集聚成束。

（4）神经（nerve）　在周围神经系统内，神经纤维集合成粗细不等的集束，形成神经。

四、神经系统的活动方式

神经系统的最基本的活动方式是反射。所谓反射是神经系统对内、外环境的刺激所做出的反应。反射活动的形态基础是反射弧（reflex arc）。最简单的反射弧由感觉和运动两个神经元组成，如膝跳反射；而一般的反射弧都在感觉与运动神经元之间存在不同数目的联络神经元。

第十七章 周围神经系统

重点

①典型脊神经的组成。②颈丛、臂丛、腰丛、骶丛的构成、位置及主要分支的大致行程、分支、分布。③十二对脑神经的名称、进出颅部位。④Ⅲ、Ⅳ、Ⅴ、Ⅵ、Ⅶ、Ⅷ对脑神经的行程、主要毗邻及临床意义。⑤内脏神经的区分和分布；节前纤维和节后纤维的概念。⑥交感神经与副交感神经低级中枢的部位；交感干的位置组成；灰白交通支的概念；交感神经节前、节后纤维的走向。⑦内脏运动神经对内脏器官的双重支配概念；交感神经与副交感神经的主要区别。

内容精讲

周围神经系统其一端连于中枢神经系统的脑和脊髓，另一端借各种末梢装置连于身体各系统、器官。其与脑相连的部分称脑神经，共 12 对；与脊髓相连的部分称脊神经，共 31 对。按分布对象的不同，周围神经可分为躯体神经和内脏神经，前者分布于体表、骨、关节和骨骼肌；后者分布于内脏、心血管、平滑肌和腺体。

为学习和讲述方便，通常将周围神经系统分为脑神经、脊神经和内脏神经三部分。内脏神经为分布于内脏、心血管和腺体的神经，可分为内脏感觉神经和内脏运动神经，而内脏运动神经又包括交感神经和副交感神经两种。由于内脏运动神经是调节内脏、心血管运动和腺体分泌的神经，通常不受人的意志控制，是不随意的，故又称为自主神经。

第一节 脊 神 经

一、概述

（一）脊神经的组成、分部和纤维成分

脊神经（spinal nerves）是指与脊髓相连的神经，共 31 对。

1. 脊神经的组成 脊神经由前根（anterior root）（运动性）和后根（posterior root）（感觉性）在椎间孔处合成脊神经，因此脊神经为混合性。脊神经节为后根在椎间孔附近的椭圆形膨大，由假单级神经元的胞体聚集而成，其中枢突构成脊神经后根，周围突分布至感受器。

2. 脊神经的分部 颈神经（cervical nerves）8 对；胸神经（thoracic nerves）12 对；腰神经（lumbar nerves）5 对；骶神经（sacral nerves）5 对；尾神经（coccygeal nerves）1 对。

$C_{1\sim7}$ 经同序数椎骨上方的椎间孔穿出椎管；C_8 经第 7 颈椎下方的椎间孔穿出；全部胸、腰、骶、尾神经都经同序数椎骨下方的椎间孔穿出。

3. 脊神经的纤维成分

（1）躯体感觉纤维 分布于皮肤、骨骼肌、肌腱和关节。

（2）躯体运动纤维 支配骨骼肌的随意运动。

（3）内脏感觉纤维　分布于内脏、心血管和腺体。

（4）内脏运动纤维　支配心肌、平滑肌的运动和腺体的分泌。

（二）脊神经的分支

1. 前支（anterior branch）　粗大，为混合性，分布于躯干前外侧和四肢，除胸神经外，先交织成丛（颈丛、臂丛、腰丛、骶丛），由丛再分支分布。

2. 后支（posterior branch）　较细，为混合性，经相邻椎骨横突之间或骶后孔向后走行，分为皮支和肌支，分布于项、背、腰、骶部的皮肤和深层肌。较粗大的分支有枕大神经、臀上皮神经和臀下皮神经。

3. 脊膜支（meningeal branch）　经椎间孔返回椎管，分布于脊髓的被膜、骨膜、韧带和椎间盘等处。

4. 交通支（communicating branch）　连于脊神经与交感干之间，有白交通支和灰交通支。

二、颈丛

颈丛的组成、位置及分支如下。

颈丛（cervical plexus）由第1~4颈神经前支组成，位于胸锁乳突肌上部深面，中斜角肌和肩胛提肌起端的前方。胸锁乳突肌后缘中点是颈丛皮支的麻醉阻滞点。主要分支有：

1. 枕小神经（lesser occipital nerve）　分布于枕及耳后部皮肤。

2. 耳大神经（great auricular nerve）　分布于耳郭及附近皮肤。

3. 颈横神经（transverse nerve of neck）　分布于颈部皮肤。

4. 锁骨上神经（supraclavicular nerve）　分布于颈侧区、胸上部和肩部的皮肤。

5. 膈神经（phrenic nerve）　由第3~5颈神经前支组成。

（1）行程　颈丛发出后→前斜角肌前面→于锁骨下动、静脉之间经胸廓上口入胸腔→肺根前方→纵隔胸膜和心包之间→膈。

（2）分布　运动纤维支配膈肌；感觉纤维分布于胸膜、心包及膈下面的部分腹膜，右膈神经尚分布于肝、胆囊和肝外胆道的浆膜。

（3）损伤后表现　同侧半膈肌瘫痪，受刺激可产生呃逆。

三、臂丛

（一）臂丛的组成和位置

臂丛（brachial plexus）由第5~8颈神经前支和第1胸神经前支大部分纤维组成。穿斜角肌间隙→锁骨下动脉的后上方→腋窝，包绕腋动脉形成3束（内侧束、后束和外侧束）。

（二）臂丛的分支

1. 锁骨上支　多为较短的肌支，分布于颈深肌群、背部浅层肌、部分胸上肢肌及上肢带肌。

（1）胸长神经（long thoracic nerve）　与胸外侧动脉伴行，分布于前锯肌和乳房，损伤后出现"翼状肩"。

（2）胸背神经（dorsal scapular nerve）　起自后束，分布于背阔肌。

（3）肩胛上神经（suprascapular nerve）　支配冈上、下肌和肩关节。

2. 锁骨下分支　分别发自臂丛的3个束，多为行程较长的分支，分布范围广泛，包括肩部、胸部、腰部、臂部、前臂部和手部的肌、关节及皮肤。

（1）肩胛下神经（subscapular nerve）　起自后束，支配肩胛下肌及大圆肌。

（2）胸内侧神经（medial pectoral nerve）　发自内侧束，支配胸小肌和胸大肌。

（3）胸外侧神经（lateral pectoral nerve） 发自外侧束，支配胸大肌和胸小肌。

（4）腋神经（axillary nerve） 发自臂丛后束。

① 行程：绕肱骨外科颈至三角肌深面。

② 分布：肌支支配三角肌和小圆肌，皮支分布于肩部和臂外侧上部的皮肤。

③ 损伤后表现：肱骨外科颈骨折、肩关节脱位或使用腋杖不当，易造成损伤。三角肌瘫痪、萎缩，出现"方肩"。

（5）肌皮神经（musculocutaneous nerve） 发自外侧束。

① 行程：自外侧束→斜穿喙肱肌→在肱二头肌和肱肌间下行→在肘关节稍上方，穿出深筋膜，称前臂外侧皮神经。

② 分布：肱二头肌、喙肱肌、肱肌和前臂外侧皮神经。

（6）正中神经（median nerve） 以两根分别起自臂丛内、外侧束。

① 行程：发自内、外侧束→沿肱二头肌内侧沟下行→肘窝→穿旋前圆肌及指浅屈肌腱弓→在前臂正中下行→进入腕管→手掌。

② 分支分布：a.在前臂，支配除肱桡肌、尺侧腕屈肌和指深屈肌尺侧半以外的所有前臂肌前群及附近关节。b.在手掌，发出正中神经返支，支配除拇收肌以外的鱼际肌和第1、2蚓状肌。c.皮支分布于手掌桡侧2/3、桡侧三个半指掌面皮肤及中、远节指背皮肤。

③ 损伤后表现：损伤易发生于前臂和腕部。损伤表现为屈腕能力减弱，前臂不能旋前，鱼际肌萎缩，手掌平坦，称"猿手"。

（7）尺神经（ulnar nerve） 发自臂丛内侧束。

① 行程：发自内侧束→肱二头肌内侧沟下行→臂中份→穿内侧肌间隔至尺神经沟→穿过尺侧腕屈肌至前臂内侧→经屈肌支持带浅面分浅、深支→进入手掌。

② 分支分布：a.在前臂，支配尺侧腕屈肌和指深屈肌尺侧半。b.小鱼际肌，拇收肌，第3、4蚓状肌，骨间肌。c.皮支分布于手掌尺侧1/3、尺侧一个半指掌面皮肤，手背尺侧半及尺侧二个半指背皮肤。

③ 损伤后表现：损伤易发生于肱骨内上髁后方。损伤表现为屈腕能力减弱，无名指和小指指骨间关节不能屈曲，小鱼际萎缩，拇指不能内收，骨间肌萎缩，各指不能并拢，掌指关节过伸，出现"爪形手"。

（8）桡神经（radial nerve） 发自臂丛后束。

① 行程：发自后束→经肱三头肌与桡神经沟之间旋向外下→在肱骨外上髁上方穿外侧肌间隔→分为浅、深支。

② 分支分布：a.在臂部发肌支支配肱三头肌、肱桡肌和桡侧腕伸肌。b.桡神经浅支至手背区，分布于手背桡侧半及桡侧2个半指近节指背皮肤。c.桡神经深支支配前臂肌后群。

③ 损伤后表现：肱骨中段或肱骨中下1/3交界处骨折易合并损伤桡神经。损伤主要表现为不能伸腕，导致"垂腕征"。

（9）臂内侧皮神经（medial brachial cutaneous nerve） 发自内侧束，分布于臂内则和前面的皮肤。

（10）前臂内侧皮神经（medial antebrachial cutaneous nerve） 发自内侧束，分布于前臂内侧的皮肤。

四、胸神经前支

胸神经前支共12对，第1~11对位于相应的肋间隙中，称肋间神经（intercostal nerve），第12对胸神经前支位于第12肋下方，称为肋下神经（subcostal nerve）。肋间神经于肋间内、外肌之间沿肋沟前行，第 7～11 肋间神经和肋下神经沿相应肋间隙逐渐向前下行于腹横肌与腹内斜肌之间，在腹直肌外缘进入腹直肌鞘。

胸神经前支的分布：肋间肌、腹肌前外侧群；胸、腹壁皮肤及胸、腹膜壁层。

胸神经前支在胸腹壁皮肤的分布有明显的节段性，以体表标志对应：T_2 相当于胸骨角平面；T_4 相当于乳头平面；T_6 相当于剑突平面；T_8 相当于肋弓平面；T_{10} 相当于脐平面；T_{12} 相当于脐与耻骨联合连线中点平面。

临床上以节段性分布区的感觉障碍来推断损伤平面位置。

五、腰丛

（一）腰丛的组成和位置

腰丛（lumbar plexus）由第 12 胸神经前支一部分、第 1～3 腰神经前支及第 4 腰神经前支的一部分组成。它位于腰大肌深面、腰椎横突前方。

（二）腰丛的分支

1. 髂腹下神经（iliohypogastric nerve） 分布于腹壁肌、腹股沟区及下腹部皮肤。

2. 髂腹股沟神经（ilioinguinal nerve） 分布于腹壁肌、腹股沟部、阴囊或大阴唇皮肤。

3. 股外侧皮神经（lateral femoral cutaneous nerve） 分布于大腿前外侧部皮肤。

4. 股神经（femoral nerve） 是腰丛最大的分支，于腰大肌外缘穿出→腰大肌与髂肌之间下行→腹股沟韧带中点稍外侧深面→股三角。肌支支配髂肌、耻骨肌、股四头肌和缝匠肌；皮支支配大腿及膝关节前面皮肤。最长的皮支为隐神经（saphenous nerve），伴随大隐静脉沿小腿内侧面下行至足内侧缘，沿途分布于膝关节下部、小腿内侧面及足内侧缘皮肤。

5. 闭孔神经（obturator nerve） 穿闭膜管至股部，分前、后两支，分别经短收肌前、后面下行，分布于大腿肌内侧群、大腿内侧面皮肤。

6. 生殖股神经（genitofemoral nerve） 分为生殖支和股支。生殖支分布于提睾肌和阴囊（或大阴唇）；股支分布于股三角皮肤。

在腹股沟疝修补术或盲肠后位的阑尾手术时，常易伤及髂腹下神经、髂腹股沟神经和生殖股神经，应注意。

六、骶丛

（一）骶丛的组成和位置

骶丛（sacral plexus）由腰骶干（L_4 前支余部和 L_5 前支合成）和全部骶、尾神经前支组成。骶丛位于盆腔内，在骶骨及梨状肌前面、髂血管后方。

（二）骶丛的分支

1. 臀上神经（superior gluteal nerve） 经梨状肌上孔出盆腔，行于臀中、小肌之间，分布于臀中、小肌及阔筋膜张肌。

2. 臀下神经（inferior gluteal nerve） 经梨状肌下孔出盆腔，行于臀大肌深面，分布于臀大肌。

3. 股后皮神经（posterior femoral cutaneous nerve） 经梨状肌下孔出盆腔，在臀大肌下缘浅出下行至股后，分布于臀区、股后区和腘窝的皮肤。

4. 阴部神经（pudendal nerve） 经梨状肌下孔出盆腔，绕坐骨棘经坐骨小孔进入坐骨直肠窝，分为肛神经、会阴神经和阴茎（蒂）神经，分布于会阴部、外生殖器、肛门的肌肉和皮肤。

5. 坐骨神经（sciatic nerve） 是全身最粗大、最长的神经。

（1）行程　经梨状肌下孔→于臀大肌深面，经坐骨结节与大转子之间→股后区，股二头肌深面→腘窝上角分为胫神经、腓总神经。

（2）分支分布　①坐骨神经发肌支支配大腿肌后群及髋关节。②胫神经行于小腿后群浅、深肌层之间，经内踝后方至足底，分为足底内侧神经和足底外侧神经，分布于小腿肌后群和足底肌，小腿后面和足底皮肤。③腓总神经分出后，沿股二头肌腱内侧向外下，然后绕过腓骨颈向前，穿腓骨长肌，分为腓浅神经和腓深神经。腓浅神经分出后，在腓骨长、短肌与趾长伸肌之间下行，在小腿中、下 1/3 交界处浅出，分布于腓骨长、短肌，小腿外侧，足背和第 2～5 趾背的皮肤；腓深神经分布于小腿肌前群、足背肌和第 1、2 趾相对缘皮肤。

（3）损伤后表现　胫神经损伤后，小腿后群肌无力，足不能跖屈，不能以足尖站立，内翻力弱，足底皮肤感觉障碍，足呈背屈、外翻，出现"钩状足"畸形；腓总神经损伤后，绕行腓骨颈处易损伤，表现为足不能背屈，趾不能伸，足下垂且内翻，出现"马蹄内翻足"畸形，行走时出现"跨阈步态"。

七、皮神经分布的节段性和重叠性特点

脊髓对皮肤的节段性支配，以躯干部最为典型，自背侧中线至腹侧中线较有规律地形成连续横行的环形带。例如第 2 胸段支配胸骨角平面皮肤，第 4 胸段支配乳头平面皮肤，第 6 胸段支配剑突平面皮肤，第 2 胸段支配肋弓平面皮肤，第 10 胸段支配脐平面皮肤，第 12 胸段支配耻骨联合和脐连线中点的平面皮肤。

了解皮肤的节段性支配，有助于对脊髓损伤的定位诊断。

第二节　脑　神　经

脑神经（cranial nerve）是指与脑相连的神经，共 12 对，其排列顺序通常用罗马数字表示：Ⅰ嗅神经、Ⅱ视神经、Ⅲ动眼神经、Ⅳ滑车神经、Ⅴ三叉神经、Ⅵ展神经、Ⅶ面神经、Ⅷ前庭蜗神经、Ⅸ舌咽神经、Ⅹ迷走神经、Ⅺ副神经、Ⅻ舌下神经（表 17-1）。

记忆口诀：Ⅰ嗅Ⅱ视Ⅲ动眼，Ⅳ滑Ⅴ叉Ⅵ外展，Ⅶ面Ⅷ听（前庭蜗神经）Ⅸ舌咽，Ⅹ迷Ⅺ副舌下（Ⅻ）全（12 对）。

表 17-1　脑神经的名称、性质、连脑部位、联系的神经核及进出颅腔的部位

顺序及名称	性质	连脑部位	联系的神经核	进出颅腔的部位
Ⅰ嗅神经	感觉性	端脑	嗅球	筛孔
Ⅱ视神经	感觉性	间脑	外侧膝状体	视神经管
Ⅲ动眼神经	运动性	中脑	动眼神经核、动眼神经副核	眶上裂
Ⅳ滑车神经	运动性	中脑	滑车神经核	眶上裂
Ⅴ三叉神经	混合性	脑桥	三叉神经中脑核、脑桥核、脊束核、三叉神经运动核	眼神经经眶上裂 上颌神经经圆孔 下颌神经经卵圆孔
Ⅵ展神经	运动性	脑桥	展神经核	眶上裂
Ⅶ面神经	混合性	脑桥	面神经核、上泌涎核、孤束核	内耳门
Ⅷ前庭蜗神经	感觉性	脑桥	前庭神经核、蜗神经核	内耳门
Ⅸ舌咽神经	混合性	延髓	疑核、下泌涎核、孤束核、三叉神经脊束核	颈静脉孔

顺序及名称	性质	连脑部位	联系的神经核	进出颅腔的部位
Ⅹ迷走神经	混合性	延髓	迷走神经背核、疑核、孤束核、三叉神经脊束核	颈静脉孔
Ⅺ副神经	运动性	延髓	副神经核	颈静脉孔
Ⅻ舌下神经	运动性	延髓	舌下神经核	舌下神经管

脑神经的纤维含 7 种纤维成分：

（1）一般躯体感觉纤维　分布于皮肤、肌、肌腱和口、鼻腔大部分黏膜。

（2）特殊躯体感觉纤维　分布于视器和前庭蜗器。

（3）一般内脏感觉纤维　分布于头、颈、胸、腹的脏器。

（4）特殊内脏感觉纤维　分布于味蕾和嗅器。

（5）躯体运动纤维　分布于眼球外肌、舌肌。

（6）一般内脏运动纤维　分布于平滑肌，心肌运动和腺体分泌。

（7）特殊内脏运动纤维　分布于咀嚼肌、面肌、咽喉肌等（鳃弓肌）。

按所含纤维成分种类多少，可分为三种：①感觉性脑神经（Ⅰ、Ⅱ、Ⅷ）仅含躯体或内脏感觉纤维。②运动性脑神经（Ⅲ、Ⅳ、Ⅵ、Ⅺ、Ⅻ）仅含躯体或内脏运动纤维。③混合性脑神经（Ⅴ、Ⅶ、Ⅸ、Ⅹ）既含感觉纤维，又含运动纤维。Ⅲ、Ⅶ、Ⅸ、Ⅹ 对脑神经中含内脏运动副交感神经纤维。

一、嗅神经

嗅神经（olfactory nerve）为感觉性神经，传导嗅觉冲动。

1. 纤维成分　特殊内脏感觉纤维。

2. 起止　鼻腔嗅区的嗅细胞→端脑嗅球。

3. 分布　嗅细胞，传导嗅觉。

4. 损伤后表现　颅前窝骨折累及筛板时，可撕脱嗅丝和脑膜，造成嗅觉障碍，甚至脑脊液外漏。

二、视神经

视神经（optic nerve）为感觉性神经，传导视觉冲动。

1. 纤维成分　特殊躯体感觉纤维。

2. 起止　视网膜节细胞轴突→在视神经盘处聚集→视神经→视交叉→视束→外侧膝状体。

3. 分布　传导视觉。

4. 损伤后表现　颅内高压时，压力可经蛛网膜下隙传至视神经，引起视神经盘水肿。

三、动眼神经

动眼神经（oculomotor nerve）为运动性神经，含有躯体运动和内脏运动（副交感）两种纤维成分。

1. 纤维成分　包括一般躯体运动纤维和一般内脏运动纤维（副交感）。

2. 起止分布

（1）一般躯体运动纤维　发自动眼神经核→动眼神经→支配眼球外肌（除外直肌和上斜肌）。

（2）一般内脏运动纤维　发自动眼神经副核→节前纤维加入动眼神经→睫状神经节换元→节后纤维→支配瞳孔括约肌和睫状肌。

3. 损伤后表现　上睑提肌、上直肌、下直肌、内直肌和下斜肌瘫痪，上睑下垂；瞳孔扩大、对光反射消失。

四、滑车神经

滑车神经（trochlear nerve）为运动性神经，含躯体运动纤维。

1. 纤维成分　一般躯体运动纤维。

2. 起止分布　发自滑车神经核→滑车神经→支配上斜肌。

3. 损伤后表现　上斜肌瘫痪，瞳孔转向上外方。

五、三叉神经

三叉神经（trigeminal nerve）为混合性神经。

1. 纤维成分　包含一般躯体感觉纤维和特殊内脏运动纤维。

2. 起止分布

（1）一般躯体感觉纤维　头面部一般感受器→三叉神经节→三叉神经感觉根→三叉神经脑桥核和三叉神经脊束核。

（2）特殊内脏运动纤维　三叉神经运动核→三叉神经运动根→下颌神经→咀嚼肌。

3. 分支

（1）眼神经（ophthalmic nerve）（感觉性）　穿海绵窦外侧壁，经眶上裂入眶。其分支有额神经、泪神经和鼻睫神经，分布于眶内、眼球、泪器、结膜、视器、眼裂以上和鼻背皮肤。

（2）上颌神经（maxillary nerve）（感觉性）　穿海绵窦外侧壁，经圆孔出颅。其分支有眶下神经、颧神经、上牙槽神经和翼腭神经，分布于上颌牙和牙龈、口腔顶和鼻腔黏膜、部分硬脑膜及睑裂与口裂之间皮肤。

（3）下颌神经（mandibular nerve）（混合性）　经卵圆孔出颅。其分支有耳颞神经、颊神经、下牙槽神经和咀嚼肌神经，分布于硬脑膜、下颌牙及牙龈、舌前 2/3 及口腔底黏膜、耳颞区和口裂以下皮肤、咀嚼肌。

4. 损伤后表现　同侧的面部皮肤及眼、口和鼻黏膜一般感觉丧失；角膜反射消失；咀嚼肌瘫痪，张口时下颌偏向患侧。

六、展神经

展神经（abducent nerve）为运动性神经。

1. 纤维成分　一般躯体运动纤维。

2. 起止分布　发自展神经核→展神经→支配外直肌。

3. 损伤后表现　外直肌瘫痪，产生内斜视。

七、面神经

面神经（facial nerve）为混合性神经。

1. 纤维成分　为混合性神经，形成运动根和感觉根。

（1）特殊内脏运动纤维　起于面神经核→表情肌。

（2）一般内脏运动纤维　起于上泌涎核→节前纤维→翼腭神经节和下颌下神经节换元→节后纤维→泪腺、下颌下腺、舌下腺及鼻腔、腭的黏膜腺。

（3）特殊内脏感觉纤维　舌前 2/3 味蕾→膝神经节→孤束核上部。

（4）一般躯体感觉纤维　传导耳部皮肤一般感觉和表情肌本体觉。

2. 起止分布　延髓脑桥沟外侧部→内耳门→内耳道底→面神经管→茎乳孔出颅→穿腮腺到面部。

3. 分支

（1）面神经管内的分支

① 鼓索（chorda tympani）：含两种纤维。味觉纤维：随舌神经分布于舌前 2/3 味蕾；副交感纤维：下颌下神经节换元→节后纤维支配下颌下腺及舌下腺的分泌。

② 岩大神经（greater petrosal nerve）：副交感纤维→翼腭神经节换元→节后纤维支配泪腺、腭及鼻黏膜的腺体分泌。

③ 镫骨肌神经（stapedial nerve）：支配镫骨肌。

（2）面神经的颅外分支

① 颞支（temporal branch）：支配额肌、眼轮匝肌等。

② 颧支（zygomatic branch）：支配眼轮匝肌及颧肌。

③ 颊支（buccal branch）：支配颊肌、口轮匝肌及口周围肌。

④ 下颌缘支（marginal mandibular branch）：支配下唇诸肌。

⑤ 颈支（cervical branch）：支配颈阔肌。

4. 损伤后表现

① 面神经管外损伤：损伤侧表情肌瘫痪，表现为额纹消失、鼻唇沟变浅；闭眼困难、角膜反射消失；不能鼓腮、流涎、口角偏向健侧。

② 面神经管内损伤：除面瘫痪外，还出现听觉过敏、舌前 2/3 味觉障碍、泪腺和唾液腺分泌障碍等症状。

八、前庭蜗神经

前庭蜗神经（vestibulocochlear nerve）由前庭神经和蜗神经组成，为感觉性神经，含躯体感觉纤维。

1. 前庭神经（vestibular nerve）　周围突分布于内耳球囊斑、椭圆囊斑和壶腹嵴，传导平衡觉。

2. 蜗神经（cochlear nerve）　周围突分布于内耳螺旋器，传导听觉。

3. 损伤后表现　前庭窝神经损伤后表现为伤侧耳聋和平衡功能障碍，并伴有恶心、呕吐等症状。

九、舌咽神经

舌咽神经（glossopharyngeal nerve）为混合性神经。

1. 纤维成分　共有 5 种纤维成分。

（1）特殊内脏运动纤维　疑核→茎突咽肌。

（2）一般内脏运动纤维　下泌涎核→耳神经节换元→腮腺。

（3）一般内脏感觉纤维　咽、舌后 1/3、咽鼓管、鼓室等处黏膜、颈动脉窦、颈动脉小球→下神经节→孤束核下部。

（4）特殊内脏感觉纤维　舌后 1/3 味蕾→下神经节→孤束核。

（5）一般躯体感觉纤维　耳后皮肤→上神经节→三叉神经脊束核。

2. 起止分布　橄榄后沟上部连于延髓→经颈静脉孔出颅→在颈内动、静脉间下降→经舌骨舌肌内侧到舌根。

3. 主要分支

（1）舌支（lingual branch）　舌后 1/3 黏膜的一般感觉和味觉。

（2）咽支（pharyngeal branches）　分布于咽肌和咽黏膜。

（3）鼓室神经（tympanic nerve）　发自舌咽神经下神经节→参与鼓室丛→岩小神经→耳神经节换元→节后纤维→加入耳颞神经→支配腮腺分泌。

（4）颈动脉窦支（carotid sinus branch）　分布于颈动脉窦和颈动脉小球，反射性调节血压和呼吸。

4. 损伤后表现　同侧舌后 1/3 味觉消失，舌根及咽峡区痛觉消失，同侧咽肌无力。

十、迷走神经

迷走神经（vagus nerve）为混合性神经，是行程最长、分布范围最广的脑神经。

1. 纤维成分　含 4 种纤维成分。

（1）一般内脏运动纤维　迷走神经背核→节前纤维→器官旁或器官内副交感神经节换元→节后纤维→支配颈、胸、腹腔脏器的平滑肌、心肌和腺体。

（2）特殊内脏运动纤维　疑核→咽喉部肌。

（3）一般内脏感觉纤维　颈、胸、腹腔脏器→下神经节→孤束核。

（4）一般躯体感觉纤维　硬脑膜、耳郭、外耳道皮肤→上神经节→三叉神经脊束核。

2. 起止分布　迷走神经从橄榄后沟中部出脑→经颈静脉孔出颅→行于颈内静脉与颈内动脉或经总动脉之间的后方→颈根部，其中：①左迷走神经：左颈总动脉与左锁骨下动脉之间→主动脉弓前方→肺根后方→食管前丛→迷走神经前干→食管裂孔→腹腔，分布于胃前壁；②右迷走神经：越右锁骨下动脉前方→气管右侧→右肺根后方→食管后丛→迷走神经后干→食管裂孔→腹腔，分布于胃后壁。

3. 主要分支

（1）颈部的分支

① 喉上神经（superior laryngeal nerve）起于迷走神经出颅处，分为：内支（分布于咽、会厌、舌根及声门裂以上喉黏膜）和外支（伴甲状腺上动脉下行，支配环甲肌）。

② 颈心支→心丛→调节心脏活动。

③ 咽支→咽丛→支配咽肌和咽部黏膜。

（2）胸部的分支

① 喉返神经（recurrent laryngeal nerve）：左、右喉返神经分别绕主动弓和右锁骨下动脉后方上行→返回颈部→气管食管间沟→至甲状腺侧叶后面进入喉内→喉下神经→分布于喉肌（环甲肌除外）、声门裂以下喉黏膜。

② 气管支、食管支：分别参加心丛、肺丛和食管丛。

（3）腹部分支分布情况　见表 17-2。

表 17-2　迷走神经腹部分支分布情况

腹部分支	迷走神经前干	胃前支（anterior gastric branch）	分布：胃前壁，"鸦爪"分支分布于幽门部前壁
		肝支（hepatic branch）	分布：肝、胆囊
	迷走神经后干	胃后支（posterior gastric branch）	分布：胃后壁，"鸦爪"分支分布于幽门部后壁
		腹腔支（celiac branch）	分布：肝、胆、胰、脾、肾及结肠左曲以上消化管

4. 损伤后表现　迷走神经主干损伤后，表现为脉速、心悸、恶心、呕吐、呼吸深慢和窒息症状。由于咽喉感觉障碍和肌肉瘫痪，可出现声音嘶哑、语言和吞咽困难，腭垂偏向一侧等症状。

十一、副神经

副神经（accessory nerve）为运动性神经。

1. 纤维成分　特殊内脏运动纤维。

2. 起止分布

① 疑核→脑根→加入迷走神经→支配咽喉肌。

② 副神经核→脊髓根→副神经→支配胸锁乳突肌和斜方肌。

3. 损伤表现　副神经脊髓根损伤时，由于胸锁乳突肌和斜方肌的瘫痪，病人会出现该二肌损伤的典型症状：头不能向患侧屈，也不能使面部转向对侧以及患侧肩胛骨下垂。

十二、舌下神经

舌下神经（hypoglossal nerve）为运动性神经。

1. 纤维成分　一般躯体运动纤维。

2. 起止分布　舌下神经核→舌内→支配全部舌内肌和大部分舌外肌。

3. 损伤表现　患侧舌肌瘫痪，伸舌时，由于患侧半颏舌肌瘫痪，健侧半颏舌肌收缩，所以舌尖偏向患侧。

第三节　内脏神经系统

内脏神经系统（visceral nervous system）是神经系统的重要组成部分之一，内脏神经主要分布于内脏、心血管和腺体，可以分为内脏感觉神经和内脏运动神经。内脏运动神经又分为交感神经和副交感神经两部分。

一、内脏运动神经

内脏运动神经（visceral motor nerve）是调节内脏、心血管运动和腺体分泌的神经，通常不受人的意志控制，是不随意的，故又称为自主神经（表 17-3）。

表 17-3　内脏运动神经与躯体运动神经的比较

项目	躯体运动神经	内脏运动神经
效应器	骨骼肌（受意志支配）	心肌、平滑肌和腺体（不受意志支配）
纤维成分	一种	两种：交感和副交感
低级中枢→效应器	一个神经元	两个神经元：节前神经元（节前纤维）和节后神经元（节后纤维）
纤维种类	较粗的有髓纤维	薄髓（节前纤维）和无髓（节后纤维）的细纤维
分布形式	神经干	神经丛

（一）交感神经

1. 交感神经概观

交感神经（sympathetic nerve）的低级中枢位于脊髓第 1 胸节段～第 3 腰节段（T_1～L_3）的侧角内。

（1）椎旁神经节（paravertebral ganglion）　位于脊柱两侧，每侧约 19～24 个。侧相邻椎旁神经节之间借节间支相连，形成链索状的交感干（sympathetic trunk），故椎旁神经节又称交感干神经节（ganglion of sympathetic trunk）。左、右交感干均上起自颅底，下至尾骨，两干下端在尾骨前合为单个的奇神经节。

（2）椎前神经节（prevertebral ganglion） 位于脊柱前方，主要有腹腔神经节（celiac ganglion）、主动脉肾神经节（aorticorenal ganglion）、肠系膜上神经节（superior mesenteric ganglion）及肠系膜下神经节（inferior mesenteric ganglion）等。

（3）交感神经的交通支（communicating branch） 交感干神经节借交通支与相应的脊神经相连。白交通支（white communicating branches）由有髓鞘的节前纤维构成，呈白色，连于 T_1～L_3 脊神经与胸交感干之间，共 15 对；灰交通支（grey communicating branches）连于交感干与 31 对脊神经之间，由无髓鞘的节后纤维组成，色灰暗，共 31 对。

交感神经节前纤维行程：脊髓中间外侧核→交感神经节前纤维→脊神经前根→脊神经→白交通支→进入交感干。交感神经节前纤维有 3 种去向：①终止于相应的椎旁神经节，并交换神经元。②在交感干内上升或下降，在上方或下方的椎旁神经节换元。③穿过椎旁神经节至椎前神经节换元。

交感神经节后纤维也有 3 种去向：①经灰交通支返回脊神经，随脊神经分布至头颈、躯干和四肢的血管、汗腺和竖毛肌。②攀附动脉走行，在动脉外膜形成神经丛，随动脉到达所支配的器官。③由交感神经节直接分布到所支配的器官。

2. 交感神经的分布 见表 17-4。

表 17-4 交感神经分布概况

节前纤维	节后纤维
T_1～T_5	头、颈、胸腔脏器和上肢的血管、汗腺、竖毛肌
T_5～T_{12}	肝、脾、肾，结肠左曲以上消化管
L_1～L_3	结肠左曲以下消化管，盆腔脏器，下肢的血管、汗腺、竖毛肌

（1）颈部 颈上神经节（superior cervical ganglion）最大，位于 $C_{1～3}$ 颈椎横突前方；颈中神经节（middle cervical ganglion）最小，位于 C_6 颈椎横突处；颈下神经节（inferior cervical ganglion）位于 C_7 颈椎横突处，常与第 1 胸神经节合并成颈胸神经节（cervicothoracic ganglion）（星状神经节，stellate ganglion）。

颈部神经节分布：①节后纤维经灰交通支连于 8 对颈神经，随颈神经分布到头颈和上肢的血管、汗腺、竖毛肌等；②攀附动脉形成交感神经丛（颈内、外动脉丛，锁骨下动脉丛，椎动脉丛），随动脉分布到头颈部的腺体、竖毛肌、血管、瞳孔开大肌；③咽支舌咽神经、迷走神经的咽支共同组成咽丛；④颈上、中、下节发出心上、中、下神经加入心丛。

（2）胸部 胸神经节（thoracic ganglion），10～12 个，位于肋骨小头的前方。

节后纤维经灰交通支返回 12 对胸脊神经，随其分布到胸腹壁的血管、汗腺、竖毛肌等；胸 1～5 交感神经节发出的节后纤维加入胸主动脉丛、食管丛、肺丛及心丛等。

胸部神经节分布：①内脏大神经（greater splanchnic nerve）由穿经 T_5～T_9 神经节的节前纤维组成，终于腹腔神经节；②内脏小神经（lesser splanchnic nerve）由穿经 T_{10}～T_{12} 神经节的节前纤维组成，终于主动脉肾节，分布至肝、脾、肾，结肠左曲以上消化管。

（3）腰部 腰神经节：4 对，位于腰椎体前外侧与腰大肌内侧缘之间。

腰部神经节分布：①节后纤维经灰交通支连于 5 对腰神经，随腰神经分布；②腰内脏神经（lumbar splanchnic nerve）由穿经 L_1～L_4 神经节的节前纤维组成，终于腹主动脉丛和肠系膜下丛内的椎前神经节，分布于结肠左曲以下消化管、盆腔脏器并有纤维分布于下肢。

（4）盆部 骶神经节（sacral ganglion）2～3 对，位于骶骨前面，骶前孔内侧；奇神经节

(impar ganglion）位于尾骨前方。其节后纤维经灰交通支连于骶、尾神经，随其分布于下肢及会阴部的血管、汗腺和竖毛肌；或加入盆丛，分布于盆腔器官。

交感神经节前、后纤维分布有一定的规律。

交感神经节段支配情况见各器官神经支配内容。

（二）副交感神经

副交感神经（parasympathetic nerve）的低级中枢部为脑干的 4 对副交感神经核和脊髓 $S_{2\sim4}$ 节段的骶副交感核。根据副交感神经节的位置不同，可分为器官旁节和器官内节，前者位于所支配的器官附近，后者位于所支配的器官的壁内。其中，位于颅部的副交感神经节体积较大，肉眼可见，如睫状神经节、下颌下神经节、翼腭神经节和耳神经节等。

1. 颅部副交感神经　其节前纤维行于动眼神经、面神经、舌咽神经和迷走神经内。

（1）动眼神经副核→节前纤维→加入动眼神经→睫状神经节换元→节后纤维→分布于瞳孔括约肌、睫状肌。

（2）上泌涎核→节前纤维→加入面神经→岩大神经→翼腭神经节换元→节后纤维→分布于泪腺、鼻腔、口腔和腭黏膜的腺体；上泌涎核→节前纤维→加入面神经→鼓索→舌神经→下颌下神经节换元→节后纤维→分布于下颌下腺和舌下腺。

（3）下泌涎核→节前纤维→舌咽神经→耳神经节换元→节后纤维→耳颞神经→支配腮腺。

（4）迷走神经背核→节前纤维→迷走神经→器官旁或器官内副交感神经节换元→节后纤维→分布于胸、腹腔实质性脏器、结肠左曲以上消化管。

2. 骶部副交感神经

骶副交感核（$S_2\sim S_4$）→随骶神经出骶前孔→组成盆内脏神经（pelvic splanchnic nerve）→加入盆丛→器官旁或器官内副交感神经节换元→节后纤维→分布于结肠左曲以下消化管及盆腔脏器。

（三）交感神经与副交感神经的区别

交感神经与副交感神经的区别见表 17-5。

表 17-5　交感神经与副交感神经的区别

比较内容	交感神经	副交感神经
低级中枢部位	脊髓胸腰部灰质的中间外侧核	脑干和脊髓骶部的副交感神经核
周围部神经节	椎旁节和椎前节	器官旁节和器官内节
节前、节后纤维	节前纤维短，节后纤维长	节前纤维长，节后纤维短
节前与节后神经元的比例	一个节前神经元的轴突可与许多节后神经元组成突触	一个节前神经元的轴突与较少的节后神经元组成突触
分布范围	分布范围较广，分布于全身血管及胸、腹、盆腔脏器的平滑肌、心肌、腺体及竖毛肌和瞳孔开大肌	分布于胸、腹、盆腔脏器的平滑肌、心肌、腺体（肾上腺髓质除外）及瞳孔括约肌
对心脏的作用	心跳加快，收缩力增强，冠状动脉舒张	心跳减慢，收缩力减弱，冠状动脉轻度收缩
对支气管的作用	支气管平滑肌舒张	支气管平滑肌收缩
对消化系统的作用	胃肠平滑肌蠕动减弱，分泌减少，括约肌收缩	胃肠平滑肌蠕动增强，分泌增加，括约肌舒张
对泌尿系统的作用	膀胱壁平滑肌舒张、括约肌收缩	膀胱壁平滑肌收缩、括约肌舒张
对瞳孔的作用	瞳孔散大	瞳孔缩小

（四）内脏神经丛

交感神经、副交感神经和内脏感觉神经在分布于脏器的过程中，常常互相交织在一起，共同构成内脏神经丛（plexus of visceral nerve）。这些神经丛主要攀附于头、颈部和胸、腹腔动脉的周围，或脏器附近。这些神经丛发出分支，分布于胸、腹及盆腔的脏器。

1. 心丛（cardiac plexus） 由交感干的颈上、中、下神经节，胸1～5节参加，迷走神经的颈心支参加。位于心脏底部，浅丛位于主动脉弓下方，深丛位于主动脉弓和气管杈之间。

2. 肺丛（pulmonary plexus） 由交感神经的胸2～5节参加，迷走神经的支气管支参加。位于肺根的前、后方。

3. 腹腔丛（celiac plexus） 是最大的内脏神经丛，由内脏大、小神经，迷走神经后干的腹腔支以及腰上部的交感神经节的分支构成。位于围绕腹腔干和肠系膜上动脉的根部周围。可有许多副丛如肝丛、胃丛、脾丛、胰丛、肾丛、肠系膜上丛等，各副丛沿同名血管分支到达各脏器。

4. 腹主动脉丛（abdominal aortic plexus） 由腹腔丛延续，是第1～2腰交感神经节的分支。位于腹主动脉周围。其分支有肠系膜下丛（分布于结肠左曲以下的肠管）、腹下丛（入盆腔）和髂动脉丛（分布于下肢）。

5. 腹下丛（hypogastric plexus） 分为上腹下丛和下腹下丛。

上腹下丛由腹主动脉丛向下延续，有第3～4腰交感神经节的分支参与组成。它位于第5腰椎体前面，两髂总动脉之间。

下腹下丛即盆丛（pelvic plexus）由上腹下丛延续，接受骶交感神经节后纤维和骶2～4副交感节前纤维。位于盆部，直肠两侧。其分支有直肠丛、膀胱丛、前列腺丛、子宫阴道丛等。

二、内脏感觉神经

（一）内脏感觉神经的特点

（1）内脏感觉纤维数目较少，细纤维占多数，痛阈较高，对于正常的内脏活动一般不引起主观感觉，但较强烈的内脏活动时可引起一定的感觉，如胃饥饿时的收缩可引起饥饿感觉；直肠、膀胱的充盈可引起膨胀感觉等。

（2）内脏对切割等刺激不敏感，但对牵拉、膨胀、冷热、缺血等刺激则十分敏感。

（3）内脏感觉的传入途径比较分散，内脏痛往往是弥散的，而且定位亦不准确。

（二）牵涉性痛

1. 定义 某些内脏器官发生病变时，在体表一定的区域产生感觉过敏或疼痛的现象，称为牵涉性痛（referred pain）。临床上将这些区域称为海德带（Head zones）。

2. 机制 目前普遍认为与同一节段脊髓感觉支配有关，内脏病变器官与体表部位感觉神经元在脊髓同一节段，内脏病变的神经冲动可扩散或影响到邻近的感觉神经元，使感觉中枢定位不准而产生牵涉性疼痛。

➤➤ 同步练习 ➤➤

一、选择题

A型题

1. 病人的瞳孔向内斜视是损伤了（　　　）。

    A. 动眼神经　　　　　　　　B. 眼神经　　　　　　　　C. 展神经

    D. 滑车神经　　　　　　　　E. 视神经

2. 病人瞳孔向外斜视是损伤了（　　　）。
    A. 眼神经　　　　　　　　B. 展神经　　　　　　　C. 滑车神经
    D. 视神经　　　　　　　　E. 动眼神经

3. 上睑下垂是因损伤了（　　　）。
    A. 动眼神经　　　　　　　B. 视神经　　　　　　　C. 眼神经
    D. 展神经　　　　　　　　E. 滑车神经

4. 支配角膜的神经是（　　　）。
    A. 滑车神经　　　　　　　B. 展神经　　　　　　　C. 眼神经
    D. 动眼神经　　　　　　　E. 视神经

5. 面神经的作用是（　　　）。
    A. 支配咀嚼肌　　　　　　B. 支配腮腺分泌　　　　C. 支配表情肌
    D. 支配舌内肌　　　　　　E. 司面部皮肤感觉

6. 迷走神经不支配（　　　）。
    A. 小肠　　　　　　　　　B. 胃　　　　　　　　　C. 心
    D. 乙状结肠　　　　　　　E. 横结肠

7. 分布于声门裂以下喉黏膜的神经是（　　　）。
    A. 舌咽神经　　　　　　　B. 舌下神经　　　　　　C. 副神经
    D. 喉上神经　　　　　　　E. 喉返神经

8. 支配舌肌运动的神经是（　　　）。
    A. 舌神经　　　　　　　　B. 舌下神经　　　　　　C. 下颌神经
    D. 舌咽神经　　　　　　　E. 面神经

9. 支配腮腺分泌的神经是（　　　）。
    A. 面神经　　　　　　　　B. 舌咽神经　　　　　　C. 三叉神经
    D. 舌下神经　　　　　　　E. 迷走神经

10. 传导舌前 2/3 味觉的神经是（　　　）。
    A. 舌咽神经　　　　　　　B. 迷走神经　　　　　　C. 舌下神经
    D. 面神经　　　　　　　　E. 舌神经

11. 支配咀嚼肌的神经是（　　　）。
    A. 下颌神经　　　　　　　B. 上颌神经　　　　　　C. 面神经
    D. 舌下神经　　　　　　　E. 舌神经

12. 瞳孔散大是由于损伤了（　　　）。
    A. 交感神经　　　　　　　B. 眼神经　　　　　　　C. 动眼神经
    D. 视神经　　　　　　　　E. 迷走神经

13. 支配臂前群肌的神经是（　　　）。
    A. 桡神经　　　　　　　　B. 肌皮神经　　　　　　C. 腋神经
    D. 正中神经　　　　　　　E. 尺神经

14. 肱骨干中段骨折易损伤（　　　）。
    A. 腋神经　　　　　　　　B. 正中神经　　　　　　C. 桡神经
    D. 尺神经　　　　　　　　E. 肌皮神经

15. 腓骨颈骨折易损伤（　　　）。
    A. 腓总神经　　　　　　　B. 腓浅神经　　　　　　C. 腓深神经

D. 胫神经   E. 股神经

16. 肱骨内上髁骨折易损伤（ ）。
  A. 正中神经   B. 臂内侧皮神经   C. 桡神经
  D. 肌皮神经   E. 尺神经

17. 支配前臂旋前肌的神经是（ ）。
  A. 正中神经   B. 尺神经   C. 桡神经
  D. 肌皮神经   E. 腋神经

18. 支配前臂旋后肌的神经是（ ）。
  A. 桡神经   B. 肌皮神经   C. 尺神经
  D. 臂外侧皮神经   E. 正中神经

19. 某患者足尖下垂并有内翻可能损伤了（ ）。
  A. 腓总神经   B. 股神经   C. 足底内侧神经
  D. 胫神经   E. 闭孔神经

20. 自主神经不支配（ ）。
  A. 腮腺   B. 心肌   C. 肛门内括约肌
  D. 肛门外括约肌   E. 汗腺

21. 支配拇收肌的神经是（ ）。
  A. 肌皮神经   B. 桡神经   C. 正中神经
  D. 腋神经   E. 尺神经

22. 病人右手不能用伸位的食指和中指夹住一张卡片，受损伤的神经是（ ）。
  A. 桡神经深支   B. 桡神经浅支   C. 正中神经
  D. 尺神经浅支   E. 尺神经深支

23. 肋间神经（ ）。
  A. 贴肋上缘走行   B. 支配肋间肌和腹前外侧群肌
  C. 共 12 对   D. 贴肋下缘走行
  E. 是脊神经的前根

24. 不属于臂丛分支的是（ ）。
  A. 尺神经   B. 桡神经   C. 正中神经
  D. 膈神经   E. 腋神经

25. 不是感觉性神经节的是（ ）。
  A. 膝神经节   B. 腹腔神经节   C. 蜗神经节
  D. 三叉神经节   E. 耳神经节

26. 腓总神经损伤后，可出现（ ）。
  A. 扁平足   B. 马蹄内翻足   C. 足内翻
  D. 钩状足   E. 足外翻

27. 支配盆腔脏器的副交感神经节前纤维起始于（ ）。
  A. 腰 2~4 节段灰质的中间带外侧   B. 骶 2~4 节段灰质的中间带外侧核
  C. 骶 2~4 节段灰质的中间带内侧核   D. 迷走神经背核
  E. 胸腰节段的灰质侧角

28. 滑车神经兴奋使同侧瞳孔转向（ ）。
  A. 内下方   B. 外下方   C. 上方

D. 外上方　　　　　　　　　E. 内上方

29. 下颌神经从下列何结构出颅腔（　　　）。

　　A. 眶下裂　　　　　　　B. 破裂孔　　　　　　C. 圆孔

　　D. 卵圆孔　　　　　　　E. 茎乳孔

30. 不含副交感纤维成分的是（　　　）。

　　A. 动眼神经　　　　　　B. 舌咽神经　　　　　C. 迷走神经

　　D. 展神经　　　　　　　E. 面神经

31. 与面神经有关的神经核（　　　）。

　　A. 动眼神经副核　　　　B. 下泌涎核　　　　　C. 孤束核

　　D. 红核　　　　　　　　E. 下橄榄核

32. 手掌刀伤后拇指不能内收，可能损伤的神经是（　　　）。

　　A. 尺神经深支　　　　　B. 尺神经浅支　　　　C. 桡神经深支

　　D. 桡神经浅支　　　　　E. 正中神经返支

33. 声音嘶哑是由于损伤了（　　　）。

　　A. 颈交感干　　　　　　B. 舌咽神经　　　　　C. 喉上神经喉内支

　　D. 副神经　　　　　　　E. 喉返神经

34. 损伤副神经主干结果为（　　　）。

　　A. 健侧肩下垂，面转向健侧　　　　　　　B. 患侧肩下垂，面转向患侧

　　C. 患侧肩下垂，面转向健侧　　　　　　　D. 胸锁乳突肌瘫痪，斜方肌正常

　　E. 健侧肩下垂，面转向患侧

35. 有关交感神经椎旁节的说法，错误的是（　　　）。

　　A. 位于脊柱旁交感神经干上

　　B. 交感神经节后纤维都起自这些节内的神经元

　　C. 神经节数目除颈、尾部外，均与胸腰椎骨相同或近似

　　D. 尾部有一个奇节

　　E. 节内为多极神经元

36. 有关交感神经节前纤维的说法，错误的是（　　　）。

　　A. 起自脊髓中间带内侧核

　　B. 部分纤维终止于椎旁节

　　C. 部分纤维在交感干内上升或下降，然后终止于上、下方的椎旁节

　　D. 经脊神经前支、白交通支进入交感干

　　E. 部分纤维穿椎旁节终止于椎前节

37. 有关牵涉性痛的说法，错误的是（　　　）。

　　A. 心绞痛时，常在心前区及左臂内侧皮肤感到疼痛

　　B. 肾脏疾病时，常在肾区感到疼痛

　　C. 肝胆疾患时，常在左肩部感到疼痛

　　D. 牵涉性痛，可发生在距患病内脏较远的皮肤区

　　E. 某些内脏器官病变时，在体表一定区域产生感觉过敏或疼痛

38. 脊神经支配（　　　）。

　　A. 幽门括约肌　　　　　B. 肝胰壶腹括约肌　　　C. 尿道膜部括约肌

　　D. 肛门内括约肌　　　　E. 瞳孔括约肌

39. 桡骨颈骨折最易损伤的神经是（　　　）。
    A. 桡神经主干　　　　　　B. 尺神经　　　　　　C. 桡神经浅支
    D. 桡神经深支　　　　　　E. 正中神经

40. 有关胸神经前支的描述，错误的是（　　　）。
    A. 又称肋间神经　　　　　　　　　　　B. 分布于胸、腹部壁层
    C. 皮支节段性分布明显　　　　　　　　D. 皮支分布于胸、腹部皮肤
    E. 共 12 对

41. 有关膈神经的描述，错误的是（　　　）。
    A. 在纵隔胸膜与心包之间下降　　　　　B. 其分支为副膈神经
    C. 跨肺根前方下行　　　　　　　　　　D. 支配膈肌司腹式呼吸
    E. 有感觉纤维分布于胸膜、腹膜等处

42. 有关尺神经的描述，正确的是（　　　）。
    A. 经腕管入手掌　　　　　　　　　　　B. 于尺神经沟处位置最深
    C. 含颈 5～胸 1 脊神经前支纤维　　　　D. 自臂丛外侧束分出
    E. 尺神经掌支在豌豆骨外侧分浅、深两支

43. 如尺神经受损伤（肱骨内上髁骨折），则（　　　）。
    A. 屈掌指、伸指间关节功能丧失　　　　B. 伸腕时偏向尺侧
    C. 1～5 指不能收，手指夹纸不能　　　　D. 伸腕力弱
    E. 拇指不能外展

44. 有关胸神经的说法，错误的是（　　　）。
    A. 第 7～12 对胸神经前支主干行于腹内斜肌和腹横肌之间
    B. 前支都不参加组成丛
    C. 第 10 胸神经分布相当于脐平面
    D. 第 7～12 对胸神经前支还支配腹前外侧肌群
    E. 前支多数不参加组成丛（第 1 对、第 12 对除外）

45. 股后皮神经（　　　）。
    A. 由梨状肌上孔穿孔骨盆　B. 由坐骨小孔穿出骨盆　C. 由梨状肌下孔穿出骨盆
    D. 由坐骨神经分出　　　　E. 经坐骨结节与小转子之间下行

46. 关于脊神经的描述，正确的是（　　　）。
    A. 不管理脊髓被膜
    B. 后支只含躯体感觉纤维
    C. 前支均借灰、白交通支与交感干相连
    D. 除胸 2～11 神经前支外，其余各脊神经前支分别交织成丛
    E. 共有 30 对

47. 支配旋前圆肌和旋前方肌的是（　　　）。
    A. 桡神经　　　　　　　　B. 尺神经　　　　　　C. 正中神经
    D. 正中神经和尺神经　　　E. 肌皮神经

48. 支配肱三头肌的是（　　　）。
    A. 尺神经　　　　　　　　B. 腋神经　　　　　　C. 桡神经
    D. 肌皮神经　　　　　　　E. 正中神经

49. 在肱骨中、下 1/3 交界处骨折时，可能引起瘫痪肌群的是（　　　）。

A. 臂及前臂后群肌　　　　　　B. 前臂后群及前臂前群肌

C. 前臂后群肌　　　　　　　　D. 前臂后群前臂外侧群肌

E. 前臂前群肌

50. 一位病人手掌内侧 1/3 皮肤感觉障碍，但拇指能对掌和内收，受损伤的神经是（　　　）。

A. 桡神经　　　　　　　　B. 正中神经　　　　　　　C. 尺神经浅支

D. 尺神经手背支　　　　　E. 尺神经深支

51. 食指不能外展，受损的神经是（　　　）。

A. 尺神经和桡神经　　　　　　　　　　　　B. 尺神经

C. 正中神经和桡神经　　　　　　　　　　　D. 正中神经、尺神经和桡神经

E. 正中神经和尺神经

52. 以下哪条神经受损，拇指的运动和感觉功能不受影响（　　　）。

A. 桡神经浅支　　　　　　B. 尺神经浅支　　　　　　C. 正中神经

D. 桡神经深支　　　　　　E. 尺神经深支

53. 组成视交叉的神经纤维是（　　　）。

A. 右眼颞侧半视网膜与左眼鼻侧半视网膜发出的纤维

B. 左右眼鼻侧半视网膜发出的纤维

C. 左右眼颞侧半视网膜发出的纤维

D. 右眼鼻侧半视网膜与右眼颞侧半视网膜发出的纤维

E. 左眼颞侧半视网膜与右眼鼻侧半视网膜发出的纤维

54. 星状神经节属于（　　　）。

A. 椎前节　　　　　　　　B. 内脏感觉神经节　　　　C. 躯体感觉神经节

D. 器官旁节　　　　　　　E. 椎旁节

55. 内脏大神经主要终于（　　　）。

A. 主动脉肾神经节　　　　B. 肠系膜上神经节　　　　C. 奇神经节

D. 腹腔神经节　　　　　　E. 肠系膜下神经节

56. 有关喉返神经的叙述，错误的是（　　　）。

A. 右侧绕锁动脉　　　　　B. 上行于气管食管沟内　　C. 左侧绕主动脉弓

D. 与甲状腺下动脉交叉　　E. 后改名为喉下神经

57. 动眼神经受损伤（　　　）。

A. 瞳孔开大　　　　　　　B. 角膜反射消失　　　　　C. 瞳孔缩小

D. 眼球向内转　　　　　　E. 不能闭眼

58. 滑车神经（　　　）。

A. 含特殊的内脏运动纤维　　　　　　　　　B. 纤维来自中脑上丘平面滑车神经核

C. 含躯体运动纤维，支配上斜肌　　　　　　D. 支配上斜肌使眼球向内上方运动

E. 出脑后左右越边、绕大脑脚至腹侧

59. 视神经（　　　）。

A. 连于旧皮质　　　　　　B. 完全受损，伤侧全盲且瞳孔对光反射消失

C. 经眶上裂入颅中窝　　　D. 外包 3 层被膜，为相应脑膜的延续

E. 为两视网膜颞侧的纤维交叉

60. 三叉神经（　　　）。

A. 不管理咀嚼肌运动　　　　　　　　　　　B. 在脑桥下部下缘出脑

    C. 含有特殊内脏运动传出纤维和一般躯体传入纤维   D. 含有一般内脏运动纤维

    E. 传导舌后 1/3 的黏膜感觉和味觉

61. 有关舌咽神经的叙述，错误的是（   ）。

    A. 颈动脉窦支传导动脉压及血中二氧化碳浓度的变化

    B. 与迷走、副神经一同在橄榄后沟连于脑

    C. 与迷走、副神经同经颈静脉孔出颅

    D. 支配茎突咽肌的运动

    E. 主干行经与茎突相连的肌和颈总动脉之间

62. 胸长神经支配（   ）。

    A. 前锯肌   B. 大圆肌   C. 冈下肌

    D. 背阔肌   E. 三角肌

B 型题

    A. 外直肌   B. 下斜肌   C. 瞳孔开大肌

    D. 上斜肌   E. 眼轮匝肌

1. 动眼神经支配（   ）。

2. 滑车神经支配（   ）。

3. 展神经支配（   ）。

    A. 动眼神经副核   B. 上泌涎核   C. 下泌涎核

    D. 迷走神经背核   E. 疑核

4. 支配咽喉肌运动的神经纤维源于（   ）。

5. 使睫状肌收缩的神经纤维源于（   ）。

6. 调节泪腺分泌的副交感神经纤维源于（   ）。

    A. 正中神经   B. 尺神经   C. 正中神经和尺神经

    D. 正中神经和桡神经   E. 桡神经

7. 分布于小指皮肤的是（   ）。

8. 分布于拇指皮肤的是（   ）。

    A. 迷走神经   B. 喉上神经   C. 喉返神经

    D. 颈交感干   E. 舌下神经

9. 行于颈动脉鞘内的是（   ）。

10. 行于气管食管沟内的是（   ）。

    A. 臀上神经   B. 闭孔神经   C. 股神经

    D. 坐骨神经   E. 臀下神经

11. 支配臀大肌是（   ）。

12. 支配缝匠肌是（   ）。

    A. 迷走神经   B. 三叉神经   C. 舌咽神经

    D. 面神经   E. 舌下神经

13. 支配颏舌肌运动的是（   ）。

14. 支配颞肌运动的是（   ）。

    A. 表情肌   B. 舌肌   C. 斜方肌

    D. 咀嚼肌   E. 舌骨下肌群

15. 三叉神经支配（   ）。

16. 副神经支配（　　　）。

    A. 膈神经 　　　　　　　　B. 阴部神经 　　　　　　　C. 闭孔神经

    D. 肌皮神经 　　　　　　　E. 肋间神经

17. 颈丛发出（　　　）。

18. 腰丛发出（　　　）。

    A. 正中神经 　　　　　　　B. 尺神经 　　　　　　　C. 正中神经和尺神经

    D. 正中神经和桡神经 　　　E. 桡神经

19. 分布于手掌内侧 1/3 皮肤的是（　　　）。

20. 分布于手掌外侧 2/3 皮肤的是（　　　）。

二、填空题

1. 周围神经系统包括_____、_____和_____。

2. 分布于手的神经有_____、_____和_____。

3. 支配臂前（屈）肌群的神经是_____，支配三角肌的神经是_____，支配前臂伸肌的神经是_____。

4. 临床上所见的"爪形手"是_____神经损伤引起的。"垂腕"是_____神经损伤引起的。

5. 分布于小指皮肤的神经是_____，分布于虎口区皮肤的神经是_____，分布于中指、示指末节皮肤的神经是_____。

6. 支配大腿前群肌的神经是_____，支配大腿内侧群肌的神经是_____，支配大腿后群肌的神经是_____。

7. 支配小腿前群肌的神经是_____，支配小腿外侧群肌的神经是_____，支配小腿后群肌的神经是_____。

8. 胸神经前支分布有明显的节段性，平胸骨角平面的是第_____胸神经，布于乳头平面的神经是第_____胸神经，布于脐平面的神经是第_____胸神经。

9. 支配手骨间肌的神经是_____，支配蚓状肌的神经是_____和_____。

10. 混合性脑神经有_____、_____、_____和_____。

11. 运动眼球的神经是_____、_____和_____。

12. 分布于舌的神经有_____、_____、_____和_____。

13. 动眼神经的躯体运动纤维，支配_____、_____、_____、_____和_____五块眼外肌。

14. 下述结构都是由什么神经支配？上睑提肌：_____；外直肌：_____；上斜肌：_____；表情肌：_____；咀嚼肌：_____；舌肌：_____；腮腺分泌：_____；下颌下腺和舌下腺分泌：_____；胸锁乳突肌：_____；泪腺分泌：_____。

15. 下述结构都是由什么神经管理的？角膜：_____；面部皮肤：_____；舌前 2/3 味觉：_____；舌前 2/3 一般感觉：_____；舌后 1/3 一般感觉和味觉：_____；上颌牙：_____。

16. 交感神经的低级中枢位于脊髓_____节段的_____；副交感神经的低级中枢位于脑干的_____和脊髓_____节段的_____核。

17. 肱骨外科颈骨折易伴发_____神经损伤；肱骨下段骨折易伴发_____神经损伤。

18. 脊神经前支形成的神经丛有_____、_____、_____和_____。

19. 颈丛由第_____颈神经的前支组成。其皮支自_____后缘中点穿出深筋膜。

20. 膈神经起自_____丛，入胸腔后，经肺根_____方下降达膈肌。

21. 动眼神经由_____和_____纤维组成，经眶上裂入眶，后者在_____交换神经元，其节后纤维支配_____和_____。

22. 前庭蜗神经为感觉性神经，其中前庭神经起于_____、_____和_____，传导_____觉冲动；蜗神经起于_____，传导_____觉冲动。

23. 运动性脑神经有_____、_____、_____、_____和_____。

24. 感觉性脑神经有_____、_____和_____。

25. 颏舌肌由_____支配，一侧颏舌肌瘫痪后，伸舌时舌尖偏向_____。

26. 在内脏运动神经中，从低级中枢发出的纤维称_____，从内脏神经节发出的纤维称_____。

27. 经颈静脉孔出颅的脑神经有_____、_____、_____。

三、名词解释

1. 周围神经　2. 内脏神经　3. 自主神经　4. 腰骶干　5. 交感干　6. 白交通支　7. 内脏神经丛　8. 脊神经节　9. 器官旁节　10. 牵涉性痛　11. 内脏大神经

四、简答题

1. 说明脊神经的性质，脊神经前、后根的性质及纤维构成。

2. 简述坐骨神经的走行及分支。

3. 试述膈神经的纤维来源、主要行程及分布。

4. 简述胸神经前支的皮支分布规律。

5. 臂丛由哪些纤维组成？位于什么部位？组成哪几个束？

6. 臂丛有哪几个主要分支？

7. 肌皮神经发自哪个束？主要分布于哪些部位？

8. 桡神经发自哪个束？主要分布到哪些部位？

9. 试述腰丛的位置、组成及主要分支名称。

10. 骶丛位于什么地方？由哪些纤维组成？发出哪个主要分支？

11. 腓骨骨折，易损伤什么神经？可能出现什么症状？

12. "垂腕""猿手""爪形手"各由哪个神经损伤引起？

13. 脑神经有哪几对？各属于什么性质神经？

14. 说明动眼神经的性质、纤维成分、起始核以及支配的肌肉。

15. 试述下颌神经的性质、分布及主要分支名称？

16. 面神经主要分布于哪些部位？

17. 舌咽神经主要分布到何处？

18. 喉上神经和喉返神经主要分布于何处？

19. 股神经分布到哪些部位？

20. 简述交感神经兴奋时对支气管、心脏、瞳孔的调节作用。

五、论述题

1. 叙述分布于视器的神经的名称、性质及其功能。

2. 试述大腿肌和小腿肌的神经支配。

3. 试述喉的神经分布。

4. 试述由胃到直肠肠管的交感神经和副交感神经分布情况。

5. 内脏运动神经与躯体运动神经有哪些不同？

6. 试述面部皮肤的神经分布。

7. 试述手的神经分布（神经名称及分布范围）。

8. 说明一侧视神经、一侧动眼神经分别损伤，患侧瞳孔对光反射的变化及原因。

9. 试述眶内的神经分布（神经的名称及分布区）。

10. 肘关节主要可做什么运动？有哪些主要肌肉参加？各受什么神经支配？

参考答案

一、选择题

A 型题

1. C　2. E　3. A　4. C　5. C　6. D　7. E　8. B

9. B　10. D　11. A　12. C　13. B　14. C　15. A

16. E　17. A　18. A　19. A　20. D　21. E　22. E

23. E　24. D　25. B　26. B　27. B　28. B　29. D

30. D　31. C　32. A　33. E　34. C　35. B　36. A

37. C　38. C　39. D　40. A　41. B　42. E　43. C

44. B　45. C　46. D　47. C　48. C　49. C　50. C

51. B　52. B　53. C　54. E　55. B　56. A　57. A

58. E　59. D　60. C　61. E　62. A

B 型题

1. B　2. D　3. A　4. E　5. A　6. B　7. B　8. D

9. A　10. C　11. E　12. C　13. E　14. B　15. D

16. C　17. A　18. C　19. B　20. A

二、填空题

1. 脑神经　脊神经　内脏神经

2. 正中神经　尺神经　桡神经

3. 肌皮神经　腋神经　桡神经

4. 尺　桡

5. 尺神经　桡神经　正中神经

6. 股神经　闭孔神经　坐骨神经

7. 腓深神经　腓浅神经　胫神经

8. 2　4　10

9. 尺神经　正中神经　尺神经

10. 三叉神经　面神经　舌咽神经　迷走神经

11. 动眼神经　展神经　滑车神经

12. 舌咽神经　面神经　舌神经　舌下神经

13. 上直肌　下直肌　内直肌　下斜肌　上睑提肌

14. 动眼神经　展神经　滑车神经　面神经　下颌神经　舌下神经　舌咽神经　面神经　副神经　面神经

15. 眼神经　三叉神经　面神经　舌神经　舌咽神经　上牙槽神经

16. 胸1～腰3　侧角　副交感神经核　骶2～骶4　骶副交感

17. 腋神经　尺神经

18. 颈丛　臂丛　腰丛　骶丛

19. 1～4　胸锁乳突肌

20. 颈　前

21. 一般躯体运动　一般内脏运动　睫状神经节　瞳孔括约肌　睫状肌

22. 椭圆囊斑　球囊斑　壶腹嵴　平衡　螺旋器　听

23. 动眼神经　滑车神经　展神经　副神经　舌下神经

24. 嗅神经　视神经　前庭蜗神经

25. 舌下神经　患侧

26. 节前　节后

27. 舌咽神经　迷走神经　副神经

三、名词解释

1. 周围神经：指脑和脊髓以外的神经成分，包括脑神经、脊神经和内脏神经。

2. 内脏神经：指分布于内脏、心血管和腺体等处的神经。

3. 自主神经：指内脏运动神经，包括交感神经和副交感神经。

4. 腰骶干：由第4腰神经前支的一部分和第5腰神经前支合成，加入骶丛。

5. 交感干：位于脊柱两旁，由椎旁神经节借节间支连接而成，左右各一条，上至颅底，下至尾骨，于尾骨的前面两干合并，交感干分颈、胸、腰、骶、尾5部。

6. 白交通支：由脊髓侧角中间外侧核发出的交感神经节前纤维组成，纤维有髓鞘，呈白色。白交通支只存在于胸1（或颈8）～腰3（或腰2）脊神经与交感干之间。

7. 内脏神经丛：交感神经、副交感神经和内脏感觉神经在分布于脏器的过程中，常互相交织在一起，共同构成的神经丛称内脏神经丛。

8. 脊神经节：脊神经后根在椎间孔附近有椭圆形的膨大，称脊神经节，其中含假单极的感觉神经元，其中枢突构成脊神经后根，周围突随脊神经分布于感受器。

9. 器官旁节：周围部的副交感神经节，位于器官的周围称器官旁节，位于颅部的副交感神经节较大，肉眼可见，有睫状神经节、下颌下神经节、翼腭神经节、耳神经节等。

10. 牵涉性痛：内脏器官的病变，在体表一定的区域产生感觉过敏或疼痛的现象称为牵涉性痛。

11. 内脏大神经：由穿经 T_5～T_9 的胸交感神经节的节前纤维组成，向前下方走行合成一干，沿椎体前下降，主要终止于腹腔神经节，称内脏大神经。

四、简答题

1. 答：脊神经属于混合性神经。前根属于运动性，由躯体运动纤维和内脏运动纤维组成。后根属于感觉性，由脊神经节神经元中枢支构成，包括躯体感觉和内脏感觉两种纤维成分。

2. 答：起自骶丛，出梨状肌下孔，在臀大肌深面，坐骨结节与大转子之间至大腿后面下降，至腘窝上方分为胫神经和腓总神经，腓总神经又分为腓深、腓浅神经。

3. 答：膈神经的纤维来自第 3～5 颈神经前支。途径：锁骨下动、静脉间→胸腔；肺根前方，心包外侧→膈。分布于膈、胸膜和心包。右膈神经还分布于肝、肝外胆道等。

4. 答：T_2 相当于胸骨角；T_4 相当于乳头平面；T_6 相当于剑突平面；T_8 相当于肋弓平面；T_{10} 相当于脐平面；T_{12} 相当于脐与耻骨联合连线中点平面。

5. 答：臂丛由第 5～8 颈神经前支和第 1 胸神经前支的大部分组成。位于斜角肌间隙内锁骨下动脉后上方及锁骨中点后方，向下进入腋腔。组成内、外侧束和后束。

6. 答：臂丛分支有尺神经、桡神经、腋神经、肌皮神经和正中神经等。

7. 答：肌皮神经发自外侧束。肌支主要分布于臂前群肌（肱二头肌、肱肌、喙肱肌），皮支主要分布于前臂外侧皮肤（肌皮臂肌前外皮）。

8. 答：桡神经发自后束。肌支分布到臂和前臂的后群肌（即肱三头肌、桡侧腕长、短伸肌，指伸肌，尺侧腕伸肌，旋后肌，小指伸肌，拇长展肌，拇长、短伸肌，示指固有伸肌等），肱桡肌。皮支分布于臂背侧和前臂背侧皮肤，手背桡侧半及桡侧两个半手指的皮肤。

9. 答：腰丛位于腰大肌深面，由第 12 胸神经前支的一部分、第 1～3 腰神经前支和第 4 腰神经前支的一部分组成。腰丛主要的分支有股神经和闭孔神经等。

10. 答：骶丛位于骶骨及梨状肌的前面，髂内动脉的后方。由腰骶干和骶、尾神经的前支组成。发出的主要分支是坐骨神经。

11. 答：损伤腓总神经。症状：足不能背屈，足尖下垂并有内翻，即"马蹄形内翻足"。

12. 答："垂腕"：桡神经损伤；"爪形手"：尺神经损伤；"猿手"：正中神经和尺神经损伤。

13. 答：脑神经有 12 对：Ⅰ 嗅神经、Ⅱ 视神经、Ⅲ 动眼神经、Ⅳ 滑车神经、Ⅴ 三叉神经、Ⅵ 展神经、Ⅶ 面神经、Ⅷ 前庭蜗神经、Ⅸ 舌咽神经、Ⅹ 迷走神经、Ⅺ 副神经、Ⅻ 舌下神经。

感觉性神经包括第 Ⅰ、Ⅱ 和 Ⅷ 对脑神经（共三对）。运动性神经包括第 Ⅲ、Ⅳ、Ⅵ、Ⅺ 和 Ⅻ 对脑神经（共五对）。混合性神经有第 Ⅴ、Ⅶ、Ⅸ、Ⅹ 对脑神经（共四对）。

14. 答：动眼神经为运动性神经，含一般躯体运动和一般内脏运动两种纤维。起始核有动眼神经核和动眼神经副核。支配眼球的上直肌、下直肌、内直肌、下斜肌和上睑提肌。副交感纤维支配瞳孔括约肌和睫状肌。

15. 答：下颌神经为混合性神经，主要分布于面部口裂以下皮肤和咀嚼肌等。分支有耳颞神经、颊神经、舌神经、下牙槽神经和咀嚼肌神经。

16. 答：面神经主要分布于面肌（表情肌）、镫骨肌、泪腺、下颌下腺、舌下腺和舌前 2/3 黏膜味觉等。

17. 答：舌咽神经主要分布到舌根部，传导一般感觉和味觉；分布到腮腺，管理其分泌；还分布至鼓室、颈动脉窦及颈动脉小球、咽部等。

18. 答：喉上神经主要分布于声门裂以上的喉黏膜和环甲肌。喉返神经分布于声门裂以下的喉黏膜以及除环甲肌以外的喉肌。

19. 答：股神经的肌支支配耻骨肌、缝匠肌和股四头肌；皮支分布股前区、部分股内侧皮肤及小腿内侧面和足内侧缘皮肤。

20. 答：支气管平滑肌：舒张；心脏：心跳加快、收缩加强；瞳孔：开大。

五、论述题

1. 答：① 视神经：属特殊躯体感觉神经，接受视觉。为躯体运动纤维；支配上睑提肌以及眼上、下、内直肌和下斜肌。

② 动眼神经（副交感节前纤维：在睫状神经节换元后，节后纤维支配瞳孔括约肌和睫状肌。

③ 滑车神经：属躯体运动神经，支配眼上斜肌。

④ 三叉神经的眼神经：属躯体感觉神经，接受视器的一般感觉。

⑤ 展神经：属躯体运动神经，支配眼外直肌。

⑥ 面神经的一部分副交感节前纤维，在翼腭神经节换元后，节后纤维支配泪腺。

⑦ 交感神经，在颈交感干颈上神经节换元后的节后纤维，经颈内动脉丛等达眶内，支配瞳孔开大肌等。

2.答：① 大腿肌内侧群由闭孔神经支配；前群和耻骨肌由股神经支配；后群由坐骨神经支配。

② 小腿肌前群由腓深神经支配；外侧群由腓浅神经支配；后群由胫神经支配。

3.答：① 喉黏膜：声门裂以上由喉上神经分布，声门裂以下由喉返神经分布。

② 喉肌：环甲肌由喉上神经支配，其他喉肌由喉返神经支配。

4.答：① 副交感神经：由胃到结肠左曲以上由迷走神经支配，结肠左由以下的消化管由盆内脏神经支配。

② 交感神经：由胃到结肠左曲以上的消化管由内脏大、小神经分别终止于腹腔神经节和主动脉肾节后，由节发出的节后神经纤维支配。结肠左曲以下的消化管由腰内脏神经在相应交感神经节内换经元以后的节后纤维支配。

5.答：① 内脏神经支配心肌、平滑肌和腺体；躯体运动神经支配骨骼肌。

② 内脏运动神经从低级中枢到效应器要经节前神经元和节后神经元；躯体运动神经只需 1 个神经元。

③ 内脏运动神经不受意识支配；躯体运动神经受意识控制。

④ 内脏运动神经有交感和副交感两种纤维；躯体运动神经只有一种纤维。

⑤ 分布形式：内脏运动神经一般形成神经丛，再到效应器；躯体运动神经多以神经干的形式分布到效应器。

⑥ 内脏运动神经节前纤维为细有髓纤维；节后纤维是细无髓纤维；躯体运动纤维则为粗有髓纤维。

6.答：面部眼裂以上的皮肤，由眼神经分布，眼裂口裂之间的皮肤由上颌神经分布；口裂以下的皮肤由下颌神经分布。

7.答：① 正中神经：支配鱼际肌（除拇收肌）和第 1、2 蚓状肌；管理中、示指末节皮肤感觉。

② 尺神经：支配小鱼际肌、骨间肌、第 3、4 蚓状肌和拇收肌；管理小指皮肤的感觉。

③ 桡神经：分布于虎口区的皮肤。

8.答：一侧视神经损伤，患侧眼的直接对光反射消失，间接对光反射存在。因为患侧视神经损伤，冲动不能传入，故直接对光反射消失。由于一侧顶盖前区的冲动传到双侧动眼神经副核，而患侧动眼神经正常，冲动可从对侧视神经传入，故间接对光反射存在。一侧动眼神经损伤，患侧眼的直接对光反射和间接对光反射均消失。因为动眼神经是每侧眼的唯一传出通路，光冲动无论从哪侧传入，由于传出路动眼神经损伤，都不会引起患侧眼的对光反射。

9.答：① 视神经：感光。

② 动眼神经：躯体运动纤维支配上睑提肌、上直肌、内直肌、下直肌、下斜肌，副交感神经纤维支配瞳孔括约肌和睫状肌。

③ 滑车神经：支配上斜肌。

④ 展神经：支配外直肌。

⑤ 眼神经：管理角膜、结膜的感觉。

⑥ 面神经：泪腺的分泌。

⑦ 交感神经：支配瞳孔开大肌。

10.答：主要做屈伸运动。屈肘关节的肌肉为肱二头肌和肱肌；受肌皮神经支配；肱桡肌；受桡神经支配；伸肘关节的肌肉为肱三头肌；受桡神经支配。

第十八章　中枢神经系统

①脊髓的位置、外形、脊髓节段及脊髓节段与椎骨的对应关系；主要上行纤维束和下行纤维束的位置和功能。②脑干的组成、外形；脑神经核的性质、位置及其与脑神经的联系；薄束核、楔束核、红核、黑质等核团的位置及其功能概况；主要上、下行纤维束的位置、形成、起始、交叉的概况。③第四脑室的位置及交通。④间脑的位置和分部；第三脑室的位置及交通。⑤小脑的位置与分部；小脑扁桃体的位置及其临床意义；小脑核的组成。⑥大脑半球的外形；躯体运动区、感觉区、视觉区、语言区的位置和特点、定位关系；基底核的位置、组成；纹状体的概念；内囊的位置、分部、通过内囊的各主要纤维束的局部位置关系及临床意义；侧脑室的位置、分部和交通。⑦大脑动脉环的组成、位置及功能意义。

第一节　脊　髓

一、位置和外形

脊髓（spinal cord）位于椎管内，上端平枕骨大孔处与延髓相连，下端在成人平第 1 腰椎体下缘。脊髓呈前、后稍扁的圆柱形，全长粗细不等，有两个梭形的膨大，即自第 4 颈髓节段至第 1 胸髓节段的颈膨大和自第 1 腰髓节段至第 3 骶髓节段的腰骶膨大。脊髓末端变细，称为脊髓圆锥，自此处向下延为细长的终丝，向下止于尾骨的背面。

脊髓表面可见 6 条纵行的沟，前面正中的前正中裂，后面正中的后正中沟。两侧的前外侧沟和后外侧沟，分别有脊神经前、后根的根丝附着。

脊髓也可分为 31 个节段，即 8 个颈节（C）、12 个胸节（T）、5 个腰节（L）、5 个骶节（S）和 1 个尾节（Co）。

成人脊髓和脊柱的长度不等，脊柱的长度与脊髓的节段并不完全对应（表 18-1）。了解脊髓节段与椎骨的对应关系，对病变和麻醉的定位具有重要意义。

因为脊髓比脊柱短，腰、骶、尾部的脊神经前后根要在椎管内下行一段距离，才能到达各自相应的椎间孔，这些在脊髓末端下行的脊神经根称马尾。临床上常选择第 3、4 或第 4、5 腰椎棘突之间进针行蛛网膜下隙穿刺或麻醉术，以避免损伤脊髓。

表 18-1　脊髓节段与椎骨的对应关系

脊髓节段	对应椎骨	推算举例
上颈髓（$C_{1\sim4}$）	与同序数椎骨同高 脊髓节段＝椎骨序数	如第 3 颈节对第 3 颈椎
下颈髓（$C_{5\sim8}$） 上胸髓（$T_{1\sim4}$）	较同序数椎骨高 1 个椎骨 脊髓节段－1＝椎骨序数	如第 5 颈节对第 4 颈椎

脊髓节段	对应椎骨	推算举例
中胸髓（$T_{5\sim8}$）	较同序数椎骨高 2 个椎骨 脊髓节段－2＝椎骨序数	如第 6 胸节对第 4 胸椎
下胸髓（$T_{9\sim12}$）	较同序数椎骨高 3 个椎骨 脊髓节段－3＝椎骨序数	如第 11 胸节对第 8 胸椎
腰髓（$L_{1\sim5}$）	平对第 10～12 胸椎	
骶髓、尾髓（$S_{1\sim5}$、C_0）	平对第 1 腰椎	

二、脊髓的内部结构

脊髓由灰质和白质两大部分组成。在脊髓的横切面上，中央有中央管，围绕中央管周围是"H"形的灰质，灰质的外面是白质。

每侧的灰质，前部为前角，后部为后角，在胸部和上部腰髓（$T_1\sim L_3$），前、后角之间还有向外伸出的侧角，前、后角之间的区域为中间带，位于中央管周围的灰质，为中央灰质。

白质借脊髓的纵沟分为 3 个索，前正中裂与前外侧沟之间为前索；前、后外侧沟之间为外侧索；后外侧沟与后正中沟之间为后索。在灰质前连合的前方有纤维横越，称白质前连合。

在灰质后角基部外侧与白质之间，灰、白质混合交织，称网状结构。

中央管纵贯脊髓全长，管内含脑脊液，此管向上通第 4 脑室，向下在脊髓圆锥内扩大成终室。

（一）灰质

脊髓灰质（gray matter）是神经元胞体和突起、神经胶质和血管等的复合体。脊髓灰质内大多数神经细胞的胞体往往集聚成群或成层，称为神经核或板层。

Rexed 分层模式：将脊髓灰质分为 10 个板层，这些板层从后向前分别用罗马数字Ⅰ～Ⅹ命名。

1. 后角（Ⅰ～Ⅵ）

板层Ⅰ：边缘层，有后角边缘核。

板层Ⅱ：胶状质。

板层Ⅲ、Ⅳ：后角固有核。

后角主要接受后根传入纤维，传递躯干、四肢的痛觉、温觉、粗触觉。

2. 中间带（Ⅶ） 有 4 种核团。

（1）胸核 又称背核。见于 $C_8\sim L_3$ 节段，接受后根传入纤维，发出脊髓小脑后束。

（2）中间内侧核 占脊髓全长，接受后根的内脏感觉纤维，传导内脏感觉。

（3）中间外侧核 位于 $T_1\sim L_3$ 节段的侧角，是交感神经的低级中枢。

（4）骶副交感核 存在于 $S_2\sim S_4$ 节段，是骶部副交感神经的低级中枢。

3. 前角（Ⅷ，Ⅸ） 由前角运动神经元组成，包括：①α 运动神经元：支配梭外肌纤维，支配骨骼肌的随意运动。②γ 运动神经元：支配梭内肌纤维，调节肌张力。

前角可分为两群：①内侧群：前角内侧核，支配躯干的固有肌。②外侧群：前角外侧核，支配四肢肌和肢带肌。

前角损伤的表现：所支配的骨骼肌瘫痪、肌萎缩、肌张力低下、腱反射消失等，称弛缓性瘫痪（软瘫）。比如脊髓灰质炎（小儿麻痹症）。

（二）白质

脊髓白质（white matter）纤维束可分为上行纤维束、下行纤维束和脊髓固有束。

1. 上行纤维束

（1）薄束（fasciculus gracilis）和楔束（fasciculus cuneatus） 由肌、腱、关节和皮肤的本体觉和精细触觉感受器感受信息→脊神经后根→进入纤维脊髓后索，其中：① T_4 以上的纤维形成楔束→止于延髓的楔束核；② T_5 以下的纤维形成薄束→止于延髓的薄束核。

纤维定位：薄束在第 5 胸节以下占据后索的全部，在胸 4 以上只占据后索的内侧部，楔束位于后索的外侧部。后索内，来自骶、腰、胸、颈部的纤维，由内向外依次排列。

功能：薄、楔束分别传导来自同侧下半身和上半身的肌、腱、关节和皮肤的本体感觉和精细触觉信息。

损伤后表现：当脊髓后索病变时，本体感觉和精细触觉的信息不能向上传入大脑皮质，在病人闭目时，就不能确定自己肢体所处的位置，站立时身体摇晃倾斜，也不能辨别物体的性状、纹理粗细等。

（2）脊髓小脑束 包括脊髓小脑前束和脊髓小脑后束，分别位于外侧索周边的后部及前部。

① 脊髓小脑前束（anterior spinocerebellar tract）：位于脊髓小脑后束的前方，主要起自腰骶膨大节段板层 V～Ⅷ层的外侧部，经小脑上脚进入小脑皮质。

② 脊髓小脑后束（posterior spinocerebellar tract）：位于外侧索周边的后部，主要起自同侧的胸核，上行经小脑下脚终于小脑皮质。此束仅见于 L_2 以上脊髓节段。

此二束传递下肢和躯干下部的本体感觉和外感觉信息至小脑。

（3）脊髓丘脑束（spinothalamic tract） 痛、温觉和粗略触觉感受器感受信息→脊神经后根→纤维止于脊髓后角后角第 Ⅰ、Ⅳ～Ⅷ层→发出纤维上升 1～2 节段→进入对侧脊髓，其中：至对侧前索纤维形成脊髓丘脑前束→传导粗略触觉；至对侧脊髓侧索纤维形成脊髓丘脑侧束→传导痛、温觉。

纤维定位：脊髓丘脑束在脊髓有明确定位，即由外向内依次为骶、腰、胸、颈节的纤维。

功能：传导躯干、四肢的痛、温觉和粗略触觉信息。

损伤后表现：一侧脊髓丘脑束损伤时，对侧损伤平面 1～2 节以下的区域出现痛、温觉的减退或消失，但触觉存在，称感觉分离。

2. 下行纤维束 起自脑的不同部位，直接或间接的止于脊髓前角或侧角，支配躯干、四肢骨骼肌的随意运动，包括皮质脊髓前束（anterior corticospinal tract）和皮质脊髓侧束（lateral corticospinal tract）。

大脑皮质中央前回等处锥体细胞的轴突→皮质脊髓束→延髓锥体交叉，其中：①大部分纤维交叉到对侧→进入对侧脊髓侧索→皮质脊髓侧束→止于同侧外侧群的前角运动细胞→支配四肢肌；②小部分纤维不交叉→进入同侧脊髓前索→皮质脊髓前束（其中又有部分纤维交叉到对侧）→支配躯干肌。

损伤后表现：支配上、下肢的前角运动神经元只接受对侧半球来的纤维，而支配躯干肌的运动神经元接受双侧皮质脊髓束的支配。当脊髓一侧的皮质脊髓束损伤后，出现同侧肢体的肌肉痉挛性瘫痪（硬瘫），表现为肌张力增高、肌不萎缩、腱反射亢进等，而躯干肌不瘫痪。

3. 脊髓固有束 脊髓固有束纤维局限于脊髓内，其上行或下行纤维的起始神经元均位于脊髓灰质。脊髓内的大多数神经元属于固有束神经元，完成脊髓节段内和节段间的整合和调节功能。在脊髓的功能中，脊髓固有束系统发挥着重要的作用，当脊髓横断后，此系统介导几乎所有的内脏运动功能，如发汗、血管活动，肠道和膀胱的功能。

三、脊髓的功能

脊髓功能有两种：一是传导功能，脊髓白质是传导功能的主要结构。二是反射功能，完成脊髓反射活动的结构为脊髓灰质、固有束和脊神经的前、后根等。脊髓是反射中枢，能完成一些简单的反射活动，包括躯体反射和内脏反射等。

第二节　脑

脑（brain）位于颅腔内，分为端脑、间脑、中脑、脑桥、延髓和小脑六部分。中脑、脑桥、延髓合称为脑干。

一、脑干

脑干（brain stem）位于颅后窝的枕骨斜坡上，自下而上由延髓、脑桥和中脑 3 部分组成。

（一）脑干的外形

1.脑干腹侧面

（1）延髓（medulla oblongata）　形似倒置的圆锥体，下端平枕骨大孔与脊髓相接；上端与脑桥在腹面以横行的延髓脑桥沟分界；背面则以横行的髓纹为界。

在延髓腹面，前正中裂两侧有纵行隆起的锥体（pyramid）。在延髓下端，有锥体交叉。锥体背外侧的卵圆形隆起为橄榄，内含下橄榄核。橄榄和锥体之间的前外侧沟中有舌下神经根。在橄榄的背外侧，有自上而下依次排列的舌咽、迷走和副神经根。

（2）脑桥（pons）　腹面称脑桥基底部（basilar part），正中有基底沟（basilar sulcus）。基底部向后外移行为小脑中脚（middle cerebellar peduncle），交界处有三叉神经根。延髓脑桥沟内，自中线向外依次有展神经、面神经及前庭蜗神经出入。

脑桥小脑三角：为延髓、脑桥和小脑的交角处，面神经、前庭蜗神经根恰位于此处，该部位的肿瘤会损伤这些脑神经，出现相应症状。

（3）中脑（midbrain）　两侧为隆起的大脑脚（cerebral peduncle），两脚之间为脚间窝（interpeduncular fossa），动眼神经根由此出脑，窝底称后穿质。

2.脑干背侧面

（1）延髓　后正中沟的两侧有薄束结节（gracile tubercle）和楔束结节（cuneate tubercle），深面分别有薄束核和楔束核。楔束结节外上方隆起为小脑下脚（inferior cerebellar peduncle）。

（2）中脑　有两对隆起，分别为上丘（superior colliculus）和下丘（inferior colliculus），合称四叠体。下丘下方有滑车神经出脑。

（3）菱形窝（rhomboid fossa）　位于延髓上部和脑桥的背面，即第四脑室底。此窝的上外侧边界为小脑上脚，下外侧边界自内侧向外侧依次为：薄束结节、楔束结节和小脑下脚。中部横行的髓纹为延髓和脑桥的分界。通过正中沟和界沟，将每侧半菱形窝又分成内、外侧部。内侧部称内侧隆起，下部为面神经丘，内含面神经膝和展神经核，其髓纹以下的延髓部可见舌下神经三角和迷走神经三角，分别含舌下神经核和迷走神经背核，外侧有分隔索和最后区。界沟上端有蓝斑，外侧部为前庭区，深面为前庭神经核。前庭区的外侧角上有听结节，内含蜗背侧核。

3.第四脑室（fourth ventricle）　位于延髓、脑桥和小脑之间，顶朝向小脑，顶的前部由小脑上脚和上髓帆构成，后下部由下髓帆和第四脑室脉络组织构成。下髓帆有第四脑室脉络组织和第四脑室脉络丛。第四脑室向上经中脑水管与第三脑室相通，向下通中央管，通过正中孔和两侧

的外侧孔通蛛网膜下隙。

（二）脑干内部结构

脑干内部主要包括脑神经核、非脑神经核，长的上、下行纤维束和网状结构。

1. 脑神经核

（1）脑神经核的性质和分类 除嗅神经和视神经，第Ⅲ～Ⅻ对脑神经与脑干的脑神经核相关联。脑神经核按纤维成分可分为如下几种。

① 一般躯体运动核：支配舌肌和眼球外肌，相当于脊髓前角运动核。

② 特殊内脏运动核：支配咀嚼肌、面部表情肌、软腭和咽喉肌等。

③ 一般内脏运动核：支配头、颈、胸、腹部的平滑肌、心肌和腺体，相当于脊髓骶副交感核。

④ 一般内脏感觉核：接受脏器和心血管的初级感觉纤维，相当于脊髓的中间内侧柱。

⑤ 特殊内脏感觉核：接受初级味觉纤维。

⑥ 一般躯体感觉核：接受头面部皮肤、黏膜的初级感觉纤维，相当于脊髓后角Ⅰ～Ⅵ层。

⑦ 特殊躯体感觉核：接受内耳初级听和平衡觉纤维。

（2）脑神经核功能柱及分布规律 若干功能相同的脑神经核，在脑干内规律地排列成纵行的细胞柱，即脑神经核功能柱，共有6个功能柱。排列规律：①感觉柱位于界沟的外侧，运动柱位于界沟的内侧；②与内脏相关的功能柱均靠近界沟，而与躯体相关的均远离界沟。

（3）各脑神经核

① 躯体运动核：相当于脊髓灰质的前柱，主要由躯体运动神经元组成。它发出的轴突构成脑神经中躯体运动纤维，支配头颈部骨骼肌的随意运动。其中在中脑内有动眼神经核（nucleus of oculomotor nerve）支配除外直肌和上斜肌以外的眼球外肌；滑车神经核（nucleus of trochlear nerve）支配上斜肌。脑桥内有三叉神经运动核（motor nucleus of trigeminal nerve）支配咀嚼肌；展神经核（nucleus of abducent nerve）支配外直肌；面神经核（nucleus of facial nerve）支配面肌。延髓内有疑核（nucleus ambiguus）支配咽喉肌；舌下神经核（nucleus of hypoglossal nerve）支配舌肌；副神经核（accessory nucleus）支配斜方肌和胸锁乳突肌。

② 内脏运动核：相当于脊髓灰质的侧柱。脑干内的内脏运动核皆属副交感核，它们发出的轴突组成脑神经中内脏运动副交感纤维，支配平滑肌、心肌和腺体。在中脑内有动眼神经副核（accessory nucleus of oculomotor nerve）支配瞳孔括约肌和睫状肌。延髓内有迷走神经背核（dorsal nucleus of vagus nerve）支配颈部、胸腔和腹腔大部分器官的平滑肌、心肌和腺体的分泌活动。此外，还有上泌涎核和下泌涎核。

③ 躯体感觉核：相当于脊髓灰质的后柱。接受脑神经中的躯体感觉纤维。位于脑桥内的三叉神经脑桥核（pontine nucleus of trigeminal nerve）主要接受面部皮肤和口腔、鼻腔黏膜的触觉冲动；三叉神经脊束核（spinal nucleus of trigeminal nerve）是三叉神经脑桥核的延续，向下行于延髓内，主要接受面部皮肤和口腔、鼻腔黏膜的痛觉、温度觉。此外，还有三叉神经中脑核以及前庭神经核和蜗神经核。

④ 内脏感觉核：相当于脊髓灰质的后柱，为延髓内的孤束核（nucleus of solitary tract），它接受脑神经中的内脏感觉纤维。来自咽、喉及胸腔、腹腔大部分器官的感觉纤维皆终止于孤束核，其中味觉纤维终止于孤束核的上端。

2. 非脑神经核

（1）薄束核（gracile nucleus）与楔束核（cuneate nucleus） 位于薄束、楔束结节的深面，接受薄束、楔束纤维，发出纤维交叉到对侧形成内侧丘系。为躯干、四肢意识性的本位觉和精细触觉传导的中继核。

（2）下橄榄核（inferior olivary nucleus）　位于橄榄核内，接受大脑皮质、脊髓、红核等纤维，发出纤维走向对侧小脑。

（3）脑桥核（pontine nucleus）　位于脑桥基底部，为大脑皮质和小脑皮质之间纤维联系的中继站。

（4）黑质（substantia nigra）　位于中脑被盖和大脑脚底之间，分网状部和致密部，致密部为多巴胺能神经元，合成多巴胺。

（5）红核（red nucleus）　位于中脑上丘水平，被盖部中央，发出纤维组成红核脊髓束。

3. 脑干的白质

（1）长的上行纤维束

① 内侧丘系（medial lemniscus）：肌、腱、关节和皮肤的本体觉和精细触觉感受器→后根纤维→脊髓后索→其中：T5 以下形成薄束→止于延髓的薄束核；T_4 以上形成楔束→止于延髓的楔束核。薄束核和楔束核→发出二级纤维→内侧丘系交叉→内侧丘系→丘脑腹后外侧核。

功能：传导对侧躯干、四肢的本体感觉和精细触觉。

② 脊髓丘脑束（spinothalamic tract）（脊髓丘系）：痛、温觉和粗略触觉感受器→后根纤维→止于脊髓后角→后角第 Ⅰ、Ⅳ～Ⅷ层发出纤维→上升 1～2 节段→左右交叉→其中：进入对侧脊髓前索→形成脊髓丘脑前束（传导粗略触觉）；进入对侧脊髓侧索→形成脊髓丘脑侧束（传导痛、温觉）→脊髓丘脑束（脊髓丘系）→丘脑腹后外侧核。

功能：传导对侧躯干、四肢的痛温觉和粗略触压觉。

③ 三叉丘系（trigeminal lemniscus）：头面部痛、温觉和触压觉感受器→三叉神经感觉→进入脑桥→其中：三叉神经脑桥核→传导触压觉；三叉神经脊束→三叉神经脊束核（传导痛温觉）→发出纤维→左右交叉→三叉丘系→丘脑腹后内侧核。

功能：传导对侧头面部皮肤和黏膜的痛温觉和触压觉。

④ 外侧丘系（lateral lemniscus）：由双侧蜗神经腹侧核和蜗神经后核发出的纤维，大部分交叉至对侧形成外侧丘系，小部分不交叉加入同侧的外侧丘系，外侧丘系进入下丘核。

功能：传导双耳的听觉冲动。

（2）长的下行纤维束　锥体束（pyramidal tract）由起自大脑皮质躯体运动区的锥体细胞的轴突，下行经内囊到脑干，分为两部分。

① 皮质核束：分别止于大部分双侧的脑神经运动核和对侧的面神经核下半和舌下神经核。支配大部分双侧的头面部骨骼肌和对侧眼裂以下的面肌及对侧的舌肌。

② 皮质脊髓束：见脊髓下行纤维。

4. 脑干网状结构　脑干网状结构（reticular formation of brain stem）指脑干中有一个广泛区域，神经纤维和神经元细胞团块交错在一起，形成网状结构。

二、小脑

（一）小脑的外形

小脑（cerebellum）位于颅后窝，两侧膨大为小脑半球（cerebellar hemisphere），中间狭窄为小脑蚓（cerebellar vermis）。上面平坦，下面膨隆，在小脑半球下面前内侧，各有一突出，称小脑扁桃体（tonsil of cerebellum），颅内压升高时，可形成小脑扁桃体疝（枕骨大孔疝），压迫延髓，危及生命。小脑上面前、中 1/3 交界处有一深沟，称原裂；小脑下面绒球和小结的后方有一深沟，称后外侧裂。此两沟可将小脑分叶。

（二）小脑的分叶和分部

根据外形可将小脑分成 3 叶：绒球小结叶、前叶和后叶（表 18-2）。

表 18-2　小脑的分叶、纤维联系与功能

根据外形分叶	根据进化过程分部	根据纤维联系和功能分部	纤维联系	功能
绒球小结叶	原小脑	前庭小脑	与前庭神经和前庭神经核联系	控制躯干肌和眼外肌运动，维持躯体平衡，协调眼球运动
前叶	旧小脑	脊髓小脑	主要接受脊髓小脑前、后束纤维	调节肌张力
后叶	新小脑	大脑小脑	主要和大脑皮质的广泛区域联系	调控骨骼肌的随意、精细运动

（三）小脑的内部结构

1. 小脑皮质（cerebellar cortex） 按细胞构筑分为三层：由深至浅依次为颗粒层、梨状细胞层和分子层。

2. 小脑核 包括顶核（fastigial nucleus）、球状核（globose nucleus）、栓状核（emboliform nucleus）和齿状核（dentate nucleus）。

3. 小脑髓质（cerebellar medullae） 对小脑脚：①小脑下脚（绳状体）：连于小脑和延髓、脊髓之间；②小脑中脚（脑桥臂）：连于小脑和脑桥之间；③小脑上脚（结合臂）：连于小脑和中脑、间脑之间。

三、间脑

间脑（diencephalon）位于中脑与端脑之间，可分为 5 个部分：背侧丘脑、后丘脑、上丘脑、底丘脑和下丘脑。

（一）背侧丘脑

背侧丘脑（dorsal thalamus）又称丘脑，由一对卵圆形的灰质团块组成，前端突起称前结节，后端膨大称丘脑枕，内侧面有一自室间孔走向中脑水管的浅沟，称下丘脑沟，它是背侧丘脑与下丘脑的分界线。

在背侧丘脑灰质的内部有一由白质构成的"Y"字形内髓板，将背侧丘脑大致分为 3 大核群：前核、内侧核群和外侧核群。外侧核群分为背侧组和腹侧组，背侧组由前向后为背外侧核、后外侧核及枕；腹侧组由前向后分为腹前核、腹外侧核及腹后核。腹后核（ventral posterior nucleus）又分为腹后内侧核（ventral posteromedial nucleus）和腹后外侧核（ventral posterolateral nucleus）。

1. 非特异性投射核团（古丘脑） 包括中线核、板内核和网状核。

2. 特异性中继核团（旧丘脑） 主要功能是充当特异性感觉传导通路的中继核，包括腹前核、腹外侧核、腹后核。其中腹后内侧核接受三叉丘系和由孤束核发出的味觉纤维，腹后外侧核接受内侧丘系和脊髓丘系的纤维。腹后核发出纤维组成丘脑中央辐射，投射至大脑皮质的感觉中枢。

3. 联络性核团（新丘脑） 包括前核、内侧核和外侧核的背侧组。

（二）后丘脑

后丘脑（metathalamus）位于丘脑枕的后外下方，中脑顶盖的上方，包括内侧膝状体（medial geniculate body) 和外侧膝状体 (lateral geniculate body),属特异性中继核团。"上外视、下内听"是指上丘、外侧膝状体与视觉传导有关,下丘、内侧膝状体与听觉传导有关。

(三)上丘脑

上丘脑 (epithalamus),包括丘脑髓纹、缰三角、缰连合、后连合和松果体。

(四)底丘脑

底丘脑 (subthalamus) 位于间脑和中脑的过渡区,内含底丘脑核。

(五)下丘脑

下丘脑 (hypothalamus) 位于背侧丘脑的前下方,包括视交叉 (optic chiasma)、灰结节 (tuber cinereum)、漏斗 (infundibulum)、垂体 (mamillary body) 和乳头体等结构,分为视前区、视上区、结节区和乳头体区。

四、端脑

(一)端脑的外形与分叶

大脑 (cerebrum) 又称端脑 (telencephalon),由左、右大脑半球 (cerebral hemisphere) 组成。

两裂:左、右大脑半球之间为纵行的大脑纵裂。大脑和小脑之间为大脑横裂。

三沟:中央沟 (central sulcus)、外侧沟 (lateral sulcus) 和顶枕沟 (parietooccipital sulcus)。

每个半球分五叶:①额叶 (frontal lobe) 在外侧沟以上和中央沟之前的部分;②顶叶 (parietal lobe) 在中央沟后方,外侧沟上方,顶枕沟以前的部分;③枕叶 (occipital lobe) 为顶枕沟以后的部分;④颞叶 (temporal lobe) 位于外侧沟以下的部分;⑤岛叶 (insular lobe) 位于外侧沟深面,被额叶、顶叶和颞叶所掩盖。

1. 上外侧面

(1) 额叶 有中央前沟,分为中央前回 (precentral gyrus)、额上沟、额下沟,分为额上回、额中回、额下回。

(2) 顶叶 有中央后沟 (postcentral sulcus) 和顶内沟、分为中央后回 (postcentral gyrus)、顶上小叶和顶下小叶,后者又分为缘上回和角回。

(3) 颞叶 有颞上沟和颞下沟,分为颞上回、颞中回、颞下回和颞横回 (transverse temporal gyri)。

2. 内侧面 有中央旁小叶 (paracentral lobule)、胼胝体沟、扣带沟 (cingulate sulcus)、扣带回 (cingulate gyrus),距状沟 (calcarine sulcus) 分枕叶为楔叶和舌回。

3. 下面 有嗅束、嗅球、嗅三角、枕颞沟、侧副沟、枕颞外侧回、枕颞内侧回、海马旁回 (parahippocampal gyrus)、钩 (uncus)、海马、齿状回等结构。海马和齿状回构成海马结构。

(二)大脑皮质的功能定位

大脑皮质 (cerebral cortex) 位于大脑的表面,是神经系统发育最复杂、最完善的部位,也是高级神经活动的物质基础。

(三)端脑的内部结构

1. 基底核 (basal nuclei) 是位于大脑髓质内的灰质团块,包括尾状核、豆状核两者合称纹状体 (表 18-3)、屏状核和杏仁体 (amygdaloid body)。

表 18-3　纹状体的分部

纹状体（corpus striatum）	尾状核（caudate nucleus）	分头、体、尾	新纹状体
	豆状核（lentiform nucleus）	壳（putamen）	
		苍白球（globus pallidus）	旧纹状体

2. 侧脑室　位于大脑半球内，左右各一，分中央部、前角、后角、下角 4 部分，通过左右室间孔通第三脑室。

3. 大脑皮质　是覆盖在大脑半球表面的灰质，皮质的神经细胞可分为两类：传出神经元和传入神经元。人类大脑皮质重演了种系发生的次序，可分为原皮质（海马、齿状回），旧皮质（嗅脑）和新皮质（除原、旧皮质以外）。大脑皮质功能定位与特点见表 18-4。

表 18-4　大脑皮质功能定位与特点

功能区	部位	功能	特点	损伤症状
第Ⅰ躯体运动区	中央前回和中央旁小叶前部	管理骨骼肌运动	①上下颠倒，但头部是正的；②左右交叉；③代表区的大小与运动精细程度有关	对侧肢体、眼裂以下面肌、舌肌痉挛性瘫痪
第Ⅰ躯体感觉区	中央后回和中央旁小叶后部	管理对侧半身浅、深感觉	①上下颠倒，但头部是正的；②左右交叉；③代表区的大小取决于感觉的敏锐程度	对侧半身感觉障碍
视觉区	距状沟上、下的皮质	视觉	一侧视区接受双眼同侧半网膜来的纤维	双眼对侧半视野偏盲（同向性偏盲）
听觉区	颞横回	听觉	接受两耳的冲动	不会引起全聋
嗅觉区	海马旁回钩附近	嗅觉	位置靠近边缘系统	嗅觉障碍
运动性语言中枢	额下回后部	讲话	语言中枢	运动性失语症
书写中枢	额中回后部	书写文字		失写症
听觉性语言中枢	颞上回后部	听话		感觉性失语症
视觉性语言中枢	角回	看懂文字		失读症

（四）大脑半球的髓质

1. 联络纤维（association fibers）　联系同侧半球内各部分皮质的纤维，包括：弓状纤维、上纵束、下纵束、钩束和扣带。

2. 连合纤维（commissural fibers）　连合两侧半球皮质的纤维，包括：胼胝体（分嘴、膝、干和压部四部分）、前连合、穹窿和穹窿连合。

3. 投射纤维（projection fibers）　由大脑皮质与皮质下各中枢的上、下行纤维组成。

内囊（internal capsule）：位于背侧丘脑、尾状核和豆状核之间的白质板。水平切面上呈"V"字形，分为 3 部（表 18-5）。

表 18-5　内囊的分部、位置与各部纤维

内囊分部	位置	经过的主要纤维
内囊前肢	豆状核与尾状核之间	额桥束、丘脑前辐射

续表

内囊分部	位置	经过的主要纤维
内囊膝	前、后肢之间	皮质核束
内囊后肢	豆状核与丘脑之间	皮质脊髓束、皮质红核束、顶桥束、丘脑中央辐射、视辐射、听辐射

内囊损伤时，出现偏身感觉丧失（丘脑中央辐射受损），对侧偏瘫（皮质核束、皮质脊髓束受损），偏盲（视辐射受损）的"三偏症"。

（五）边缘系统

边缘系统（limbic system）由边缘叶（limbic lobe）及与其密切联系的皮质下结构（如杏仁体、隔核、下丘脑、背侧丘脑前核）和中脑被盖的一些结构等共同组成。边缘系统主要司内脏调节、情绪反应和性活动等。

同步练习

一、选择题

A 型题

1. 成人脊髓下端平（　　）。
    A. 第 2 腰椎体上缘　　　　　B. 第 1 腰椎体下缘　　　　　C. 第 3 腰椎体下缘
    D. 第 4 腰椎体上缘　　　　　E. 第 5 腰椎体上缘

2. 第 6 颈脊髓节平对（　　）。
    A. 第 4 颈椎　　　　　　　　B. 第 5 颈椎　　　　　　　　C. 第 6 颈椎
    D. 第 7 颈椎　　　　　　　　E. 第 1 胸椎

3. 脊髓的副交感神经低级中枢位于（　　）。
    A. 腰 2～4 节中　　　　　　 B. 骶 2～4 节中　　　　　　 C. 骶 1～3 节中
    D. 腰 1～3 节中　　　　　　 E. 胸腰部侧角

4. 经脊髓白质前连合交叉至对侧纤维束的是（　　）。
    A. 皮质脊髓束　　　　　　　B. 脊髓丘脑束　　　　　　　C. 红核脊髓束
    D. 薄束　　　　　　　　　　E. 楔束

5. 由中脑背侧出脑的脑神经是（　　）。
    A. 舌神经　　　　　　　　　B. 面神经　　　　　　　　　C. 前庭蜗神经
    D. 动眼神经　　　　　　　　E. 滑车神经

6. 脑桥内的脑神经核有（　　）。
    A. 舌下神经核　　　　　　　B. 孤束核　　　　　　　　　C. 滑车神经核
    D. 前庭神经核　　　　　　　E. 动眼神经核

7. 延髓内的脑神经核有（　　）。
    A. 前庭神经核　　　　　　　B. 三叉神经运动核　　　　　C. 疑核
    D. 展神经核　　　　　　　　E. 面神经核

8. 第四脑室正中孔位于（　　）。
    A. 第四脑室脉络组织上　　　B. 上髓帆　　　　　　　　　C. 下髓帆
    D. 第四脑室脉络组织丛　　　E. 第四脑室外侧隐窝尖端

9. 面神经丘深部为（　　　）。

    A. 孤束核　　　　　　　　　B. 展神经核　　　　　　　　C. 面神经核

    D. 舌下神经核　　　　　　　E. 迷走神经背核

10. 属于一般内脏运动核的是（　　　）。

    A. 迷走神经背核　　　　　　B. 副神经核　　　　　　　　C. 黑质

    D. 面神经核　　　　　　　　E. 孤束核

11. 不属于副交感神经核的有（　　　）。

    A. 孤束核　　　　　　　　　B. 上泌涎核　　　　　　　　C. 动眼神经副核

    D. 迷走神经背核　　　　　　E. 脊髓骶2～4节段的中间外侧核

12. 位于中脑的核团是（　　　）。

    A. 蓝斑　　　　　　　　　　B. 泌涎核　　　　　　　　　C. 孤束核

    D. 齿状核　　　　　　　　　E. 黑质

13. 脑神经的躯体感觉核包括（　　　）。

    A. 孤束核　　　　　　　　　B. 三叉神经脑桥核　　　　　C. 下泌涎核

    D. 滑车神经核　　　　　　　E. 动眼神经核

14. 司舌下腺分泌的核有（　　　）。

    A. 舌下神经核　　　　　　　B. 上泌涎核　　　　　　　　C. 面神经核

    D. 红核　　　　　　　　　　E. 下泌涎核

15. 与迷走神经相关联的核团是（　　　）。

    A. 副神经核　　　　　　　　B. 下泌涎核　　　　　　　　C. 下橄榄核

    D. 三叉神经脑桥核　　　　　E. 三叉神经脊束核

16. 脑干上属于下运动神经元的核团是（　　　）。

    A. 副神经核　　　　　　　　B. 黑质　　　　　　　　　　C. 三叉神经中脑核

    D. 迷走神经背核　　　　　　E. 红核

17. 在延髓的躯体运动核是（　　　）。

    A. 疑核　　　　　　　　　　B. 副神经核　　　　　　　　C. 迷走神经背核

    D. 展神经核　　　　　　　　E. 舌下神经核

18. 丘脑腹后内侧核接受的纤维束是（　　　）。

    A. 三叉丘系　　　　　　　　B. 内侧丘系　　　　　　　　C. 脊髓丘系

    D. 听辐射　　　　　　　　　E. 视辐射

19. 新小脑的传入纤维来自（　　　）。

    A. 齿状核　　　　　　　　　B. 前庭核　　　　　　　　　C. 红核

    D. 脑桥核　　　　　　　　　E. 顶核

20. 不属于上丘脑的结构是（　　　）。

    A. 松果体　　　　　　　　　B. 丘脑间黏合　　　　　　　C. 缰三角

    D. 缰连合　　　　　　　　　E. 丘脑髓纹

21. 属于后丘脑的结构是（　　　）。

    A. 缰连合　　　　　　　　　B. 松果体　　　　　　　　　C. 丘脑枕

    D. 乳头体　　　　　　　　　E. 外侧膝状体

22. 不属于特异性中继核团的是（　　　）。

    A. 中线核　　　　　　　　　B. 腹后内侧核　　　　　　　C. 腹后外侧核

D. 腹外侧核　　　　　　　　E. 腹前核

23. 缘上回位于大脑的（　　　）。

　　A. 颞叶　　　　　　　　B. 岛叶　　　　　　　C. 额叶

　　D. 枕叶　　　　　　　　E. 顶叶

24. 新纹状体是指（　　　）。

　　A. 尾状核和豆状核　　　　B. 尾状核和苍白球　　　C. 尾状核和豆状核的壳

　　D. 苍白球和豆状核的壳　　E. 尾状核和杏仁体

25. 关于基底核的描述，正确的是（　　　）。

　　A. 又称新纹状体　　　　　　　　　　　B. 包括尾状核、豆状核和杏仁体

　　C. 是大脑髓质中的灰质团块　　　　　　D. 包括纹状体，屏状核

　　E. 参与组成边缘系统

26. 听区位于（　　　）。

　　A. 颞下回　　　　　　　B. 角回　　　　　　　C. 缘上回

　　D. 颞横回　　　　　　　E. 颞上回

27. 颞横回是（　　　）。

　　A. 视觉中枢　　　　　　B. 听觉中枢　　　　　C. 感觉性语言中枢

　　D. 运动性语言中枢　　　E. 视觉性语言中枢

28. 书写中枢位于（　　　）。

　　A. 缘上回　　　　　　　B. 额中回后部　　　　C. 颞上回后部

　　D. 额下回后部　　　　　E. 角回

29. 阅读中枢位于（　　　）。

　　A. 距状沟上、下的枕叶皮质　B. 角回　　　　　　C. 缘上回

　　D. 额中回后部　　　　　E. 额下回后部

30. 皮质核束经过（　　　）。

　　A. 内囊前肢　　　　　　B. 内囊膝　　　　　　C. 内囊后肢

　　D. 锥体交叉　　　　　　E. 都不是

31. 左侧内囊膝部损伤可出现（　　　）。

　　A. 左侧额纹消失　　　　B. 伸舌时舌尖偏向右　　C. 左侧肢体偏瘫

　　D. 口角偏向右侧　　　　E. 右侧额纹消失

B 型题

　　A. 动眼神经副核　　　　B. 上泌涎核　　　　　C. 下泌涎核

　　D. 迷走神经背核　　　　E. 疑核

1. 调节腮腺分泌的副交感神经纤维源于（　　　）。

2. 支配咽喉肌运动的神经纤维源于（　　　）。

3. 使睫状肌收缩的神经纤维源于（　　　）。

　　A. 楔束　　　　　　　　B. 红核脊髓束　　　　C. 皮质脊髓束

　　D. 脊髓丘脑束　　　　　E. 薄束

4. 位于后索内侧部的是（　　　）。

5. 经白质前连合交叉形成的是（　　　）。

　　A. 前角　　　　　　　　B. 后角　　　　　　　C. 侧角

　　D. 脊髓圆锥　　　　　　E. 中央灰质

6. 仅在脊髓第 1 胸节到第 3 腰节的横切面上可见到的灰质部分（　　）。

7. 运动神经元位于（　　）。

  A. 面神经核   B. 展神经核   C. 副神经核

  D. 滑车神经核   E. 动眼神经核

8. 位于面神经丘深部的是（　　）。

9. 位于延髓和颈髓的是（　　）。

  A. 薄束核、楔束核   B. 红核   C. 黑质

  D. 脑桥核   E. 腹侧被盖区

10. 发出纤维形成内侧丘系的是（　　）。

11. 联系大脑皮质和新小脑的是（　　）。

  A. 顶核   B. 齿状核   C. 绒球小结叶

  D. 小脑扁桃体   E. 中间核

12. 属于旧小脑的是（　　）。

13. 属于新小脑的是（　　）。

  A. 顶下小叶   B. 绒球   C. 海马旁回

  D. 扣带回   E. 锥体

14. 大脑前动脉分布于（　　）。

15. 大脑中动脉分布于（　　）。

  A. 侧脑室   B. 第三脑室   C. 第四脑室

  D. 中脑水管   E. 中央管

16. 与蛛网膜下隙相通的是（　　）。

17. 位于大脑半球内的是（　　）。

二、填空题

1. 脊髓位于 _____ 内，上端在平 _____ 处与 _____ 相续，成人脊髓下端平 _____ 下缘。

2. 每侧脊髓灰质可分为 _____ 、 _____ 和 _____ ；每侧脊髓白质可分为 _____ 、 _____ 和 _____ 。

3. 脑位于颅腔内，可分为 _____ 、 _____ 、 _____ 、 _____ 、 _____ 和 _____ 六部分，其中后三者又合称为 _____ 。

4. 脑干内的特殊内脏运动核有 _____ 、 _____ 、 _____ 和 _____ 。

5. 脑干一般躯体运动核中，在中脑内有 _____ 和 _____ ，在脑桥内有 _____ ，延髓内有 _____ 。

6. 只接受对侧皮质核束纤维的脑神经躯体运动核有 _____ 和 _____ 。

7. 动眼神经副核发出节前纤维加入 _____ 神经，进入眼眶后，在 _____ 内换神经元，发出节后纤维支配 _____ 和 _____ 。

8. 在脑干腹面，延髓与脑桥分界的沟为 _____ ，从中线向外侧依次附着 _____ 、 _____ 和 _____ 。

9. 根据 _____ 裂和 _____ 裂，可将小脑分为 _____ 、 _____ 和 _____ 三叶。

10. 小脑核包括 _____ 、 _____ 、 _____ 和 _____ 四对。

11. 间脑可分为 _____ 、 _____ 、 _____ 、 _____ 和 _____ 5 个部分。

12. 背侧丘脑腹后核包括 _____ 和 _____ ，前者接受 _____ 纤维，后者接受 _____ 和

_____的纤维。

13. 大脑半球通过三条沟，即_____、_____和_____为界，分为五个叶，即_____、_____、_____和_____。

14. 端脑的白质分为联系半球内部的_____，联系两侧半球的_____，以及由上、下行纤维组成的_____。

15. 在大脑皮质，躯体运动中枢位于_____，躯体感觉中枢位于_____，听觉中枢位于_____。

16. 大脑动脉环由_____、_____、_____、_____和_____在脑底吻合而成。

三、名词解释

1. 灰质　2. 神经核　3. 神经节　4. 纤维束　5. 脊髓圆锥　6. 终丝　7. 菱形窝　8. 脑桥小脑三角
9. 锥体交叉　10. 内囊　11. 基底核　12. 听觉性语言中枢

四、简答题

1. 简述脊髓横切面上灰质及白质的分部。
2. 脑干内一般躯体运动核有哪些？发出什么神经？支配什么器官？
3. 简述脊髓与椎骨的对应关系。
4. 简述小脑按外形、进化过程和纤维联系及功能如何分叶、分部。
5. 简述大脑的基底神经核。
6. 简述大脑皮质各语言中枢的位置。损伤后造成什么语言障碍？
7. 第四脑室的组成和交通如何？

五、论述题

1. 某幼儿患者高热后，发现左下肢肌肉瘫痪，肌张力低下，肌肉萎缩，膝跳反射消失，病理反射阴性。问病变在何处？为什么？
2. 试述内囊的位置、分部及各部的主要传导束。
3. 脊髓半横断将损伤哪些纤维束？有何临床表现？
4. 大脑中动脉栓塞，可损伤哪些重要的功能区？出现何临床表现？

参考答案

一、选择题

A 型题

1. B　2. B　3. B　4. B　5. E　6. D　7. C　8. C
9. B　10. A　11. A　12. E　13. B　14. B　15. E
16. A　17. E　18. A　19. D　20. B　21. E　22. A
23. E　24. C　25. C　26. D　27. B　28. B　29. B
30. B　31. B

B 型题

1. C　2. E　3. A　4. E　5. D　6. C　7. A　8. B
9. C　10. A　11. D　12. E　13. B　14. D　15. A
16. C　17. A

二、填空题

1. 椎管　枕骨大孔　延髓　第 1 腰椎

2. 前角　后角　侧角　前索　外侧索　后索

3. 端脑　间脑　小脑　中脑　脑桥　延髓　脑干

4. 三叉神经运动核　面神经核　疑核　副神经核

5. 动眼神经核　滑车神经核　展神经核　舌下神经核

6. 面神经核下部　舌下神经核

7. 动眼神经　睫状神经节　瞳孔括约肌　睫状肌

8. 脑桥延髓沟　展神经　面神经　前庭蜗神经

9. 原　后外侧　绒球小结叶　前叶　后叶

10. 顶核　球状核　栓状核　齿状核

11.背侧丘脑 后丘脑 上丘脑 底丘脑 下丘脑

12.腹后内侧核 腹后外侧核 三叉丘系 内侧丘系 脊髓丘系

13.中央沟 外侧沟 顶枕沟 额叶 顶叶 枕叶 颞叶 岛叶

14.联络纤维 连合纤维 投射纤维

15.中央前回和中央旁小叶前部 中央后回和中央旁小叶后部 颞横回

16.两侧大脑前动脉的起始段 前交通动脉 颈内动脉末端 后交通动脉 大脑后动脉

三、名词解释

1.灰质：在中枢神经系统内，神经元的细胞体及其树突聚集的地方，色灰暗。

2.神经核：形态和功能相似的神经元胞体聚集成团或柱称神经核。

3.神经节：在周围部，神经元胞体聚集处称神经节。

4.纤维束：白质中，凡起、止行程和功能基本相同的神经纤维集合在一起称为纤维束。

5.脊髓圆锥：脊髓下端变细呈圆锥状，称为脊髓圆锥。

6.终丝：软脊膜由脊髓圆锥向下延续为细长的无神经组织的终丝，止于尾骨的背面，起固定脊髓的作用。

7.菱形窝：位于延髓上部和脑桥的背面，即第四脑室底，呈菱形。此窝的上外侧边界为小脑上脚，下外侧边界自内侧向外侧依次为：薄束结节、楔束结节和小脑下脚。

8.脑桥小脑三角：在延髓脑桥沟的外侧部，延髓、脑桥和小脑的结合处，临床上称为脑桥小脑三角，前庭蜗神经恰位于此处，前庭蜗神经纤维瘤时，病人除了有听力障碍和小脑损伤的症状外，肿瘤还可压迫位于附近的面神经、三叉神经、舌咽神经和迷走神经，产生相应的症状。

9.锥体交叉：在锥体下端，大部分皮质脊髓束纤维越过中线左右交叉，形成发辫状的锥体交叉，部分填堵了前正中裂。

10.内囊：位于背侧丘脑、尾状核和豆状核之间的白质板。水平切面上呈"V"字形，分为前肢、膝和后肢3部，当广泛损伤时，病人会出现"三偏"症。

11.基底核：位于大脑白质内，位置靠近脑底，包括尾状核、豆状核（两者合称纹状体）、屏状核和杏仁体。

12.听觉性语言中枢：听话中枢，位于颞上回后部，主要调整自己语言和听到、理解别人的语言。此中枢损伤后，造成感觉性失语症。

四、简答题

1.答：脊髓由灰质和白质两大部分组成。每侧的灰质，前部为前角，后部为后角，在胸部和上部腰髓（$T_1 \sim L_3$），前、后角之间还有向外伸出的侧角，前、后角之间的区域为中间带，位于中央管周围的灰质，为中央灰质。白质借脊髓的纵沟分为3个索，前正中裂与前外侧沟之间为前索；前、后外侧沟之间为外侧索；后外侧沟与后正中沟之间为后索。在灰质前连合的前方有纤维横越，称白质前连合。

2.答：脑干内一般躯体运动核有：

①动眼神经核：发出动眼神经，支配上睑提肌、上直肌、内直肌、下斜肌、下直肌。

②滑车神经核：发出滑车神经，支配上斜肌。

③展神经核：发出展神经，支配外直肌。

④舌下神经核：发出舌下神经，支配舌内、外肌。

3.答：脊髓节段与椎骨的对应关系如下表。

脊髓节段	对应椎骨	推算举例
上颈髓 （$C_{1\sim4}$）	与同序数椎骨同高 脊髓节段＝椎骨序数	如第3颈节对第3颈椎
下颈髓 （$C_{5\sim8}$） 上胸髓 （$T_{1\sim4}$）	较同序数椎骨高1个椎骨 脊髓节段－1＝椎骨序数	如第5颈节对第4颈椎
中胸髓 （$T_{5\sim8}$）	较同序数椎骨高2个椎骨 脊髓节段－2＝椎骨序数	如第6胸节对第4胸椎
下胸髓 （$T_{9\sim12}$）	较同序数椎骨高3个椎骨 脊髓节段－3＝椎骨序数	如第11胸节对第8胸椎

续表

腰髓 (L$_{1\sim5}$)	平对第 10～12 胸椎	
骶、尾髓 (S$_{1\sim5}$、C$_0$)	平对第 1 腰椎	

4．答：小脑分叶、分部情况如下表。

根据外形分叶	根据进化 过程分部	根据纤维联系 和功能分部
绒球小结叶	原小脑	前庭小脑
前叶	旧小脑	脊髓小脑
后叶	新小脑	大脑小脑

5．答：基底核位于大脑白质内，接近脑底面，包括纹状体（由尾状核和豆状核组成）、屏状核、杏仁核。尾状核从前向后分为尾状核头、尾状核体和尾状核尾。豆状核被白质板分为 3 部分，外侧一部称壳，内侧两部称苍白球。壳与尾状核称为新纹状体，苍白球称旧纹状体。

6．答：① 运动性语言中枢（说话中枢）：位于额下回的各部，又称 Broca 区。损伤后产生运动性失语症。

② 书写中枢：位于额中回的后部。损伤造成失写症。

③ 听觉性语言中枢（听话中枢）：位于颞上回后部。损伤后造成感觉性失语症。

④ 视觉性语言中枢（阅读中枢）：位于角回。损伤造成失读症。

7．答：位于延髓、脑桥和小脑之间，顶朝向小脑，顶的前部由小脑上脚和上髓帆构成，后下部由下髓帆和第四脑室脉络组织构成。下髓帆有第四脑室脉络组织和第四脑室脉络丛。

交通：向上经中脑水管与第三脑室相通，向下通中央管，通过正中孔和两侧的外侧孔通蛛网膜下隙。

五、论述题

1．答：根据症状体征及病史，确定为病变为脊髓灰质炎（小儿麻痹症），脊髓前角受损，主要伤及前角运动神经元，前角运动神经元包括：①α 运动神经元：支配梭外肌纤维，支配骨骼肌的随意运动。②γ 运动神经元：支配梭内肌纤维，调节肌张力。损伤造成这些细胞所支配的骨筋肌弛缓性瘫痪。

2．答：内囊为位于背侧丘脑、尾状核和豆状核之间的白质板。水平切面上呈"V"字形，分为 3 部，见下表。

内囊分部	位置	经过的主要纤维
内囊前肢	豆状核与 尾状核之间	额桥束、丘脑前辐射
内囊膝	前、后肢 之间	皮质核束
内囊后肢	豆状核与 丘脑之间	皮质脊髓束、皮质红核束、顶桥束、丘脑中央辐射、视辐射、听辐射

3．答：脊髓半横断损伤后，可引起损伤平面以下出现布朗-色夸综合征。损伤后索的薄束和楔束，导致伤侧平面以下位置觉、震动觉和精细触觉丧失；损伤侧索的皮质脊髓束，皮质脊髓束为上运动神经元，导致同侧肢体硬瘫；损伤脊髓丘脑束，造成损伤平面稍下的对侧身体痛、温觉丧失。

4．答：大脑中动脉进入外侧沟内，发皮支营养大脑半球上外侧面的大部分，端脑外侧面有人体主要的功能区，若该动脉发生阻塞，将出现严重的功能障碍。具体的中枢和损伤表现如下表。

功能区	部位	功能	损伤症状
第Ⅰ躯体 运动区	中央前回和中央旁小叶前部	管理骨骼肌运动	对侧肢体、眼裂以下面肌、舌肌痉挛性瘫痪
第Ⅰ躯体 感觉区	中央后回和中央旁小叶后部	管理对侧半身浅、深感觉	对侧半身感觉障碍
视觉区	距状沟上、下的皮质	视觉	双眼对侧半视野偏盲（同向性偏盲）
听觉区	颞横回	听觉	不会引起全聋
嗅觉区	海马旁回钩附近	嗅觉	嗅觉障碍
运动性 语言中枢	额下回后部	讲话	运动性失语症
书写中枢	额中回后部	书写文字	失写症
听觉性 语言中枢	颞上回后部	听话	感觉性失语症
视觉性 语言中枢	角回	看懂文字	失读症

第十九章 神经系统的传导通路

🗂 **重点**

①躯干、四肢意识性本体感觉、痛温觉传导通路的起止；各级神经元胞体及纤维束在中枢内的位置；丘系交叉的位置及皮质投射区。②痛、温、触（浅）感觉传导通路；视觉传导通路的组成、纤维交叉情况及皮质投射区；瞳孔对光反射路径。③皮质核束的起始、通过内囊的部位及其对脑神经运动核控制的概况。④皮质脊髓束的起始、锥体交叉、皮质脊髓侧束与皮质脊髓前束的走行、终止概况。

📖 **内容精讲**

感受器接受的刺激转变为神经冲动，经周围神经传入中枢神经系统，最后至大脑皮质产生感觉。大脑皮质将这些信息经整合后发出指令，传递到脑干或脊髓的运动神经元，经传出神经到达躯体或内脏效应器，引起效应。高级中枢与感受器或效应器之间，通过神经元传导神经冲动的通路，称传导通路（conductive pathway）。由感受器经过传入神经、皮质下各级中枢至大脑皮层的神经通路，称感觉（上行）传导通路（sensory pathway）；由大脑皮层经皮质之下各级中枢、传出神经至效应器的神经通路称运动（下行）传导通路（motor pathway）。

第一节 感觉传导通路

一、本体（深）感觉传导通路

本体觉是指肌、腱、关节等运动器官的位置觉、运动觉和震动觉，又称深感觉。躯干和四肢本体觉传导通路分为意识性和非意识性两种。

（一）躯干和四肢意识性本体感觉传导通路

传导通路：肌、腱、关节和皮肤的本体觉和精细触觉感受器→后根纤维→脊髓后索→T_5以下形成薄束→止于延髓的薄束核；T_4以上形成楔束→止于延髓的楔束核，薄束核和楔束核→发出二级纤维→内侧丘系交叉→内侧丘系→丘脑腹后外侧核→丘脑中央辐射→内囊后肢→中央后回的中、上部和中央旁小叶后部。

三级神经元胞体：脊神经节、薄束核和楔束核、丘脑腹后外侧核。

两次中继：薄束核和楔束核、丘脑腹后外侧核。

一次交叉：延髓，内侧丘系交叉。

（二）躯干和四肢非意识性本体感觉传导通路

非意识性本体感觉传导通路是指将躯干和四肢本体觉感受器接收的信息传至小脑的通路，不产生意识性的感觉，而是反射性调节躯干和四肢的肌张力和协调运动，维持身体的平衡和姿势。

二、痛温觉、粗触觉和压觉传导通路

该通路又称浅感觉传导通路，传导皮肤、黏膜的痛觉、温度觉、粗触觉的冲动，由三级神经元组成。

（一）躯干和四肢痛温觉、粗触觉和压觉传导通路

传导通路：痛、温觉和粗略触觉感受器→脊髓后角→后角第Ⅰ、Ⅳ－Ⅶ层→发出纤维→上升1～2节段→左右交叉→进入对侧脊髓前索→形成脊髓丘脑前束（传导粗略触觉）；进入对侧脊髓侧索→形成脊髓丘脑侧束（传导痛、温觉）。至中脑两束合并为脊髓丘脑束（脊髓丘系）→丘脑腹后外侧核→丘脑中央辐射→内囊后肢→中央后回的中、上部和中央旁小叶后部。

三级神经元胞体：脊神经节、后角、丘脑腹后外侧核。

两次中继：后角、丘脑腹后外侧核。

一次交叉：脊髓白质前连合。

（二）头面部的痛温觉、粗触觉和压觉传导通路

传导通路：头面部痛、温觉和触压觉感受器→三叉神经感觉→进入脑桥→三叉神经脑桥核（传导触压觉）；三叉神经脊束→三叉神经脊束核（传导痛温觉）。发出纤维→左右交叉→三叉丘系→丘脑腹后内侧核→丘脑中央辐射→内囊后肢→中央后回下部。

三级神经元胞体：三叉神经节、三叉神经脑桥核和三叉神经脊束核、丘脑腹后内侧核。

两次中继：三叉神经脑桥核和三叉神经脊束核、丘脑腹后内侧核。

一次交叉：脑桥和延髓。

三、视觉传导通路和瞳孔对光反射通路

（一）视觉传导通路

视觉传导通路传导两眼视觉。当两眼向前平视，所能看到的空间范围称视野。视野分为鼻侧半视野和颞侧半视野。物体由于眼球屈光装置对光线的折射，鼻侧半视野的物象投射到颞侧半视网膜，颞侧半视野的物象投射到鼻侧半视网膜。

传导通路：视网膜感光细胞（视锥细胞、视杆细胞）→节细胞→视神经→视交叉（鼻侧纤维交叉，颞侧纤维不交叉）→视束→外侧膝状体→视辐射→内囊后肢→视区（距状沟上、下皮质）。

视觉传导通路的损伤：

（1）一侧视神经　该侧眼视野全盲。

（2）视交叉中央　双眼视野颞侧半偏盲。

（3）一侧视束、外侧膝状体、视辐射或视皮质　双眼病灶对侧半视野同向性偏盲。

（二）瞳孔对光反射通路

传导通路：视网膜→视神经→视束→上丘臂→顶盖前区→两侧动眼神经副核→节前纤维动→眼神经→睫状神经节→换元→瞳孔括约肌收缩→双眼瞳孔缩小。

瞳孔对光反射：光照一侧眼，引起两眼瞳孔缩小的反应，光照侧称直接对光反射，未照射侧称间接对光反射。

不同部位损伤症状不同：

（1）一侧视神经损伤　患侧眼直接对光反射消失，间接对光反射存在；健侧眼直接对光反射存在，间接对光反射消失。

（2）一侧动眼神经损伤　患侧眼直接、间接对光反射均消失。健侧眼直接、间接对光反射均存在。

第二节 运动传导通路

运动传导通路由上运动神经元和下运动神经元组成。上运动神经元（upper motor neuron）为大脑皮质中央前回和中央旁小叶前部的锥体细胞。下运动神经元（lower motor neuron）为脑神经躯体运动核和脊髓前角细胞。运动传导通路包括锥体系和锥体外系，锥体系直接或间接作用于下运动神经元执行随意运动。锥体外系是指锥体系以外调节随意运动的传导通路。

一、锥体系

锥体系（pyramidal system）的上运动神经元位于大脑皮质中央前回和中央旁小叶前部的锥体细胞。

1. 皮质脊髓束（corticospinal tract） 管理躯干、四肢骨骼肌的随意运动。

传导通路：中央前回上、中部和中央旁小叶前部等处锥体细胞的轴突→皮质脊髓束→延髓锥体交叉→大部分纤维交叉到对侧→进入对侧脊髓侧索→皮质脊髓侧束→止于同侧外侧群的前角运动细胞→支配四肢肌；小部分纤维不交叉→进入同侧脊髓前索→皮质脊髓前束→其中大部分纤维交叉→止于对侧前角细胞，小部分纤维不交叉→止于同侧前角细胞→支配躯干肌。

特点：躯干肌受两侧大脑皮质支配，而上、下肢肌只受对侧支配，所以一侧皮质脊髓束在交叉前损伤，将引起对侧肢体痉挛性瘫痪。

2. 皮质核束（corticonuclear tract） 由中央前回下部的锥体细胞的轴突集合形成，下行经内囊膝进入脑干，大部分纤维分别止于大部分双侧的脑神经运动核，小部分纤维交叉到对侧，止于对侧的面神经核下半和舌下神经核。皮质核束支配大部分双侧的头面部骨骼肌和对侧眼裂以下的面肌及对侧的舌肌。

核上瘫（supranuclear paralysis）：一侧上运动神经元（皮质核束以上）受损，可产生对侧眼裂以下的面肌和对侧舌肌瘫痪，表现为病灶对侧鼻唇沟消失，口角低垂并向病灶侧偏斜，流涎，不能做鼓腮、露齿等动作，伸舌时舌尖偏向病灶对侧，为核上瘫。

核下瘫（infranuclear paralysis）：一侧面神经核受损，可致病灶侧所有面肌瘫痪，表现为额横纹消失、眼不能闭、口角下垂，鼻唇沟消失等；一侧舌下神经核受损，可致病灶侧全部舌肌瘫痪，表现为伸舌时舌尖偏向病灶侧，为核下瘫。

锥体系的任何部位损伤都可引起其支配区的随意运动障碍——瘫痪。锥体系的损伤可分为两类：上运动神经元损伤和下运动神经元损伤（表 19-1）。

表 19-1 上、下运动神经元损伤表现

症状与体征	上运动神经元损伤	下运动神经元损伤
瘫痪范围	常较广泛	常较局限
瘫痪特点	痉挛性瘫痪（软瘫）	弛缓性瘫（软瘫）
肌张力	增高	减低
深反射	亢进	消失
浅反射	减弱或消失	消失
病理反射	有（＋）	无（－）
腱反射	亢进	减弱或消失
肌萎缩	早期肌萎缩不明显	早期即有肌萎缩

二、锥体外系

锥体外系（extrapyramidal system）是指锥体系以外的影响和控制躯体运动的所有传导路径，其结构十分复杂，包括大脑皮质（主要是躯体运动区和躯体感觉区）、纹状体、背侧丘脑、底丘脑、中脑被盖、红核、黑质、脑桥核、前庭核、小脑和脑干网状结构等，它们以纤维相联系。锥体外系的主要功能是调节肌张力、协调肌肉活动、维持体态姿势和习惯性动作。

第三节　神经系统的化学通路

神经系统各种活动的本质是化学物质的传递，突触是神经传导通路的关键部位，绝大多数是化学性的。化学通路传递的化学物质种类繁多，分布广泛。

一、胆碱能通路

胆碱能通路（cholinergic pathway）以乙酰胆碱为神经递质。乙酰胆碱在神经元胞体内合成，经轴浆运输至末梢，贮存于突触囊泡，释放后作用于靶细胞。

二、胺能通路

胺能通路（aminergic pathway）含有胺类神经递质，包括儿茶酚胺（去甲肾上腺素、肾上腺素、多巴胺）、5-羟色胺和组胺等。主要通路有：去甲肾上腺素能通路、肾上腺素能通路、多巴胺能通路和5-羟色胺能通路等。

三、氨基酸能通路

参与神经传导的氨基酸有兴奋性和抑制性两类。其中，以GABA能通路分布最广。

四、肽能通路

在中枢和周围神经系统内，广泛存在着多种肽类物质，执行着神经递质或调质的功能。主要包括P物质能通路、生长抑素能通路、后叶加压素和缩宫素能通路等。

第二十章　脑和脊髓的被膜、血管及脑脊液循环

重点

①颈内动脉和椎-基底动脉的行径、主要分支及分布；②大脑动脉环的组成、位置及功能意义；脑室系统的组成、位置与通连概况；③脑脊液循环途径。

 内容精讲

第一节　脑和脊髓的被膜

脑和脊髓表面由外向内依次为硬膜、蛛网膜和软膜。

一、脊髓的被膜

（一）硬脊膜

硬脊膜（spinal dura mater）呈囊状包裹脊髓。硬膜外隙（extradural space）为硬脊膜与椎管内骨膜之间的间隙，内含疏松结缔组织、脂肪和静脉等，呈负压，有脊神经通过。临床上的硬脊膜外麻醉，就是将麻药注入此间隙。

（二）脊髓蛛网膜

脊髓蛛网膜（spinal arachnoid mater）为半透明而无血管的薄膜。蛛网膜下隙（subarachnoid space）为脊髓蛛网膜与软脊膜之间的间隙，充满脑脊液。脊髓蛛网膜下隙向上与脑蛛网膜下隙相通。

蛛网膜下隙的下部、自脊髓末端至第2骶椎水平扩大的马尾周围的蛛网膜下隙，称为终池（terminal cistern），临床上常在第3、4或第4、5腰椎间进行腰椎穿刺，以抽取脑脊液或注入药物而不伤及脊髓。

（三）软脊膜

软脊膜（spinal pia mater）薄而富含血管，紧贴在脊髓表面。软脊膜在脊髓两侧，脊神经前、后根之间形成齿状韧带（denticulate ligament），有固定脊髓的作用。

二、脑的被膜

脑的被膜由向内为硬脑膜、脑蛛网膜和软脑膜。

（一）硬脑膜

硬脑膜（cerebral dura mater）是包被脑的硬膜，坚韧而有光泽，由两层合成。硬脑膜与颅盖骨连接疏松，易于分离，当硬脑膜血管损伤时，在硬脑膜与颅骨之间形成硬膜外血肿。硬脑膜在颅底处则与颅骨结合紧密，故颅底骨折时，易将硬脑膜与脑蛛网膜同时撕裂。使脑脊液外漏。如颅前窝骨折时，脑脊液可流入鼻腔、形成鼻漏。

1. 硬脑膜形成的特殊结构

（1）大脑镰（cerebra falx）　镰刀形，在大脑纵裂，伸入两侧大脑半球之间，后端连于小脑幕的上面，下缘游离于胼胝体上方。

（2）小脑幕（tentorium of cerebellum）　形似幕帐，在大脑横裂，伸入大脑和小脑之间。附于枕骨横沟和颞骨岩部下缘，前内缘游离形成小脑幕切迹。小脑幕将颅腔不完全地分隔成上下两部。当上部颅脑病变引起颅内压升高时，位于小脑幕切迹上方的海马旁回和钩被挤入小脑幕切迹，形成小脑幕切迹疝，压迫大脑脚和动眼神经。

（3）小脑镰（cerebellar falx）　自小脑幕下面分出伸入两小脑半球之间。

（4）鞍膈（diaphragma sellae）　位于蝶鞍上方，张于鞍背上缘和鞍结节之间。

2. 硬脑膜窦　硬脑膜在某些部位两层分开，内面衬以内皮细胞，构成硬脑膜窦（sinuses of dura mater），内含静脉血，窦壁无平滑肌，不能收缩，故损伤时出血难止、容易形成颅内血肿。主要的硬脑膜窦有上矢状窦（superior sagittal sinus）、下矢状窦（inferior sagittal sinus）、直窦（straight sinus）、窦汇（confluence of sinus）、横窦（transverse sinus）、乙状窦（sigmoid sinus）和海绵窦。

海绵窦（cavernous sinus）位于蝶鞍两侧，为硬脑膜两层间的不规则腔隙，形似海绵，两侧海绵窦借横支相连。窦内侧壁有颈内动脉和展神经通过，在窦的外侧壁内，自上而下有动眼神经、滑车神经、眼神经和上颌神经通过。海绵窦与周围的静脉有广泛联系和交通。海绵窦向前借眼静脉与面静脉交通，向下经卵圆孔的小静脉与翼静脉丛相通，故面部感染可蔓延至海绵窦，引起海绵窦炎和血栓形成，因而累及经过海绵窦的神经，出现相应的症状。

硬脑膜窦内血液的流向如下：

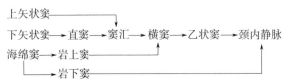

（二）脑蛛网膜

脑蛛网膜（cerebral arachnoid mater）与硬脑膜之间有硬膜下隙，与软脑膜之间有蛛网膜下隙，内充满脑脊液。此隙向下与脊髓蛛网膜下隙相通；在某些部位扩大称蛛网膜下池。在小脑与延髓之间有小脑延髓池，临床上可在此进行穿刺，抽取脑脊液进行检查。还有交叉池、脚间池、桥池等。

蛛网膜靠近硬脑膜，特别是在上矢状窦处形成许多绒毛状突起，突入上矢状窦内，称蛛网膜粒（arachnoid granulations）。脑脊液经这些蛛网膜粒渗入硬脑膜窦内。

（三）软脑膜

软脑膜（cerebral pia mater）薄而富有血管，覆盖大脑的表面并深入沟裂内。在脑室的一定部位，软脑膜参与构成脉络组织和脉络丛。

第二节　脑和脊髓的血管

一、脑的血管

（一）脑的动脉

脑的动脉来源于颈内动脉和椎动脉。以顶枕裂为界，大脑半球的前 2/3 和部分间脑由颈内动脉分支供应，大脑半球后 1/3 及部分间脑、脑干和小脑由椎动脉供应。故可将脑的动脉归纳为颈内动脉系和椎-基底动脉系。脑的动脉在大脑的分支可分为皮质支和中央支，前者营养大脑皮质及其深面的髓质，后者供应基底核、内囊及间脑等。

1. 颈内动脉（internal carotid artery）　颈内动脉按其行程可分为 4 段：颈部、岩部、海绵窦部和前床突上部。其中海绵窦部和前床突上部合称虹吸部，常呈"U"形或"V"形弯曲，是动脉硬化的好发部位。颈内动脉的主要分支有如下几种。

（1）大脑前动脉（anterior cerebral artery）　与对侧的同名动脉借前交通动脉相连，皮质支分布于顶枕沟以前的半球内侧面，额叶底面的一部分和额、顶两叶上外侧面的上部；中央支供应尾状核、豆状核前部和内囊前肢。

（2）大脑中动脉（middle cerebral artery）　进入外侧沟内，营养大脑半球上外侧面的大部分和岛叶，若该动脉发生阻塞，将出现严重的功能障碍。大脑中动脉发出豆纹动脉，营养尾状核、豆状核、内囊膝和后肢的前部。豆纹动脉在高血压动脉硬化时容易破裂（故又名出血动脉）而导致脑出血，出现严重的功能障碍。

（3）脉络丛前动脉（anterior choroidal artery）　进入侧脑室，分支供应外侧膝状体、内囊后肢的后下部，大脑脚底的中 1/3 及苍白球等结构。

（4）后交通动脉（posterior communicating artery）　与大脑后动脉吻合，是颈内动脉系与椎-基底动脉系的吻合支。

2. 椎动脉（vertebral artery）　经枕骨大孔进入颅腔，入颅后，在脑桥与延髓交界处合成一条基底动脉，沿基底沟上行，至脑桥上缘分为左、右大脑后动脉两大终支。椎动脉和基底动脉的主要分支有如下几种。

（1）小脑下后动脉（posterior inferior cerebellar artery）　分支分布于小脑下面的后部和延髓后外侧部。

（2）小脑下前动脉　供应小脑下部的前份。

（3）小脑上动脉　供应小脑上部。

（4）大脑后动脉（posterior cerebral artery）　分布于颞叶内侧面、底面及枕叶、背侧丘脑、内侧膝状体、下丘脑和底丘脑。

3. 大脑动脉环（cerebral arterial circle）或称 Willis 环　由两侧大脑前动脉的起始段、前交通动脉、颈内动脉末端、后交通动脉、大脑后动脉组成。位于脑底下方，蝶鞍上方，视交叉、灰结节及乳头体周围。大脑动脉环使两侧颈内动脉系和椎-基底动脉系相交通，可以起血液代偿作用。

（二）脑的静脉

脑静脉不与动脉伴行，可分为浅、深静脉，然后回流至硬脑膜窦。

二、脊髓的血管

（一）脊髓的动脉

脊髓的动脉有两个来源，即椎动脉和节段性动脉。椎动脉发出的脊髓前动脉（anterior spinal artery）和脊髓后动脉（posterior spinal artery）。椎动脉在下行过程中，不断得到节段性动脉（如肋间后动脉、腰动脉等）分支的增补。

（二）脊髓的静脉

通过脊髓前、后静脉注入椎内静脉丛。

第三节　脑脊液及其循环

中枢神经系统内无淋巴液，而代之为脑脊液（cerebrospinal fluid）。脑脊液是充满脑室系统、蛛网膜下隙和脊髓中央管内的无色透明液体，对中枢神经系统起缓冲、保护、运输代谢产物和调节颅内压等作用。

脑脊液主要由脑室脉络丛产生，循环途径如下：

左、右侧脑室→左、右室间孔→第三脑室→中脑水管→第四脑室→正中孔、外侧孔→蛛网膜下隙→蛛网膜粒→上矢状窦→窦汇→横窦→乙状窦→颈内静脉。

第四节　脑 屏 障

中枢神经系统内神经元的正常活动，需要保持稳定的微环境，而维持这种微环境稳定性的结构为脑屏障（brain barrier），它能选择性地允许或阻止某些物质通过。脑屏障包括 3 部分，即血-脑屏障、血-脑脊液屏障和脑脊液-脑屏障。

一、血-脑屏障

血-脑屏障（blood-brain barrier，BBB）位于血液与脑、脊髓的神经细胞之间，包括血液与神经元之间的一系列结构，即毛细血管的内皮细胞之间的紧密连接、基膜以及毛细血管外周的胶质细胞突起。脑和脊髓内毛细血管内皮细胞无窗孔，内皮细胞之间又有紧密连接，成为血-脑屏障的形态基础，大分子物质不易透过。在脑中，有些部位的毛细血管有窗孔，内皮细胞间亦无紧密连接，留有间隙，一般大分子物质可以通过。

二、血-脑脊液屏障

血-脑脊液屏障（blood-CSF barrier）位于脑室脉络丛的血液与脑脊液之间。在脉络丛毛细血管与脑脊液之间隔有毛细血管内皮细胞和基膜及脉络丛上皮细胞。脉络丛的毛细血管内皮细胞与脑毛细血管内皮细胞大不相同，它是有窗孔的，所以活性染料容易扩散通过内皮。但是在脉络丛上皮细胞间隙的顶部有闭锁小带能挡住染料，不让它扩散入脑脊液，起屏障作用的是脉络丛上皮和上皮细胞之间的闭锁小带。

三、脑脊液-脑屏障

脑脊液-脑屏障（CSF-brain barrier）位于脑室与蛛网膜下隙的脑脊液与脑、脊髓的神经细胞之间。室管膜上皮无闭锁小带，不能有效地限制大分子物质通过。软脑膜上皮和它下面的胶质膜的屏障效能也很低。把活性染料、荧光染料或同位素等注入脑脊液内，很容易通过软膜胶质膜而进入脑组织，因此脑脊液成分的改变很容易影响神经元的周围环境。

由于脑屏障的存在，尤其是血-脑屏障和血-脑脊液屏障，可防止有害物质进入脑组织，起到保护脑和脊髓的作用。脑屏障的作用也是相对的。

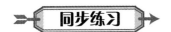 同步练习

一、选择题

A 型题

1. 光照左眼引起双侧瞳孔缩小，而光照右眼，双侧瞳孔均不缩小，损伤的结构是（　　　　）。

A. 右视束　　　　　　　　B. 右视神经　　　　　　C. 左视束

D. 左视神经　　　　　　　E. 右动眼神经

2. 关于锥体外系的叙述，错误的是（　　　）。

　　A. 损伤后导致骨骼肌瘫痪

　　B. 主要功能是调节肌张力、维持姿势和协调骨骼肌运动

　　C. 与锥体系联系紧密，功能协调一致

　　D. 从大脑皮质到皮质下中枢，结构复杂

　　E. 种系发生比较古老

3. 关于硬脊膜外隙的描述，正确的是（　　　）。

　　A. 为硬脊膜与椎管内面的骨膜之间的窄隙　　　　B. 为硬脊膜两层之间的窄隙

　　C. 为硬脊膜与脊髓蛛网膜之间的窄隙　　　　　　D. 内有脑脊液

　　E. 临床上常在此隙抽取脑脊液

4. 关于硬脑膜的描述，正确的是（　　　）。

　　A. 硬脑膜与颅底骨之间容易分开　　　　　　　　B. 颅部硬膜外血肿发生在硬膜外隙内

　　C. 脑和脊髓的硬膜外隙互通　　　　　　　　　　D. 硬脑膜伸入两大脑半球之间形成大脑镰

　　E. 均不是

5. 脑干上属于下运动神经元的核团是（　　　）。

　　A. 副神经核　　　　　　　B. 黑质　　　　　　　C. 三叉神经中脑核

　　D. 迷走神经背核　　　　　E. 红核

6. 关于小脑幕的描述，错误的是（　　　）。

　　A. 前缘游离凹陷形成小脑幕切迹

　　B. 位于大脑与小脑之间

　　C. 当小脑幕以上脑部病变引起颅内压增高时，可形成小脑幕切迹疝

　　D. 后缘处有直窦

　　E. 属硬脑膜形成的结构

7. 穿经海绵窦内侧壁的脑神经是（　　　）。

　　A. Ⅲ脑神经　　　　　　　B. Ⅳ脑神经　　　　　C. Ⅴ脑神经

　　D. Ⅵ脑神经　　　　　　　E. Ⅶ脑神经

8. 皮质核束经过（　　　）。

　　A. 内囊前肢　　　　　　　B. 内囊膝　　　　　　C. 内囊后肢

　　D. 锥体交叉　　　　　　　E. 都不是

9. 通过内囊前肢的纤维束是（　　　）。

　　A. 额桥束　　　　　　　　B. 皮质脊髓束　　　　C. 丘脑皮质束

　　D. 皮质核束　　　　　　　E. 皮质红核束

10. 通过内囊后肢的纤维束是（　　　）。

　　A. 额桥束　　　　　　　　B. 皮质脊髓束　　　　C. 内侧丘系

　　D. 皮质核束　　　　　　　E. 三叉丘脑束

11. 病人劳动时突然昏倒，意识恢复后，发现右侧上下肢瘫痪，检查见右侧肢体张力增强，腱反射亢进，右半身深感觉和浅感觉丧失，右侧视野同向性偏盲，问损伤下列何结构出现上述情况？（　　　）

　　A. 脊髓左侧半横断　　　　B. 左侧内囊　　　　　C. 左侧脑桥

D. 左大脑皮质　　　　　　　　E. 左侧中脑

12. 左侧内囊膝部损伤可出现（　　　）。

A. 左侧额纹消失　　　　B. 伸舌时舌尖偏向右　　　C. 左侧肢体偏瘫

D. 口角偏向右侧　　　　E. 右侧额纹消失

13. 躯干、四肢浅感觉传导通路的交叉部位在（　　　）。

A. 脊髓外侧索内　　　　B. 斜方体　　　　　　　　C. 延髓中央灰质腹侧

D. 锥体交叉　　　　　　E. 脊髓白质前连合

14. 哪些感觉传导通路不是由 3 级神经元组成的？（　　　）

A. 躯干四肢皮肤的精细触觉　B. 非意识性本体觉　　　C. 头面部的痛温觉和触觉

D. 意识性本体感觉　　　　　E. 视觉

15. 脑脊液渗入的结构是（　　　）。

A. 软脑膜　　　　　　　B. 脉络丛　　　　　　　　C. 蛛网膜粒

D. 海绵窦　　　　　　　E. 硬脑膜

16. 颈内动脉主要供应（　　　）。

A. 脑干　　　　　　　　B. 大脑半球前 2/3　　　　C. 小脑

D. 间脑　　　　　　　　E. 大脑半球后 1/3

17. 视交叉中央部损伤出现（　　　）。

A. 双眼颞侧半视野偏盲　　　　　　　　　B. 双眼同侧半视野同向性偏盲

C. 双眼鼻侧半视野偏盲　　　　　　　　　D. 同侧眼鼻侧半视野偏盲

E. 对侧眼鼻侧半视野偏盲

18. 右侧视束损伤可造成（　　　）。

A. 左眼全盲　　　　　　B. 右眼全盲

C. 双眼颞侧半视野偏盲　D. 左眼鼻侧及右眼颞侧视野偏盲

E. 右眼鼻侧及左眼颞侧视野偏盲

19. 关于瞳孔对光反射的描述，正确的是（　　　）。

A. 一侧视束损伤，光照健侧眼，患侧瞳孔不缩小

B. 一侧视神经损伤，光照健侧眼引起双眼瞳孔缩小

C. 一侧动眼神经损伤，光照健侧眼，两侧瞳孔都不缩小

D. 顶盖前区是瞳孔对光反射的唯一中枢

E. 睫状神经节发出的纤维支配上睑提肌

20. 大脑动脉环由（　　　）。

A. 大脑前动脉、前交通动脉、大脑后动脉、后交通动脉吻合而成

B. 大脑前动脉、大脑后动脉、大脑中动脉吻合而成

C. 大脑前动脉、大脑后动脉、颈内动脉吻合而成

D. 大脑前动脉、前交通动脉、大脑后动脉、后交通动脉、颈内动脉吻合而成

E. 大脑前动脉、大脑后动脉、后交通动脉、颈内动脉吻合而成

21. 直接汇入颈内静脉的结构是（　　　）。

A. 直窦　　　　　　　　B. 横窦　　　　　　　　　C. 下矢状窦

D. 岩下窦　　　　　　　E. 上矢状窦

22. 脑脊液循环途径中不经过（　　　）。

A. 蛛网膜下隙　　　　　B. 硬膜外隙　　　　　　　C. 蛛网膜粒

    D. 第四脑室   E. 第三脑室

二、填空题

1. 脊髓的上行纤维束中，_____传导躯干四肢的本体感觉，_____传导躯干四肢的痛、温觉。

2. 只接受对侧皮质核束纤维的脑神经躯体运动核有_____和_____。

3. 脊髓的被膜由外向内依次为_____、_____和_____。

4. 脑的动脉来源于_____和_____。

5. 大脑动脉环由_____、_____、_____、_____和_____在脑底吻合而成。

6. 硬脊膜与椎管内面的骨膜之间为_____，此隙略呈负压，内有_____通过。

7. 在海绵窦外侧壁内通过的神经有_____、_____、_____和_____。

三、名词解释

1. 硬膜外隙 2. 硬脑膜窦 3. 蛛网膜下隙 4. 上运动神经元 5. 下运动神经元 6. 大脑动脉环

7. 锥体系

四、简答题

1. 何谓瞳孔对光反射？其反射途径如何？

2. 简述脑的动脉来源及其分布范围。

3. 简述大脑动脉环的位置、组成及功能。

4. 一侧视神经损伤和一侧动眼神经损伤，双眼的瞳孔对光反射表现如何？

5. 脑和脊髓的被膜有哪些？

6. 简述脑脊液的产生和循环途径。

7. 有哪些脑室？它们之间如何交通？

8. 临床上进行腰椎穿刺的穿刺点在何处？为什么在此穿刺？穿刺针须穿过哪些结构方能到达终池？

五、论述题

1. 某高血压患者突然昏倒，意识恢复后，说话不清楚，经检查发现：①右上、下肢不能运动，肌肉僵硬，膝跳反射和肱二头肌反射亢进，Babinski征（病理反射）阳性，两侧额纹对等，均能闭目，右侧鼻唇沟变浅，口角歪向左侧，伸舌时舌尖偏向右侧。②右半身痛觉丧失，闭目时不能说出右上、下肢被动运动的状态和姿势。③双眼右侧半视野偏盲。

    问：①病变位于何处？

        ②为什么出现上述症状？

2. 上、下运动神经元损伤临床症状有何不同？

3. 大脑中动脉栓塞，可损伤哪些重要的功能区？出现何临床表现？

4. 试述视觉传导通路。分析其不同部位损伤后的特点。

5. 蚊子叮咬左脸部，用右手把蚊子打死，试分析此过程的感觉和运动传导过程。

6. 试述海绵窦的位置及其穿行的神经血管。这些神经支配什么？

参考答案

一、选择题

A型题

  1. B 2. A 3. A 4. D 5. A 6. D 7. D 8. B

  9. A 10. B 11. B 12. B 13. E 14. B 15. C

  16. B 17. A 18. E 19. B 20. A 21. D 22. B

二、填空题

1. 薄束和楔束 脊髓丘脑束

2. 面神经核下半 舌下神经核

3. 硬脊膜 脊髓蛛网膜 软脊膜

4. 颈内动脉 椎动脉

5.两侧大脑前动脉的起始段　前交通动脉　颈内动脉末端　后交通动脉　大脑后动脉

6.硬膜外隙　脊神经

7.动眼神经　滑车神经　眼神经　上颌神经

三、名词解释

1.硬膜外隙：硬脊膜与椎管内骨膜之间的间隙，内含疏松结缔组织、脂肪和静脉等，呈负压，有脊神经通过。临床上的硬脊膜外麻醉，就是将麻药注入此间隙。

2.硬脑膜窦：硬脑膜在某些部位两层分开，内面衬以内皮细胞，构成硬脑膜窦，内含静脉血。

3.蛛网膜下隙：脊髓和脑的蛛网膜与软膜之间的间隙，充满脑脊液。脊髓蛛网膜下隙向上与脑蛛网膜下隙相通。

4.上运动神经元：为位于大脑皮质的投射至脑神经一般躯体和特殊内脏运动核及脊髓前角运动细胞的传出神经元。

5.下运动神经元：为脑神经一般躯体和特殊内脏运动核及脊髓前角运动神经元。

6.大脑动脉环：由两侧大脑前动脉的起始段、前交通动脉、颈内动脉末端、后交通动脉、大脑后动脉组成。位于脑底下方，蝶鞍上方，视交叉、灰结节及乳头体周围。使两侧颈内动脉系和椎-基底动脉系相交通，可以起血液代偿作用。

7.锥体系：锥体系主要由中央前回的锥体细胞的轴突所组成，包括皮质脊髓束和皮质核束两部分。主要是管理骨骼肌的随意运动。

四、简答题

1.答：瞳孔对光反射为光线照射一侧眼，引起两眼瞳孔缩小的反应。光照侧的瞳孔缩小的反射称直接对光反射，未照射侧的瞳孔缩小的反射称间接对光反射。其传导通路如下：视网膜→视神经→视束→上丘臂→顶盖前区→两侧动眼神经副核→动眼神经→睫状神经节换元→瞳孔括约肌收缩→双眼瞳孔缩小。

2.答：脑的动脉来源于颈内动脉和椎动脉。以顶枕裂为界，大脑半球的前2/3和部分间脑由颈内动脉分支供应，大脑半球后1/3及部分间脑、脑干和小脑由椎动脉供应。故可将脑的动脉归纳为颈内动脉系和椎-基底动脉系。

3.答：大脑动脉环由两侧大脑前动脉的起始段、前交通动脉、颈内动脉末端、后交通动脉、大脑后动脉组成。位于脑底下方，蝶鞍上方，视交叉、灰结节及乳头体周围。使两侧颈内动脉系和椎-基底动

脉系相交通，可以起血液代偿作用。

4.答：①一侧视神经损伤：患侧眼直接对光反射消失，间接对光反射存在；健侧眼直接对光反射存在，间接对光反射消失。

②一侧动眼神经损伤：患侧眼直接、间接对光反射均消失。健侧眼均存在。

5.答：脑和脊髓的表面包有三层被膜，有支持、保护脑和脊髓的作用。脑的被膜自外向内依次为硬脑膜、蛛网膜和软脑膜。脊髓的被膜自外向内为硬脊膜、蛛网膜和软脊膜。

6.答：脑脊液由脑室脉络丛产生，循环途径如下：左、右侧脑室→左、右室间孔→第三脑室→中脑水管→第四脑室→正中孔、外侧孔→蛛网膜下隙→蛛网膜粒→上矢状窦→窦汇→横窦→乙状窦→颈内静脉。

7.答：脑室系统由左、右侧脑室、第三脑室、第四脑室组成。

它们之间的交通：左、右侧脑室→左、右室间孔→第三脑室→中脑水管→第四脑室→正中孔、外侧孔→蛛网膜下隙。

8.答：临床上进行腰椎穿刺的穿刺点在一般在第3、4或第4、5腰椎棘突间隙进行。因为成人或新生儿的脊髓下端均不超过第3腰椎体下缘，故不会损伤脊髓。穿刺针依次经过皮肤、浅筋膜、棘上韧带、棘间韧带、黄韧带、硬膜外隙、硬脊膜、蛛网膜、终池。

五、论述题

1.答：右侧上、下肢痉挛性瘫痪，肌张力增高，腱反射亢进，提示右侧皮质脊髓束受损；左侧半身浅、深感觉障碍提示右侧脊髓丘系和内侧丘系受损；双眼左侧半视野偏盲提示右侧视束或视辐射受损；发笑时口角偏向右侧，伸舌时舌尖偏向左侧，舌肌无萎缩，提示左侧面神经和舌下神经核上瘫，说明右侧皮质核束受损。综合全部体征，病变部应位于右侧内囊膝和后肢，供应这一部位的动脉是大脑中动脉的分支——豆纹动脉，所以可能是豆纹动脉破裂而导致脑出血。

2.答：上、下运动神经元损伤表现的区别如下表。

症状与体征	上运动神经元损伤	下运动神经元损伤
瘫痪范围	常较广泛	常较局限

续表

症状与体征	上运动神经元损伤	下运动神经元损伤
瘫痪特点	痉挛性瘫痪（软瘫）	弛缓性瘫（软瘫）
肌张力	增高	减低
深反射	亢进	消失
浅反射	减弱或消失	消失
病理反射	有（＋）	无（－）
腱反射	亢进	减弱或消失
肌萎缩	早期肌萎缩不明显	早期即有肌萎缩

3.答：端脑外侧面有躯体运动中枢、躯体感觉中枢、运动性语言中枢、书写中枢、听觉性语言中枢和视觉性语言中枢。大脑中动脉进入外侧沟内，发皮支营养大脑半球上外侧面的大部分，若该动脉发生阻塞，将出现对侧肢体、眼裂以下面肌、舌肌痉挛性瘫痪，对侧半身感觉障碍和语言障碍。

4.答：视觉传导通路也是由3级神经元组成。视网膜的视杆细胞和视锥细胞为感受器，第1级神经元是双极细胞，第2级神经元为节细胞，其轴突在视神经盘处合成视神经经视神经管入颅形成视交叉，其中来自视网膜鼻侧半的纤维交叉，来自视网膜颞侧半的纤维不交叉，延续为视束，绕过大脑脚向后主要终止于外侧膝状体。第3级神经元胞体位于外侧膝状体，发出纤维组成视辐射，经内囊后肢投射至端脑距状沟两侧皮质。

视觉传导通路的不同部位损伤所引起的视野的变化如下。

① 一侧视神经：该侧眼视野全盲。

② 视交叉中央：双眼视野颞侧半偏盲。

③ 一侧视束、外侧膝状体、视辐射或视皮质：双眼病灶对侧半视野同时向性偏盲。

5.答：

蚊子叮咬脸部刺激

↓

头面部痛、温觉和触压觉感受器 —周围突—○—中枢突→ 三叉神经节 三叉神经感觉根→

进入脑桥 { 三叉神经脑桥核：传导触压觉　　三叉神经脊束→三叉神经脊束核：传导痛温觉 }

→发出纤维 —×左右交叉→ 三叉丘系→丘脑腹后内侧核→丘脑中央辐射→内囊后肢→中央后回下部→产生感觉，经过大脑皮质的分析整合，联系→中央前回上、中部和中央旁小叶前部锥体细胞的轴突 —皮质脊髓束→延髓锥体交叉→大部分纤维交叉到对侧→进入对侧脊髓侧索→皮质脊髓侧束→止于同侧外侧群的前角运动细胞→支配上肢肌→产生动作

6.答：位于蝶鞍两侧，为硬脑膜两层间的不规则腔隙，形似海绵。窦内侧壁有颈内动脉和展神经通过；在窦的外侧壁内，自上而下有动眼神经、滑车神经、眼神经和上颌神经通过。这些神经支配如下：①动眼神经：支配上、下、内直肌、下斜肌和上睑提肌，以及瞳孔括约肌和睫状肌。②滑车神经：支配上斜肌。③眼神经：支配眼裂以上的皮肤和黏膜感觉。④上颌神经：支配眼裂与口裂之间的皮肤和黏膜感觉。

第二十一章　内分泌系统

重点

甲状腺、甲状旁腺、肾上腺、垂体、松果体的形态位置。

内容精讲

内分泌系统（endocrine system）是一个重要的调节系统，包括内分泌腺（endocrine gland）和内分泌组织。其功能是保持机体内环境的平衡和稳定，调节机体的新陈代谢、生长发育和生殖等活动。内分泌腺没有排泄管，又称无管腺，其产生的激素（hormone）由血液运输到全身，作用于特定的靶器官。内分泌组织是散在于其他器官和组织内的内分泌细胞。

一、垂体

垂体（pituitary gland）位于颅底蝶骨的垂体窝内，呈椭圆形。垂体的分部与各部功能见表21-1。

表 21-1　垂体的分部与各部功能

垂体	腺垂体	远侧部	垂体前叶：分泌生长激素、促甲状腺激素、促肾上腺皮质激素和促性腺激素
		结节部	
		中间部	垂体后叶
	神经垂体	储存、释放加压素及催产素	

生长激素可促进骨和软组织生长，幼年如分泌不足引起侏儒症；分泌过剩可引起巨人症；成人生长激素分泌过多可引起肢端肥大症。

二、甲状腺

甲状腺（thyroid gland）呈"H"形，分为两个侧叶，中间以甲状腺峡相连。侧叶位于喉下部与气管上部的两侧，上平甲状软骨中点，下至第6气管软骨，后方平对第5～7颈椎。甲状腺峡位于第2～4气管软骨前方。甲状腺的被膜有两层：内层为纤维囊（真被膜），外层为甲状腺鞘（假被膜）。甲状腺侧叶与甲状软骨、环状软骨之间有韧带连结，吞咽时，甲状腺可随喉上下移动。

甲状腺分泌甲状腺素，调节机体基础代谢和生长发育。

三、甲状旁腺

甲状旁腺（parathyroid gland）呈棕黄色，黄豆大小，上、下两对。上甲状旁腺在甲状腺侧叶后缘上中 1/3 交界处。下甲状旁腺在甲状腺侧叶后缘下端近甲状腺下动脉处。甲状旁腺分泌甲状旁腺素，调节钙磷代谢，维持血钙平衡。甲状腺切除术时，须保留甲状旁腺。

四、肾上腺

肾上腺（suprarenal gland）位于肾上端的上内方，左肾上腺呈半月形，右肾上腺呈三角形。肾上腺实质分皮质和髓质，皮质分泌盐皮质激素、糖皮质激素和性激素。髓质分泌肾上腺素和去甲肾上腺素，使心率加快、心收缩力加强、小动脉收缩，血压上升等。

五、松果体

松果体（pineal body）为椭圆形小体，位于上丘脑缰连合的后上方，附于第三脑室顶的后部。分泌褪黑激素，可限制性激素的释放，进而抑制性腺的发育。

六、胸腺

胸腺（thymus）位于上纵隔的前部，胸骨柄的后方，由左、右两叶组成。胸腺属淋巴器官，兼有内分泌功能。胸腺分泌胸腺素和促胸腺生成素等激素，使原始淋巴细胞转化为有免疫能力的 T 淋巴细胞。

同步练习

一、选择题

A 型题

1. 属于内分泌腺的器官是（　　）。
   A. 前列腺　　　　　　　　B. 垂体　　　　　　　　C. 卵巢
   D. 胰腺　　　　　　　　　E. 睾丸

2. 内分泌腺的特点是（　　）。
   A. 有导管　　　　　　　　B. 无导管　　　　　　　C. 血管少
   D. 体积大　　　　　　　　E. 血流快

3. 关于甲状腺的描述，正确的是（　　）。
   A. 由峡和两个侧叶组成　　　　　　　　B. 质地较硬
   C. 甲状腺被膜的内层称甲状腺真被膜　　D. 甲状腺假被膜由颈浅筋膜构成
   E. 甲状腺峡位于第 5～6 气管软骨之间

4. 关于垂体神经部的描述，正确的是（　　）。
   A. 本身没有分泌功能　　　　　　　　　B. 为激素贮存处
   C. 贮存抗利尿激素和催产素　　　　　　D. 由神经纤维和神经胶质细胞构成
   E. 以上均正确

5. 属于内分泌组织的是（　　）。
   A. 松果体　　　　　　　　B. 睾丸　　　　　　　　C. 甲状腺
   D. 胰岛　　　　　　　　　E. 脾

6. 关于胸腺的描述，正确的是（　　）。
   A. 位于胸腔前纵隔内　　　　　　　　　B. 上端达胸腔上口，有时可达颈根部
   C. 青春期后生长较快，发育达顶点　　　D. 生后两年内生长较慢
   E. 无明显年龄变化

7. 关于肾上腺的描述，正确的是（　　）。
   A. 附于肾的内侧　　　　B. 属于腹膜内位器官　　C. 左侧呈半月形，右侧呈三角形
   D. 可随下垂的肾下降　　E. 包在肾纤维囊内

8. 关于垂体的描述，正确的是（　　）。
   A. 成对　　　　　　　　B. 借漏斗连于下丘脑　　C. 位于颅前窝内
   D. 仅由神经组织组成　　E. 不产生激素

9. 关于垂体的毗邻，正确的是（　　　）。

   A. 前方有鞍背　　　　　　　B. 后面为鞍结节　　　　　　C. 两侧为蝶窦

   D. 下方紧邻鼻腔　　　　　　E. 前上方为视交叉

10. 关于垂体病变的描述，错误的是（　　　）。

   A. 垂体前叶的肿瘤可压迫视交叉，出现视野缺损

   B. 垂体病变时，可向下压迫垂体窝使之加深

   C. 垂体病变时，向后可压迫鞍背，甚至出现骨质破坏

   D. 垂体病变时，一般不累及鞍结节

   E. 垂体肿瘤向两侧扩展时，可压迫海绵窦

11. 关于肾上腺的血管，错误的是（　　　）。

   A. 肾上腺血供丰富，有不同来源的 3 支动脉　　　　B. 肾上腺上动脉发自膈下动脉

   C. 肾上腺中动脉发自腹主动脉　　　　D. 肾上腺下动脉发自肾动脉

   E. 出肾上腺的静脉为肾上腺上、中、下静脉

二、填空题

1. 人体的腺体可分为_____和_____。

2. 内分泌系统是全身 _____ 和 _____ 的总称，其主要功能是调节机体的 _____、_____ 和_____。

3. 内分泌腺包括_____、_____、_____、_____和_____等。

4. 属于内分泌组织的有_____，胸腺内的_____，睾丸内的_____和卵巢内的_____和_____等。

5. 左肾上腺呈_____形，右肾上腺呈_____形。

三、名词解释

1. 内分泌腺　2. 内分泌组织

四、简答题

1. 甲状腺位于什么部位？甲状腺肿大时会出现什么临床症状？

2. 说明甲状腺的分部和被膜。

五、论述题

试述垂体的位置、分叶及功能。

参考答案

一、选择题

A 型题

1. B　2. B　3. C　4. E　5. D　6. B　7. C　8. B

9. E　10. D　11. E

二、填空题

1. 外分泌腺　内分泌腺

2. 内分泌器官　内分泌组织　新陈代谢　生长发育　对外界环境的适应

3. 垂体　甲状腺　甲状旁腺　肾上腺　松果体

4. 胰岛　网状上皮细胞　间质细胞　卵泡细胞　黄体

5. 半月　三角

三、名词解释

1. 内分泌腺：内分泌腺为独立的器官，没有排泄管，又称无管腺，其产生的激素由血液运输到全身，作用于特定的靶器官。

2. 内分泌组织：内分泌组织是散在于其他器官和组织内的内分泌细胞团，如胰腺内的胰岛。

四、简答题

1. 答：甲状腺位于颈前部，侧叶贴于喉和气管上段的侧面，上端达甲状软骨中部，下端可达第 6 气管软骨高度；甲状腺峡位于第 2～4 气管软骨的前面。所以甲状腺过度肿大时可压迫喉和气管而发生呼吸困难。

2.答：甲状腺由两个侧叶和一个峡组成。甲状腺表面有两层被膜，内层为纤维囊，称甲状腺真被膜（囊）；外层称甲状腺假被膜（囊），由颈深筋膜中的气管前筋膜形成。两层筋膜间有甲状旁腺、血管网等。假被膜形成韧带连于环状软骨和气管软骨上。因此吞咽时甲状腺可随喉上下移动。

五、论述题

答：垂体位于蝶骨体上的垂体窝内，借漏斗连于下丘脑。分为具有分泌功能的腺垂体（又分为远部、结节部和中间部）和有贮存功能的神经垂体（又分为神经部、漏斗部和正中隆起）两部分。其中远部和结节部称前叶，中间部和神经部称后叶，漏斗部和正中隆起称为漏斗。垂体是体内最复杂的内分泌腺，不但与机体的骨骼和软组织的生长有关，且具有影响其他内分泌腺的作用。

模拟试题及参考答案

模拟试题（一）

一、A型题（选出最符合题意的一个答案，每题1分，共20分）

1. 上消化道是指（　　）。
   A. 口腔至食管　　　　B. 口腔至胃　　　　C. 口腔至十二指肠
   D. 口腔至空肠　　　　E. 口腔至回肠

2. 卵子受精一般在输卵管的（　　）。
   A. 漏斗部　　　　　　B. 壶腹部　　　　　C. 峡部
   D. 子宫部　　　　　　E. 以上都不是

3. 不属于甲状软骨结构的有（　　）。
   A. 前角　　　　　　　B. 喉结　　　　　　C. 声带突
   D. 上角　　　　　　　E. 下角

4. 与精子的排出无关的是（　　）。
   A. 附睾　　　　　　　B. 输精管　　　　　C. 射精管
   D. 膀胱　　　　　　　E. 尿道

5. 不属于男性内生殖器的是（　　）。
   A. 前列腺　　　　　　B. 尿道　　　　　　C. 睾丸
   D. 尿道球　　　　　　E. 尿道球腺

6. 肺下界在锁骨中线处相交于（　　）。
   A. 第6肋　　　　　　B. 第7肋　　　　　C. 第8肋
   D. 第9肋　　　　　　E. 第10肋

7. 内含动脉血的静脉是（　　）。
   A. 上腔静脉　　　　　B. 肺静脉　　　　　C. 头臂静脉
   D. 板障静脉　　　　　E. 冠状窦

8. 含副交感节前纤维的脑神经是（　　）。
   A. 副神经　　　　　　B. 舌下神经　　　　C. 滑车神经
   D. 舌咽神经　　　　　E. 三叉神经

9. 与迷走神经相关联的核团是（　　）。

   A. 副神经核　　　　　　　　B. 下涎核　　　　　　　　C. 下橄榄核

   D. 三叉神经脑桥核　　　　　E. 三叉神经脊束核

10. 颈丛（　　）。

    A. 由第1～8颈神经前支组成　　　　　　　B. 只有皮支，无肌支

    C. 位于胸锁乳突肌中部深面　　　　　　　D. 发出混合性的膈神经

    E. 发出肌支支配颈部诸肌

11. 司舌下腺分泌的核有（　　）。

    A. 舌下神经核　　　　　　　B. 上泌涎核　　　　　　　C. 面神经核

    D. 红核　　　　　　　　　　E. 副神经核

12. 传导听觉的丘系是（　　）。

    A. 外侧丘系　　　　　　　　B. 内侧丘系　　　　　　　C. 脊髓丘系

    D. 三叉丘系　　　　　　　　E. 椎体系

13. 直窦（　　）。

    A. 位于大脑镰游离的下缘　　　　　　　　B. 由矢状窦及岩上窦汇合而成

    C. 由大脑大静脉和下矢状窦汇合而成　　　D. 行于小脑幕附着缘内

    E. 经窦汇通乙状窦

14. 关于颈椎的描述，正确的是（　　）。

    A. 均有椎体及椎弓　　　　　B. 第1～2颈椎无横突孔

    C. 棘突末端都分叉　　　　　D. 第6颈椎棘突末端膨大成颈动脉结节

    E. 第7颈椎又名隆椎

15. 妊娠期间，子宫的（　　）延长形成子宫下段。

    A. 子宫底　　　　　　　　　B. 子宫体　　　　　　　　C. 子宫峡

    D. 子宫颈阴道上部　　　　　E. 子宫颈阴道部

16. 参与营养腹直肌的是（　　）。

    A. 肋间后动脉　　　　　　　B. 胸廓内动脉　　　　　　C. 肺动脉

    D. 支气管动脉　　　　　　　E. 腹壁上动脉

17. 关于脾切迹的描述，正确的是（　　）。

    A. 为下缘下部2～3个切迹　　　　　　　　B. 为上缘2～3个切迹

    C. 正常情况下在肋弓下可被触及　　　　　D. 钝圆

    E. 以上都不是

18. 与掌浅弓无关的血管是（　　）。

    A. 桡动脉掌浅支　　　　　　B. 尺动脉末端　　　　　　C. 拇主要动脉

    D. 指掌侧总动脉　　　　　　E. 小指尺掌侧动脉

19. 关于内分泌腺的描述，正确的是（　　）。

    A. 甲状腺可随喉上下移动　　B. 左肾上腺呈三角形　　　C. 垂体与大脑相连

    D. 松果体青春期开始萎缩　　E. 卵巢与子宫相连

20. 关于心传导系的描述，正确的是（　　）。

    A. 窦房结在心内膜深面是正常的起搏点　　B. His束即房室束

    C. Purkinje纤维网布于心房肌　　　　　　D. 房室结在冠状动脉处的心外膜深面

    E. 房室结是正常的起搏点

二、B 型题（每个答案可以选择一次或一次以上，也可以一次也不选择，每题 1 分，共 10 分）

 A. 破裂孔　　　　　　　B. 内耳门　　　　　　C. 圆孔
 D. 颈静脉孔　　　　　　E. 筛孔

 1. 与面神经管相通的是（　　　）。
 2. 与鼻腔相通的是（　　　）。
 3. 与翼腭窝相通的是（　　　）。

 A. 下腔静脉　　　　　　B. 左肾静脉　　　　　C. 左髂内静脉
 D. 股静脉　　　　　　　E. 腘静脉

 4. 大隐静脉注入（　　　）。
 5. 左睾丸静脉注入（　　　）。

 A. 动眼神经副核　　　　B. 上泌涎核　　　　　C. 下泌涎核
 D. 迷走神经背核　　　　E. 疑核

 6. 调节腮腺分泌的副交感神经纤维源于（　　　）。
 7. 支配咽喉肌运动的神经纤维源于（　　　）。
 8. 使睫状肌收缩的神经纤维源于（　　　）。

 A. 肩关节　　　　　　　B. 桡腕关节　　　　　C. 拇指腕掌关节
 D. 膝关节　　　　　　　E. 骶髂关节

 9. 典型的球窝关节是（　　　）。
 10. 属鞍状关节的是（　　　）。

三、填空题（每空 1 分，共 20 分）

 1. 含有味蕾的舌乳头是_____、_____、_____。
 2. 输卵管可分为四个部分，按卵子正常运行途径依次为 _____、_____、_____、_____。
 3. 按正常血流方向，右心房的三个入口是_____、_____、_____，一个出口是_____。
 4. 眼的折光装置包括_____、_____、_____和_____。
 5. 胸膜腔位置最低的部位是_____，是在_____与_____转折处形成的间隙。
 6. 成年女性子宫的正常方位是_____和_____。

四、名词解释（每小题 5 分，共 25 分）

 1. 解剖学姿势（标准姿势）
 2. 翼点
 3. 胆囊三角
 4. 锥体交叉
 5. 界线（骨盆）

五、简答题（每小题 5 分，共 15 分）

 1. 简述子宫的固定装置。
 2. 简述肾的被膜。
 3. 简述脑脊液的循环途径及其功能。

六、论述题（10 分）

 当门静脉高压时，其血液可经哪些途径回流至心脏？

模拟试题（二）

一、A 型题（选出最符合题意的一个答案，每题 1 分，共 20 分）

1. 肝的上界在右锁骨中线上相交于（   ）。
   A. 第 5 肋　　　　　　　B. 第 6 肋间隙　　　　　C. 第 4 肋
   D. 第 4 肋间隙　　　　　E. 第 6 肋

2. 食管的第 2 狭窄约距中切牙（   ）。
   A. 15cm　　　　　　　　B. 25cm　　　　　　　　C. 40cm
   D. 45cm　　　　　　　　E. 50cm

3. 关于一块典型椎骨，说法有误的是（   ）。
   A. 有一个棘突　　　　　　B. 有两对关节突　　　　C. 有一对椎弓根
   D. 有一对椎孔　　　　　　E. 有一对横突

4. 通过肩关节囊内的肌腱是（   ）。
   A. 冈上肌腱　　　　　　　B. 冈下肌腱　　　　　　C. 肱三头肌长头腱
   D. 肱二头肌长头腱　　　　E. 肱二头肌短头腱

5. 关于脉管系统的描述，正确的是（   ）。
   A. 由心血管系统、静脉系统和淋巴系统组成
   B. 心血管系统由动脉、静脉和心构成
   C. 淋巴系统由淋巴管道和淋巴器官组成
   D. 激素有赖于脉管系统输送，作用于相应的靶器官
   E. 静脉系统由上腔静脉和下腔静脉构成

6. 仰卧时，下列描述错误的是（   ）。
   A. 口位于鼻的下方　　　B. 眼位于鼻的上方　　　C. 耳位于鼻的下方
   D. 眼位于鼻的外侧　　　E. 眼位于耳的前方

7. 寻找阑尾根部的主要标志是（   ）。
   A. 在回盲部的前面　　　　B. 在盲肠的后面
   C. 阑尾有系膜　　　　　　D. 在盲肠末端结肠带的起始处
   E. 在回肠的前面

8. 前列腺（   ）肥大，可引起明显的排尿困难。
   A. 前叶　　　　　　　　　B. 中叶　　　　　　　　C. 后叶
   D. 两侧叶　　　　　　　　E. 中叶和侧叶

9. 供应大脑中央后回下 2/3 的动脉来自（   ）。
   A. 大脑前动脉　　　　　　B. 大脑中动脉　　　　　C. 大脑后动脉
   D. 后交通动脉　　　　　　E. 大脑中动脉中央支

10. 支配泪腺的副交感神经来源于（   ）。
    A. 迷走神经　　　　　　　B. 三叉神经　　　　　　C. 舌咽神经
    D. 动眼神经　　　　　　　E. 面神经

11. 脊髓的副交感神经低级中枢位于（　　）。
    A. 骶 2～4 节中　　　　　　B. 腰 2～4 节中　　　　　C. 胸腰部侧角
    D. 骶 1～3 节中　　　　　　E. 胸 1～腰 3 节中

12. 管理小指皮肤感觉的神经是（　　）。
    A. 正中神经　　　　　　　　B. 桡神经　　　　　　　　C. 尺神经
    D. 腋神经　　　　　　　　　E. 肌皮神经

13. 防止子宫脱垂的韧带是（　　）。
    A. 子宫骶韧带　　　　　　　B. 子宫圆韧带　　　　　　C. 子宫主韧带
    D. 子宫阔韧带　　　　　　　E. 骨盆漏斗韧带

14. 有关心的静脉，以下错误的是（　　）。
    A. 心前静脉起于右心室　　　　　　　　　B. 心大静脉与前室间支伴行
    C. 心小前壁静脉在冠状沟内与右冠状动脉伴行　　D. 心的所有静脉均注入冠状窦
    E. 心中静脉与后室间支伴行

15. 分泌男性激素的是（　　）。
    A. 睾丸间质细胞　　　　　　B. 睾丸网　　　　　　　　C. 精囊
    D. 白膜　　　　　　　　　　E. 前列腺

16. 患者不能用伸位的食指与中指夹住纸片，受损伤的神经是（　　）。
    A. 桡神经　　　　　　　　　B. 尺神经浅支　　　　　　C. 桡神经深支
    D. 尺神经深支　　　　　　　E. 正中神经返支

17. 脑神经的躯体感觉核包括（　　）。
    A. 孤束核　　　　　　　　　B. 三叉神经脑桥核　　　　C. 下泌涎核
    D. 滑车神经核　　　　　　　E. 面神经核

18. 支配腮腺的副交感节前纤维的胞体位于（　　）。
    A. 动眼神经副核　　　　　　B. 迷走神经背核　　　　　C. 孤束核
    D. 上泌涎核　　　　　　　　E. 下泌涎核

19. 一侧耳聋可能是由于什么结构受损引起的？（　　）
    A. 同侧前庭神经受损　　　　B. 对侧前庭神经受损　　　C. 同侧蜗神经受损
    D. 对侧蜗神经受损　　　　　E. 面神经受损

20. 腹腔干分出的三支其中有（　　）。
    A. 胃右动脉　　　　　　　　B. 胆囊动脉　　　　　　　C. 肝总动脉
    D. 空回肠动脉　　　　　　　E. 阑尾动脉

二、B 型题（每个答案可以选择一次或一次以上，也可以一次也不选择，每题1分，共10分）
    A. 膀胱　　　　　　　B. 输尿管　　　　　　C. 两者皆是　　　　　　D. 两者皆不是
 1. 为腹膜内位器官的是（　　）。
 2. 为腹膜间位器官的是（　　）。
    A. 下腔静脉　　　　　B. 门静脉　　　　　　C. 两者都是　　　　　　D. 两者都不是
 3. 脾静脉注入（　　）。
 4. 奇静脉注入（　　）。
    A. 侧脑室脉络丛　　　B. 第四脑室脉络丛　　C. 两者均有　　　　　　D. 两者均无
 5. 产生脑脊液的是（　　）。
 6. 与第三脑室脉络丛相连的是（　　）。

    A. 大脑中动脉梗死   B. 大脑后动脉梗死   C. 两者均有   D. 两者均无

7. 失语症出现于优势半球（   ）。

8. 双眼视野对侧同向偏盲见于（   ）。

    A. 左下肢深感觉障碍   B. 右下肢深感觉障碍   C. 二者均有   D. 二者均无

9. 右侧内囊膝部受损，出现（   ）。

10. 脊髓胸 4 节右侧后索受损，出现（   ）。

三、填空题（每空 1 分，共 15 分）

1. 大脑半球的髓质主要由联系皮质各部和皮质下结构的神经纤维组成，可分为三类，即_____、_____和_____。

2. 进出肝门的结构有_____、_____和_____，以及神经淋巴管等。

3. 胸导管下端起于膨大的_____，它是由_____和_____汇合而成。

4. 4┤牙式表示_____，咽经_____通口腔。

5. 泪道包括_____、_____、_____和_____。

四、名词解释（每小题 5 分，共 25 分）

1. 肺根

2. 直肠子宫陷凹

3. 胸骨角

4. 颈动脉小球

5. 内囊

五、简答题（每小题 5 分，共 20 分）

1. 说明动眼神经的性质、纤维成分、起始核以及支配的肌肉。

2. 简述腹腔干的供血范围。

3. 简述男性尿道的特点。

4. 简述大脑动脉环构成。

六、论述题（10 分）

足背发生炎症，于手背静脉注射消炎药，请详细叙述药物从手背到达足背的途径。

模拟试题（三）

一、**A 型题**（选出最符合题意的一个答案，每题 1 分，共 20 分）

1. 关于胸廓的描述，正确的是（　　）。

A. 下口由第 12 胸椎及肋弓构成

B. 上口由第 1 胸椎、第 1 肋、锁骨和胸骨柄构成

C. 其形态及大小与健康状况有关，与年龄无关

D. 成人胸廓形态前后略扁，上窄下宽

E. 由 12 个胸椎、12 对肋及胸骨、锁骨连结而成

2. 冠状面是（　　）。

A. 从前、后方向将人体纵切的面

B. 与器官长轴垂直的切面

C. 从左、右方向，与水平面及矢状面相垂直的纵切面

D. 与水平面平行，将人体横切的面

E. 均不是

3. 关于腕骨的描述，正确的是（　　）。

A. 远侧列 4 块参与构成腕关节

B. 近侧列由大、小多角骨、头状骨及钩骨组成

C. 8 块腕骨共同排列在一个平面内

D. 分为近、远两列，每列各 4 块骨

E. 均不对

4. 下列结构不在颅中窝的是（　　）。

A. 垂体窝　　　　　　　B. 三叉神经压迹　　　　　C. 颈动脉管内口

D. 内耳门　　　　　　　E. 鼓室盖

5. 关节腔内有关节盘的关节是（　　）。

A. 胸锁关节　　　　　　B. 腕骨间关节　　　　　　C. 踝关节

D. 肩锁关节　　　　　　E. 骶髂关节

6. 既能屈髋又能屈膝的肌肉是（　　）。

A. 股薄肌　　　　　　　B. 股四头肌　　　　　　　C. 缝匠肌

D. 股中间肌　　　　　　E. 股内侧肌

7. 关于咽的描述，正确的是（　　）。

A. 下鼻甲后方约 1cm 处有咽隐窝　　　　　B. 咽鼓管圆枕与咽后壁之间有咽鼓管咽口

C. 向下于第 6 颈椎下缘续于气管　　　　　D. 分为鼻咽、口咽和喉咽

E. 是上窄下宽的肌性管道

8. 冠状窦开口于（　　）。

A. 左心房　　　　　　　B. 右心房　　　　　　　　C. 肺静脉根部

D. 上腔静脉根部　　　　E. 下腔静脉根部

9. 上颌磨牙根感染易侵入（　　）。

    A. 乳突小房　　　　　　　　B. 额窦　　　　　　　　C. 蝶窦

    D. 筛窦　　　　　　　　　　E. 上颌窦

10. 胸膜的下界在腋中线位于（　　）。

    A. 第 10 肋　　　　　　　　B. 第 6 肋　　　　　　　C. 第 12 肋

    D. 第 11 肋　　　　　　　　E. 第 8 肋

11. 阑尾根部的体表投影是（　　）。

    A. 脐与右髂前上棘连线中、内 1/3 交点处

    B. 两侧髂前上棘连线的中点处

    C. 脐与右髂前下棘连线的中、外 1/3 交点处

    D. 脐与右髂前上棘连线的中、外 1/3 交点处

    E. 两侧髂结节连线的中、右 13 交点处

12. 接受三叉丘系纤维的丘脑神经核是（　　）。

    A. 腹前核　　　　　　　　　B. 外侧膝状体　　　　　C. 腹外侧核

    D. 腹后外侧核　　　　　　　E. 腹后内侧核

13. 子宫峡位于（　　）。

    A. 子宫与输卵管之间　　　　　　　　　　B. 子宫体与子宫颈之间

    C. 子宫颈阴道上部与子宫颈阴道部之间　　D. 子宫颈与阴道之间

    E. 子宫体与子宫颈阴道部之间

14. 女性膀胱的毗邻（　　）。

    A. 上方有膀胱子宫陷凹　　　　　　　　　B. 两侧有卵巢

    C. 前方为耻骨联合　　　　　　　　　　　D. 后方是直肠

    E. 下方紧邻子宫体

15. 关于肺的描述，正确的是（　　）。

    A. 肺内侧面中部凹陷　　　　　　　　　　B. 肺底贴于纵隔

    C. 肺尖经胸廓上口突至颈根部处称肺根　　D. 位居胸腔纵隔两侧的胸膜腔内

    E. 左肺宽短、右肺狭长

16. 关于纵隔的描述，正确的是（　　）。

    A. 下纵隔又分为前、后两部　　　　　　　B. 上纵隔内有胸主动脉

    C. 下纵隔的前部有心脏　　　　　　　　　D. 通常以胸骨角平面分为上、下两部

    E. 下纵隔后部有气管

17. 室间隔膜部分隔（　　）。

    A. 右心室和左心房　　　　　　　　　　　B. 左心房和左心室、右心房

    C. 左心室和右心室　　　　　　　　　　　D. 右心室和左心室、左心房

    E. 左心室和右心室、右心房

18. 在肝十二指肠韧带内各结构的位置关系是（　　）。

    A. 肝固有动脉在左前方　　B. 肝固有动脉在右前方　　C. 胆总管在左前方

    D. 肝门静脉在右前方　　　E. 肝门静脉在左前方

19. 睾丸动脉是（　　）。

    A. 腹腔动脉的分支出　　　B. 肾动脉的分支　　　　C. 腹主动脉的分支

    D. 髂总动脉的分支　　　　E. 腰动脉的分支

20. 与心中静脉伴行的冠状动脉支是（　　　）。
    A. 左室后支 　　　　　　　 B. 前室间支 　　　　　　　 C. 都不对
    D. 旋支 　　　　　　　　　 E. 后室间支

二、B 型题（每个答案可以选择一次或一次以上，也可以一次也不选择，每题 1 分，共 10 分）
    A. 顶下小叶 　　　　　　　 B. 绒球 　　　　　　　　　 C. 海马旁回
    D. 扣带回 　　　　　　　　 E. 锥体

1. 大脑前动脉分布于（　　　）。
2. 大脑中动脉分布于（　　　）。
    A. 外直肌 　　　　　　　　 B. 下斜肌 　　　　　　　　 C. 瞳孔开大肌
    D. 上斜肌 　　　　　　　　 E. 眼轮匝肌

3. 动眼神经支配（　　　）。
4. 滑车神经支配（　　　）。
    A. 薄束核和楔束核 　　　　 B. 胶状质 　　　　　　　　 C. 三叉神经脊束核
    D. 孤束核 　　　　　　　　 E. 三叉神经节

5. 躯干四肢本体感觉传导通路第 2 级神经元是（　　　）。
6. 头面部浅感觉传导通路第 1 级神经元是（　　　）。
    A. 提肋助吸气的肌 　　　　 B. 降肋助呼气的肌 　　　　 C. 起自下 6 对肋和肋软骨
    D. 起自下 8 个肋外面 　　　 E. 参与构成腹股沟镰

7. 肋间内肌（　　　）。
8. 膈（　　　）。
    A. 精曲小管 　　　　　　　 B. 睾丸输出管 　　　　　　 C. 睾丸网
    D. 精直小管 　　　　　　　 E. 附睾尾

9. 产生精子的是（　　　）。
10. 输精管始端续于（　　　）。

三、填空题（每空 1 分，共 20 分）
1. 分布于舌的神经有_____、_____、_____和_____。
2. 蜗管在横断面上呈三角形，其上壁称_____，该结构将前庭阶和蜗管分开，蜗管下壁称_____，其上有_____为听感觉器，内耳中有_____、_____和_____，为位觉感受器。
3. 右心室流入道和流出道分界的标志_____，流出道内面光滑称为_____。流入道入口有_____，流出道出口有_____，为保证血液正常流动方向的装置。
4. 肝外胆道系统包括_____、_____、_____、_____。
5. 临床上所见的"爪形手"是_____损伤引起的。

四、名词解释（每小题 5 分，共 25 分）
1. 半月板
2. 后穿质
3. 心包横窦
4. 股三角
5. 脑桥小脑三角

五、简答题（每小题 5 分，共 15 分）
1. 试述房水的产生及循环至眼静脉的途径。

2. 输尿管分哪几段?

3. 简述胃的血液供给。

六、论述题（10分）

试述海绵窦的位置及其穿行的神经血管。这些神经支配什么?

模拟试题（四）

一、A型题（选出最符合题意的一个答案，每题1分，共20分）

1. 肺下界在锁骨中线处相交于（　　）。
   A. 第6肋　　　　　　　　　B. 第7肋　　　　　　　　C. 第8肋
   D. 第9肋　　　　　　　　　E. 第10肋

2. 腘动脉的终支是（　　）。
   A. 腓总动脉　　　　　　　B. 腓浅动脉　　　　　　C. 腓深动脉
   D. 胫前动脉　　　　　　　E. 胫动脉

3. 临床上做多项血液指标检查，采血最常见的血管是（　　）。
   A. 手背静脉网　　　　　　B. 贵要静脉　　　　　　C. 头静脉
   D. 肘正中静脉　　　　　　E. 前臂正中静脉

4. 关于毛细血管的描述，正确的是（　　）。
   A. 是连接动脉、静脉及淋巴管之间的管道
   B. 是血液与组织液进行物质交换的场所
   C. 遍布全身所有的器官和组织
   D. 分布密度与代谢无关
   E. 管壁薄，通透性大，管内血流较快

5. 与掌浅弓无关的血管是（　　）。
   A. 桡动脉掌浅支　　　　　B. 尺动脉末端　　　　　C. 拇主要动脉
   D. 指掌侧总动脉　　　　　E. 小指尺掌侧动脉

6. 踇趾皮肤浅淋巴先回流至（　　）。
   A. 腘淋巴结　　　　　　　B. 腹股沟浅淋巴结　　　C. 腹股沟深淋巴结
   D. 髂外淋巴结　　　　　　E. 髂内淋巴结

7. 关于眼动脉的描述，正确的是（　　）。
   A. 起自颈总动脉　　　　　B. 与眼神经伴行进入眶内　C. 最重要的分支为视网膜中央动脉
   D. 眶下动脉是它的分支　　E. 以上都不是

8. 分布于肺的神经是（　　）。
   A. 内脏大神经　　　　　　B. 内脏小神经　　　　　C. 内脏最小神经
   D. 肋下神经　　　　　　　E. 迷走神经

9. 感受头部变速旋转刺激的是（　　）。
   A. 蜗管　　　　　　　　　B. 螺旋器　　　　　　　C. 壶腹嵴
   D. 球囊斑和椭圆囊斑　　　E. 内淋巴

10. 在脑的离体标本上，哪个部位能观察到间脑？（　　）
    A. 脑的背侧面　　　　　　B. 脑的腹侧面　　　　　C. 脑的前面
    D. 脑的后面　　　　　　　E. 脑的外侧面

11. 关于解剖学姿势的描述，错误的是（　　）。

A. 身体直立　　　　　　　　　　　　B. 上肢自然下垂于躯干两侧

C. 两眼向正前方平视　　　　　　　　　D. 手掌向内侧

E. 足尖向前

12. 腭扁桃体（　　）。

A. 位于扁桃体上窝内　　　　　B. 位于腭舌弓与腭咽弓之间

C. 在舌根部的黏膜内　　　　　D. 在鼻咽部的外侧壁内

E. 青春期发育快

13. 临床上，可触及肩胛骨的主要骨性标志包括（　　）。

A. 肩胛冈、肩峰、肩胛骨下角、内侧缘及肩胛下窝

B. 肩胛冈、肩峰、肩胛骨下角、内侧缘及冈下窝

C. 肩胛冈、肩峰、肩胛骨下角、内侧缘及喙突

D. 肩胛冈、肩峰、肩胛骨下角、内侧缘及冈上窝

E. 肩胛冈、肩峰、肩胛骨下角、内侧缘及肩胛切迹

14. 左室前壁及室间隔前部心肌梗死，可能累及的血管是（　　）。

A. 左冠状动脉主干　　　　　B. 前室间支　　　　　C. 旋支

D. 后室间支　　　　　　　　E. 右冠状动脉主干

15. 关于阴蒂的叙述，错误的是（　　）。

A. 由两个阴蒂海绵体组成　　　　　　　B. 相当于男性的阴茎海绵体

C. 以阴蒂脚附于耻骨下支和坐骨支　　　D. 两脚向前方结合，形成阴蒂包皮

E. 阴蒂头富有神经末梢，感觉敏锐

16. 患者，男，20岁，运动时跌倒，手和肘着地后，上臂局部疼痛和肿胀明显，并发现上臂出现成角及短缩畸形，伴桡神经损伤体征"垂腕"，最可能损伤是（　　）。

A. 肱骨外科颈骨折　　　　　B. 肱骨解剖颈骨折　　　　　C. 肱骨内上髁骨折

D. 肱骨中下 1/3 骨折　　　　E. 肱骨滑车骨折

17. 关于脑干的内部结构，说法正确的是（　　）。

A. 灰质在外，白质在内　　　B. 中央的腔隙为第四脑室

C. 锥体由上行纤维构成　　　D. 薄束核、楔束核为脑神经核团

E. 锥体交叉在内侧丘系交叉平面之下

18. 脊髓的副交感神经低级中枢位于（　　）。

A. 腰 2～4 节中　　　　　　B. 骶 2～4 节中　　　　　C. 骶 1～3 节中

D. 腰 1～3 节中　　　　　　E. 胸腰部侧角

19. 病人劳动时突然昏倒，意识恢复后，发现右侧上下肢瘫痪，检查见右侧肢体张力增强，腱反射亢进，右半身深感觉和浅感觉丧失，右侧视野同向性偏盲，问损伤下列何结构出现上述情况？（　　）

A. 脊髓左侧半横断　　　　　B. 左侧内囊　　　　　C. 左侧脑桥

D. 左大脑皮质　　　　　　　E. 左侧中脑

20. 腹腔干分出的三支其中有（　　）。

A. 胃右动脉　　　　　　　　B. 胆囊动脉　　　　　C. 肝总动脉

D. 空回肠动脉　　　　　　　E. 阑尾动脉

二、B 型题（每个答案可以选择一次或一次以上，也可以一次也不选择，每题 1 分，共 10 分）

A. 小脑前叶　　　　　　　　B. 小脑后叶　　　　　C. 小脑蚓部和中间部

D. 小脑体的外侧部　　　　　E. 绒球小结叶

1. 属于前庭小脑的是（　　）。

2. 属于脊髓小脑的是（　　）。

3. 属于大脑小脑的是（　　）。

A. 端脑、间脑、小脑和脑干　B. 脑和脊髓　　　　　C. 脊神经和脑神经

D. 脊髓和脑干　　　　　　　E. 内脏神经

4. 中枢系统是指（　　）。

5. 周围神经系统是指（　　　）。

6. 分布到内脏、心血管、平滑肌和腺体的是（　　）。

A. 腹腔神经节　　　　　　　B. 肠系膜上神经节　　　　C. 腰神经节

D. 主动脉肾神经节　　　　　E. 胸神经节

7. 内脏大神经主要终止于（　　）。

8. 内脏小神经主要终止于（　　）。

A. 面静脉　　　　　　　　　B. 甲状腺下静脉　　　　　C. 颞浅静脉

D. 颈静脉弓　　　　　　　　E. 颈前静脉

9. 汇入颈内静脉的是（　　）。

10. 汇入头臂静脉的是（　　）。

三、填空题（每空 1 分，共 20 分）

1. 输尿管依次可分为 _____、_____、_____ 三部分，其上部的两个狭窄位于 _____、_____ 处。

2. 直肠在矢状面上形成的两个弯曲是_____ 和_____。

3. 声音的传导分_____ 和_____。

4. 膝关节是由_____、_____ 和_____ 及其连结组织构成，该关节绕额状轴做_____ 运动。

5. 奇静脉主要接受_____、_____、_____ 静脉等。

6. 小脑核包括_____、_____、_____ 和_____ 四对。

四、名词解释（每小题 5 分，共 25 分）

1. 麦氏点（McBurney 点）

2. 足弓

3. 鼻旁窦

4. 硬膜外隙

5. 淋巴导管

五、简答题（每小题 5 分，共 15 分）

1. 经气管堕入的异物多进入哪侧主支气管？为什么？

2. 保证心脏内血液正常流动的结构有哪些？

3. 简述精子的产生和排出途径。

六、论述题（10 分）

试述光线传入视器至视神经向中枢传导的过程及各部损伤后表现。

模拟试题（一）参考答案

一、A型题

1. C　2. B　3. C　4. D　5. B　6. A　7. B　8. D
9. E　10. D　11. B　12. A　13. C　14. E　15. C
16. E　17. B　18. C　19. A　20. B

二、B型题

1. B　2. E　3. C　4. D　5. B　6. C　7. E　8. A
9. A　10. C

三、填空题

1. 菌状乳头　叶状乳头　轮廓乳头
2. 伞部　壶腹部　峡部　子宫部
3. 上腔静脉口　下腔静脉口　冠状窦口　右房室口
4. 角膜　房水　晶状体　玻璃体
5. 肋膈隐窝　肋胸膜　膈胸膜
6. 前倾　前屈

四、名词解释

1. 解剖学姿势（标准姿势）：身体直立，面向前，两眼向正前方平视，两足并拢，足尖向前，双上肢下垂于躯干两侧，掌心向前。

2. 翼点：为额、顶、颞、蝶四骨汇合处，构成"H"形的缝，称翼点。此处骨质较薄，受外力打击易骨折，其内面有脑膜中动脉前支通过。

3. 胆囊三角：胆囊管、肝总管和肝的脏面围成的三角形区域称胆囊三角，三角内有胆囊动脉通过，是胆囊手术中寻找胆囊动脉的标志。

4. 锥体交叉：在延髓下端，锥体内由端脑发出的皮质脊髓束纤维大部分交叉到对侧脊髓侧束下行，形成锥体交叉。

5. 界线（骨盆）：由骶骨岬向两侧经弓状线、耻骨梳、耻骨结节至耻骨联合上缘构成的环形界线，分骨盆为上方的大骨盆和下方的小骨盆。

五、简答题

1. 答：子宫借韧带、阴道、尿生殖膈和盆底肌等保持正常位置。其中韧带有：子宫阔韧带、子宫圆韧带子宫主韧带和子宫骶韧带。

2. 答：肾的被膜共三层，由内向外为纤维囊、脂肪囊和肾筋膜。

3. 答：循环途径为：左、右侧脑室→左、右室间孔→第三脑室→中脑水管→第四脑室→正中孔、外侧孔→蛛网膜下隙→蛛网膜粒→上矢状窦→窦汇→横窦→乙状窦→颈内静脉。

功能：对中枢神经系统起缓冲、保护，运输代谢产物和调节颅内压等作用。

六、论述题

答：主要经下列途径回流：①胃底、食管下段（食管静脉丛）形成肝门静脉-上腔静脉间吻合；②直肠下段、肛管（直肠静脉丛）形成肝门静脉-下腔静脉间吻合；③腹壁（脐周静脉丛）形成肝门静脉-上腔或下腔静脉间的吻合；④腹膜后（Retzius静脉）形成肝门静脉-下腔静脉间吻合，回流至心脏。

模拟试题（二）参考答案

一、A 型题

1. A　2. B　3. D　4. D　5. D　6. C　7. D　8. E
9. B　10. E　11. A　12. C　13. C　14. D　15. A
16. D　17. B　18. E　19. C　20. C

二、B 型题

1. D　2. A　3. B　4. D　5. C　6. D　7. A　8. D
9. D　10. B

三、填空题

1. 连合纤维　联络纤维　投射纤维
2. 肝管　肝固有动脉　门静脉
3. 乳糜池　左、右腰干　肠干
4. 右上颌第一前磨牙　咽峡
5. 泪点　泪小管　泪囊　鼻泪管

四、名词解释

1. 肺根：在肺的内侧面，由结缔组织包绕出入肺门的主支气管、肺血管、淋巴管和神经等，外包胸膜脏层而形成的结构称肺根。

2. 直肠子宫陷凹：女性盆腔内直肠与子宫之间为直肠子宫陷凹，较深，与阴道后穹间仅隔以薄的阴道壁。

3. 胸骨角：胸骨柄与胸骨体相交处微向前突，平对第 2 肋，体表可触及，是计数肋序数的标志。

4. 颈动脉小球：是一扁圆形小体，借结缔组织连于颈总动脉权的后方，为化学感受器。

5. 内囊：位于背侧丘脑、尾状核和豆状核之间的白质板。水平切面上呈"V"字形，分为前肢、膝和后肢 3 部。

五、简答题

1. 答：动眼神经为运动性神经，含一般躯体运动和一般内脏运动两种纤维。起始核有动眼神经核和动眼神经副核。支配眼球的上直肌、下直肌、内直肌、下斜肌和上睑提肌。副交感纤维支配瞳孔括约肌和睫状肌。

2. 答：腹腔干的三大分支为：胃左动脉、肝总动脉和脾动脉。

① 胃左动脉分布于食管腹段、贲门和胃小弯附近的胃壁。

② 肝总动脉分布于肝、胃小弯胃壁、胆囊、胃大弯右侧的胃壁、大网膜、胰头和十二指肠。

③ 脾动脉分布于胰体、胰尾、胃底、胃大弯左侧的胃壁、大网膜和脾。

3. 答：男性较长，分为 3 部：前列腺部、膜部和海绵体部。男性尿道有三个狭窄、三个扩大和两个弯曲。三个狭窄是：尿道内口、尿道膜部和尿道上口；三个扩大是：尿道前列腺部、尿道球部和尿道舟状窝；两个弯曲是：耻骨前弯和耻骨下弯。

4. 答：大脑动脉环由两侧大脑前动脉的起始段、前交通动脉、颈内动脉末端、后交通动脉、大脑后动脉组成。位于脑底下方，蝶鞍上方，视交叉、灰结节及乳头体周围。使两侧颈内动脉系和椎-基底动脉系相交通，可以起血液代偿作用。

六、论述题

答：手背静脉网→头静脉→腋静脉→锁骨下静脉→头臂静脉→上腔静脉→右心房→右心室→肺动脉→肺毛细血管→肺静脉→左心房→左心室→升主动脉→主动脉弓→胸主动脉→腹主动脉→髂总动脉→髂外动脉→股动脉→腘动脉→胫前动脉→足背动脉→足背。

模拟试题（三）参考答案

一、A 型题

1. D　2. C　3. D　4. D　5. A　6. C　7. D　8. B
9. E　10. A　11. D　12. E　13. B　14. C　15. A
16. D　17. E　18. A　19. C　20. E

二、B 型题

1. D　2. A　3. B　4. D　5. A　6. C　7. B　8. B
9. A　10. E

三、填空题

1. 舌咽神经　面神经　舌神经　舌下神经
2. 前庭膜　螺旋膜　螺旋器　球囊斑　椭圆囊斑　壶腹嵴
3. 室上嵴　动脉圆锥　三尖瓣　肺动脉瓣
4. 胆囊　肝左管　肝右管　肝总管　胆囊管
5. 尺神经

四、名词解释

1. 半月板：是垫在股骨内、外侧髁与胫骨内、外侧髁关节面之间的两块半月形纤维软骨板，分别称为内、外侧半月板。

2. 后穿质：脚间窝的窝底有许多血管穿入的小孔，称后穿质。

3. 心包横窦：心包腔内，为主动脉、肺动脉后方与上腔静脉，左心房前壁前方间的间隙。

4. 股三角：位于股前内侧上部，上界为腹股沟韧带，外侧界为缝匠肌，内侧界为长收肌内侧缘，尖向下为收肌管延续。内有股神经、股血管和淋巴结等。

5. 脑桥小脑三角：在延髓脑桥沟的外侧部，延髓、脑桥和小脑的结合处，临床上称为脑桥小脑三角，前庭蜗神经恰位于此处，前庭蜗神经纤维瘤时，病人除了有听力障碍和小脑损伤的症状外，肿瘤还可压迫位于附近的面神经、三叉神经、舌咽神经和迷走神经，产生相应的症状。

五、简答题

1. 答：睫状体产生的房水→眼后房→瞳孔→眼前房→虹膜角膜角→巩膜静脉窦→睫前静脉→眼上、下静脉。

2. 答：输尿管根据行程可分为腹部、盆部、壁内部 3 部。输尿管有三处狭窄：上狭窄：肾盂与输尿管移行处（起始部）；中狭窄：与髂血管交叉处（经过小骨盆上口处）；下狭窄：输尿管壁内段。

3. 答：来自腹腔干的分支组成胃小弯动脉弓和胃大弯动脉弓；胃小弯动脉弓由胃左动脉和胃右动脉形成，动脉弓发出分支至胃前后壁；胃大弯动脉弓由胃网膜左、右动脉形成，动脉弓发出分支至胃前、后壁；胃短动脉分布于胃底；有时有胃后动脉至胃体后壁上部。

六、论述题

答：位于蝶鞍两侧，为硬脑膜两层间的不规则腔隙，形似海绵。窦内侧壁有颈内动脉和展神经通过；在窦的外侧壁内，自上而下有动眼神经、滑车神经、眼神经和上颌神经通过。这些神经支配如下：①动眼神经：支配上、下、内直肌，下斜肌和上睑提肌，以及瞳孔括约肌和睫状肌。②滑车神经：支配上斜肌。③眼神经：支配眼裂以上的皮肤和黏膜感觉。④上颌神经：支配眼裂与口裂之间的皮肤和黏膜感觉。

模拟试题（四）参考答案

一、A型题

1. A　2. D　3. D　4. B　5. C　6. B　7. C　8. E

9. C　10. B　11. D　12. B　13. C　14. B　15. D

16. D　17. E　18. B　19. B　20. C

二、B型题

1. E　2. C　3. D　4. B　5. C　6. E　7. A　8. D

9. A　10. B

三、填空题

1. 腹部　盆部　壁内部　与肾盂移行处　跨过髂血管处

2. 直肠骶曲　直肠会阴曲

3. 空气传导　骨传导

4. 股骨下端　胫骨上端　髌骨　屈伸

5. 右肋间后静脉　食管和气管静脉　半奇静脉

6. 齿状核　顶核　球状核　栓状核

四、名词解释

1. 麦氏点（McBurney点）是阑尾的体表投影点，为脐与右髂前上棘的连线中、外1/3的交点处。

2. 足弓：跗骨和跖骨借其连结形成凸向上的弓，包括内、外侧纵弓和横弓。

3. 鼻旁窦：是位于鼻腔周围的上颌骨、额骨、蝶骨及筛骨内含气空腔。包括额窦、蝶窦、筛窦和上颌窦。都开口于鼻腔，对发音起共鸣作用，且有减轻颅骨重量等作用。

4. 硬膜外隙：硬脊膜与椎管内骨膜之间的间隙，内含疏松结缔组织、脂肪和静脉等，呈负压，有脊神经通过。临床上的硬脊膜外麻醉，就是将麻药注入此间隙。

5. 淋巴导管：把淋巴直接引入静脉的淋巴管道，也是淋巴回流途径中最大、最后的淋巴管道。全身共有两个淋巴导管：左侧的称胸导管，右侧的称右淋巴导管，它们分别注入左、右静脉角。

五、简答题

1. 答：左主支气管较细长，走向倾斜；右主支气管较粗短，走向略直。气管异物易进入右主支气管内。

2. 答：二尖瓣复合体、三尖瓣复合体、主动脉瓣、肺动脉瓣。

3. 答：精子由精曲小管上皮产生→精曲小管→精直小管→睾丸网→睾丸输出管→附睾→输精管→射精管→男尿道排出体外。

六、论述题

答：视觉传导通路由3级神经元组成。视网膜的视杆细胞和视锥细胞为感受器，第1级神经元是双极细胞，第2级神经元为节细胞，其轴突在视神经盘处合成视神经经视神经管入颅形成视交叉，其中来自视网膜鼻侧半的纤维交叉，来自视网膜颞侧半的纤维不交叉，延续为视束，绕过大脑脚向后主要终止于外侧膝状体。第3级神经元胞体位于外侧膝状体，发出纤维组成视辐射，经内囊后肢投射至端脑距状沟两侧皮质。

视觉传导通路的不同部位损伤所引起的视野的变化如下。

① 一侧视神经：该侧眼视野全盲。

② 视交叉中央：双眼视野颞侧半偏盲。

③ 一侧视束、外侧膝状体、视辐射或视皮质：双眼病灶对侧半视野同向性偏盲。